吉首大学立人教育通识课特色教材

苗医小儿推拿学

李中正　贾元斌　刘盈盈 ◎ 主编

U0206212

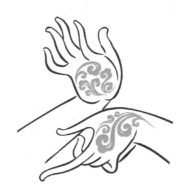

西南交通大学出版社

·成都·

图书在版编目（CIP）数据

苗医小儿推拿学／李中正，贾元斌，刘盈盈主编.
一成都：西南交通大学出版社，2018.5
ISBN 978-7-5643-6125-9

Ⅰ. ①苗… Ⅱ. ①李… ②贾… ③刘… Ⅲ. ①小儿疾
病－推拿－ Ⅳ. ①R244.15

中国版本图书馆 CIP 数据核字（2018）第 066810 号

苗医小儿推拿学

李中正　　贾元斌　刘盈盈　主编

责任编辑	武雅丽
封面设计	原谋书装
	西南交通大学出版社
出版发行	（四川省成都市二环路北一段 111 号
	西南交通大学创新大厦 21 楼）
发行部电话	028-87600564　028-87600533
邮政编码	610031
网址	http://www.xnjdcbs.com
印刷	四川煤田地质制图印刷厂
成品尺寸	170 mm×230 mm
印张	20.5
字数	332 千
版次	2018 年 5 月第 1 版
印次	2018 年 5 月第 1 次
书号	ISBN 978-7-5643-6125-9
定价	59.00 元

苗医小儿推拿学

主　编　李中正　贾元斌　刘盈盈

副主编　刘亮晶　李　艳　盛益华

　　　　王小军　王　鹏　黄丽霞

编　委（以姓氏笔画为序）

　　　　王冰卉　王承则　王苹芳　邓　瑜

　　　　石　丽　刘西平　刘阳辉　陈　丽

　　　　谷芸先　李金秀　张绍梅　李思迪

　　　　李春梅　宋秋菊　李莉华　李淑靖

　　　　杨翠平　赵向平　宿绍敏　彭南彩

　　　　谭　畅　黎辉军　黎葆蕲

序一

　　进入 21 世纪以来，随着国家高等教育大众化发展战略的确立、教育经费投入的逐年增长以及高校办学自主权的逐步扩大，我国高等教育的发展迎来了新的历史机遇。高校如何突破此前同质化发展的困境，主动回应社会关切，自觉适应经济社会发展，努力破解机制体制障碍，大力提高人才培养质量，凝练办学特色，打造人才培养品牌，是高校建设发展必须面对的现实课题。吉首大学地处湘鄂渝黔四省市边区，近年来竭力突破既有的基础弱势与区位劣势，直面当前高等教育发展的时代难题和现实挑战，以"立人教育"为旗帜统领学校的教育教学工作，构建了独具特色的高等教育理论框架和人才培养体系，大力推动人才培养的综合改革与协同创新，强化了学校人才培养的特色。

　　"立人教育"立足学校办学定位，主动对接区域发展国家战略、区域产业发展需求、人民群众脱贫致富需要，从人本教育思想中吸收精神养料，确立将人的站立、发展与完善作为自己的本体价值，通过高等教育实践，力求使每一个受教育者都形成正确的世界观、人生观和价值观，成为一个有独立精神、自由思想和责任担当的顶天立地的生命个体。在人才培养规格上受启发于"人的全面发展理论"和全人教育思想，对一个"正常人""健康人""全面人"应该要具备的各种要素和内容，提出了自己的理解和看法，并尝试提出育人的"营养配方"。在纵深结构的着力点和落脚点上与中国当代素质教育思想的理念和目标一致，对中国当代素质教育思想具体化，并将之贯彻到"立人教育"的育人实践之中，通过将知识与生命体验联系起来，内化成人正确的、稳定的心理品质，进而使受教育者真正地立起来。在现实关怀层面上，"立人教育"继承人类历史上平民教育思想的主要价值取向，结合学校办学定位与所在服务区域的现实需要，以及自身承担的社会责任和办学功能，围绕区域经济社会发展对高层次人才的需求来培养人才，将立足区域、服务区域、发展区域，将服务百姓、造福百姓，作为自己与生俱来的历史责任和现实使命。

为实现服务区域经济社会发展的人才培养和打造学校办学品牌的目标，按照"立人教育"的人才培养理念和目标定位，学校构建了"课程引导、环境熏陶、实践历练、自我塑造"四位一体的"立人教育"人才培养实践体系，激活并聚合育人要素，拓宽人才培养渠道，形成了人才培养合力。课程引导主要着眼于课程教学。在课程层面，学校构建了以专业课程为主体，以通识课程、创新创业课程为两翼的"一体两翼"课程体系。课程教学在教授知识的同时，更为重要的是通过知识背后的精神与观念引导学生形成正确的价值观念，启迪学生心智。环境熏陶，是指通过打造"生态校园""文化校园"和"数字校园"，为学生成才提供良好的外部熏陶，通过外部环境的影响，让学生的心性得到滋养，人格得到健全。实践历练，是指通过科学构建实践教学体系，搭建实践教学平台，统筹安排学生的专业实践、情感实践、社会实践、创新创业实践。通过实践历练，让学生真实地感受到知识背后的冷暖、坚守和疼痛，领悟知识背后的价值观念和人生信仰，进一步增强对学校服务区域的了解、认同，加强同服务区域的情感联系，增强服务区域的自觉性。自我塑造，是指积极创造各种形式的学生自我管理、自我学习和自我教育的机会与途径，为学生的自我塑造提供平台。学生通过自我塑造，形成独立而正确的人格理想、价值信念，在内心里能够建构一套正确的价值观念体系，成为一个有责任、敢担当、能奉献、有情趣的现代知识分子与合格公民。

学校自 2009 年起，以通识教育为突破口，按照"立人教育"的育人理念，推动并实施教育教学综合改革。2011 年以后，又将"立人教育"从通识教育层面拓展到专业教育层面，并将之作为吉首大学人才培养品牌进行构建和培育。在通识教育层面，学校又构建了"科学素养、人文精神、创新能力、艺术情趣、本土文化"五大通识课程群。每个通识课程群开设了相互关联、相互支撑的系列课程，并依据各专业的知识结构和培养特点对学生在这五类通识课程的选修上提出了具体要求，以避免学生在知识、能力和价值观念方面产生结构性缺失。在课程教学中，除了传统的知识教学之外，更为重要的是要求教师引导学生了解和洞察知识生成背后的求真意志、创新精神、人生态度和审美情怀。本次由西南交通大学出版社出版的首批"吉首大学立人教育通识课特色教材"就是学校教师长期承担通识课程教学和教材研究的结果。它们有力地支撑了学校"立人教育"人才培养理念的落实，强化了学校人才培养的特色，夯实了"立人教育"教育品牌的构建，为学校教育教学改革和人才培养做出了贡献。我们期待将来能有更多的高质量、有特色且自成体系的立人教育通识课特色教材问世。

编委会

2017 年 8 月 23 日

序二　唤起久违的文化乡愁

"湘西刘氏小儿推拿"是我国著名的小儿推拿流派，享誉推拿界。2016年，该项目被列为湖南省非物质文化遗产代表性项目名录。但"湘西刘氏小儿推拿"与湘西苗医的关系，外人知之甚少。其实"湘西刘氏小儿推拿"创始人刘开运先生，是地地道道的湘西苗家汉子，祖传苗医大师。他将祖传苗医小儿推拿技术与中医小儿推拿技术科学地融汇于一体，创立了一套新的小儿推拿技术，被同行及后学总结为"湘西刘氏小儿推拿"。

吉首大学医学院三位青年俊彦李中正、贾元斌、刘盈盈，为了发掘传承苗医药学遗产，做好小儿推拿教学与临床实践，精心编著《苗医小儿推拿学》一书。在付梓之际嘱我写点研读之悟！欣然受之。重温刘氏小儿推拿学的历史及学术成就，又唤起我对苗医药文化的乡愁与思念！我虽然不是苗族，但在苗乡生活与工作近50年，也学习研究苗医药40余年，与苗族医药文化结下了不解之缘。此时此刻又激起了深切的文化共鸣！我深深地思考如何还原"湘西刘氏小儿推拿"源远流长的苗医药文化血脉，为其正名，恢复其姓"苗"的历史原貌。

刘开运先生虽然离我们远去，好在这三位作者都与苗医刘氏小儿推拿有着割舍不断的关系，都是刘氏小儿推拿的学术传人。中正刻苦钻研、努力实践，积极开展科研，力图揭示苗医刘氏小儿推拿的科学内涵；元斌立足临床，既勤奋地总结苗医刘氏小儿推拿的经验教训，又大胆地吸收其他相关学科的成果，以满足儿科推拿发展的需要；盈盈是刘开运先生的嫡孙女，有责任传承爷爷留下的刘氏小儿推拿技术与苗医药学术文脉。

《苗医小儿推拿学》是目前我国首部以苗医冠名的小儿推拿学术专著，其耀眼的闪光点，是将刘开运先生所创立的小儿推拿学术思想贯穿全书，通篇流淌着苗医药文化血液，又突出了湘西刘氏小儿推拿的民族地域特色、学术特色。目的在于加大对苗医药文化的发掘，苗医小儿推拿技术的推介，让更多的人了解苗医药文化，传承与应用苗医药，享受苗医药的成果。

　　刘开运先生创立的"湘西刘氏小儿推拿"技术，我一直认为，这项技术或学术成就与苗医药密切相关，烙有苗医药文化的印记。我曾在10年前出版的《中国苗医史》一书中，对刘开运先生的学术成就及苗医小儿推拿特色技术做过介绍。20世纪60年代中期至70年代，刘开运先生先后在湖南中医学院，湖南吉首卫校任教，并应用他的小儿推拿技术治疗小儿外感发热、小儿腹泻、小儿营养不良、小儿惊厥等病症，在临床上取得满意疗效。由于刘开运老师的推拿技术具有经济、简便、安全、有效、患儿易接受的特点，一直成为学校的热门精品课程，他的学生遍及全国各地。20世纪70年代，吉首卫校组织专家对其技术进行总结，编写"小儿推拿"讲义，作为培训教材。还编撰了《小儿推拿疗法》一书，1975年由湖南人民出版社出版发行。1988年6月，湘西自治州卫生局、吉首卫生学校将刘开运副教授的《小儿推拿疗法》拍摄成四集电视系列科教片《推拿奇葩》，该科教片在国内公开发行后，使刘氏小儿推拿疗法得以推广应用，尔后又编入中医教材，丰富和发展了中医小儿推拿学。

　　苗医药文化，是世界上苦难最为深重而又顽强的民族——苗族留下来的宝贵文化遗产。湘西苗乡，是我国苗医药重要原创地与应用地。湘西苗医药文源深，文脉广，已经成为当今一种地域文化的历史标记。以苗医小儿推拿学为学术代表所展现出的苗医药独特发展历程及其文化沉积，必将成为湘西民族医药文化地标，同时也是递向海内外又一张湘西苗医药的文化名片。

　　《苗医小儿推拿学》的著作者，生在湘西大山，长在湘西大山，深受苗医药文化的浸润，他们以延续中国苗医药文脉为已任，以苗医药思想为指导，用科学的脚步诠释苗医小儿推拿的神奇功效。愿《苗医小儿推拿学》这朵艳丽的奇葩绽放在祖国传统医学的大雅之堂。

是为序。

田华咏

丁酉年小寒于湘西吉首

（田华咏，中国民族医药学会副会长，湖南省中医药和中西医结合学会民族医药专业委员会主任委员，国家中医药管理局民族医药文献整理及适宜技术筛选推广项目专家组成员。著有《中国苗医史》《苗医药发展史》《苗医正骨》等苗医专著。）

序三　续苗医儿推薪火，集湘西流派大成

　　中国是一个多民族国家，而且每一个民族之间的医药资源、常见病种、习俗风情、文化特色等都存在着很大的差异，再加上分布区域不同，同一个民族在不同区域内也有不同的民族文化，一定程度上也导致了少数民族医药技术和文化的多样性，而且这些民族医药都来自悠久的历史与当地医家的智慧，使得民族医药更加具有地域特色和民族特色，具有较高的挖掘整理和传承保护的价值。

　　刘开运教授是我的师父，今年也是他诞辰一百年。虽然他已经离开了我们，但我很怀念他。他祖辈生活在湘西，湘西是土家族、苗族、汉族等民族杂居的，"大杂居小聚居"，民族团结，土家族医药学、苗族医药学等民族医药学必然与中医药学相互学习，相互借鉴。他毫无保留大力推广的湘西刘氏小儿推拿，就是中医和苗医结合的典范，是五行、脏腑等中医理论与五经助制苗医理论在苗医小儿推拿外治法中的创新性结合，在国内推拿界产生了重大影响。

　　就目前而言，关于苗医小儿推拿的理论、临床、文化和科学研究，经吉首大学一批学者共同努力，整理和收集资料，挖掘内涵，初步形成了一套体系。李中正、贾元斌、刘盈盈主编的《苗医小儿推拿学》便是这一理论体系中较为创新与全面的书籍，并且，首次正式提出命名"苗医小儿推拿学"。这能让更多的人了解和学习苗医小儿推拿技术和文化，对推动苗医小儿推拿学的发展有着较为重要的意义。

　　就全书来看，其详尽地解读了以湘西苗医刘氏小儿推拿流派为主体的苗医小儿推拿。内容较为丰富，包括苗医小儿推拿的基本知识，苗医小儿推拿

的理论体系、苗医小儿推拿手法、苗医小儿推拿常用穴位、常见病证的苗医小儿推拿治疗、实用苗医小儿推拿保健技法、苗医小儿推拿的文化内涵等方面，从流派、手法、穴位、治疗、保健、文化等各个角度对苗医小儿推拿进行介绍与分析。并且，作为通识教材来说，其所有的内容都可以让学生更好地了解苗医小儿推拿文化，还可以帮助小儿推拿从业者提高自身对苗医小儿推拿的理解。

从整体上把握和介绍苗医小儿推拿，是该教材的一大特色。反映在编排体系和内容上，结合了儿科基础理论和儿科护理相关知识，便于临床实际应用。回顾历史、总结经验、着眼临床，是该教材的另外一个特色。编者们对小儿推拿的价值和作用有清醒的认识，不是为了传承苗医小儿推拿而传承苗医小儿推拿，而是为了更好地有利于苗医小儿推拿活态传承服务，是为了使苗医小儿推拿有更大、更好的发展。本教材编写时非常注意结合临床实际，并注意将之与当今的儿科前沿发展结合起来。

苗医小儿推拿有着博大精深的文化背景、丰富多彩的临床应用绝技。本教材所有的内容都是结合儿科临床、注重流派传承、讲求科学依据的。作为一本高校通识教材，由于篇幅的限制，很难将中国所有的苗医小儿推拿学知识纳入其中。但本书的出版很大程度上将能够帮助学生、教师、小儿推拿从业者理解苗医小儿推拿技术和文化，而且也将有利于培育出新一代苗医小儿推拿的传承者与弘扬者，有效地推动苗医小儿推拿的发展，并进一步推动小儿推拿学的发展。

石维坤

2018 年 3 月 5 日于湘西吉首

（石维坤，吉首大学医学院副教授，刘开运教授"师承制"弟子，湘西苗医刘氏小儿推拿流派第五代主要代表性传承人。）

自序：在文化自信中活态传承

诚惶诚恐地，提出"苗医小儿推拿学"；忐忑不安中，命名《苗医小儿推拿学》。

什么是苗医小儿推拿学？苗医小儿推拿学是一门苗医临床学科，要求掌握儿科疾病的诊断、预防以及运用苗医小儿推拿治疗的知识和技能，同时还要研究苗医小儿推拿的理论体系和文化特色。苗医小儿推拿是医学科学的一个组成部分，是在整个中医儿科、中医推拿、苗医苗药发展的历史中形成，并且不断创新变化的。因此，苗医小儿推拿必然要涉及相关医学学科。要进一步继承发展苗医小儿推拿学，除了加强流派的研究和传承，还必须加强和西医儿科学、中医儿科学、儿科护理学等学科的交叉研究；苗医小儿推拿也是重要的保健手段，也应该注意加强与中医治未病学的结合；苗医小儿推拿还是传承苗医文化的载体，属于非物质文化遗产，故亦应该融入中医文化学的学科范畴。

诚然，苗医小儿推拿是儿科治疗工作中的一个重要手段，疗效也较为显著。但片面地强调推拿，认为推拿能解决一切儿科难题，这种想法是不正确，也是有害的。如果在尚未确定患儿的诊断以及是否适应推拿治疗之前，贸然开展推拿治疗，就有可能给患儿及家庭带来不可弥补的伤害，造成严重的医疗事故。即使是一个小儿推拿的优势病种，也有可能由于推拿不当或患儿体质差异等原因而疗效不佳甚至无效。因此，学习苗医小儿推拿学首先要掌握儿科疾病的相关知识，如果是必须采用综合疗法的，就不应该单纯采用推拿治疗；如果不适合推拿治疗的，就不应该勉强。我们一定要纠正小儿推拿万能的观点，要做到"严"，即严格掌握适应证，准确诊断；"精"，即具备精湛的手法技能；"勤"，即勤观察、勤动手、勤与患儿或家长沟通和说明情况。只有这样，才有可能保证较好的疗效。

如何看待国内各个小儿推拿流派的差异，究竟谁才是正确的，才是正统的？各个流派的理论各有不同，手法各有特色，甚至小儿推拿中很重要的补泻手法也不一致，甚至可能"有冲突"。在小儿推拿的发展历史过程中，形成的各个流派传承至今，都经受住了临床实践的考验，可以据此论证各个小儿推拿流派都有各自的合理性和优势。由此也可以看出，小儿推拿的未知领域还很多，值得我们进一步研究。

必须强调，小儿推拿经历了古往今来许多医家的研究和总结，积累了丰富的知识。苗医小儿推拿也是一样，历史上所有为解除患儿疾苦而刻苦钻研的前辈，对苗医小儿推拿的充实和提高都做出了贡献，都值得我们继承和发扬。但如何活态传承苗医小儿推拿，也是一个巨大的考验和挑战，如何讲好"湘西故事"将在很大程度上影响苗医小儿推拿的未来。

在文化自信中活态传承！苗医小儿推拿易学难精，要重视苗医小儿推拿的基础理论。因为理论能帮助推拿医生在临床实践中加深理解、加深认识。如果一个推拿医生只会施行推拿，而不知道为什么要施行这样的推拿，就是"知其然，而不知其所以然"，这样不但不能促进小儿推拿的进展，还可能造成临床中的差错，甚至危害患儿。具有了扎实的苗医小儿推拿基础理论，才能在临床中做到原则性与灵活性相结合，乃至拓展思路，有所创新。

在文化自信中活态传承！苗医小儿推拿易学难精，要坚持理论和临床相结合。学习苗医小儿推拿学，一定要坚持理论和临床相结合，一方面要认真学习苗医小儿推拿的理论知识，另一方面必须要多临床，亲自动手，也就是说，书本上的理论不能代替临床实践。要善于分析临床实践中所遇到的各种问题，不断通过自己的独立思考，把感性认识和理性知识紧密地结合起来，从而提高运用苗医小儿推拿理论分析问题和运用苗医小儿推拿技能解决问题的能力。

本教材的编写出版受到吉首大学教务处、素质教育中心以及国家自然科学基金（No.81460766）、湖南省社科基金（No.15YBX031）的资助。在本教材即将出版之际，对吉首大学医学院石维坤、符明进、黎祖琼、郭寿椿（春）以及吉首大学特聘教授邵湘宁等前辈的指导和帮助表示感谢！符明进前辈勤于临床四十余载，却不幸于 2015 年因病去世，令人悲痛。

本教材实行主编负责制。第一章、第二章、第四章、第六章由李中正负责，第三章、第五章、第七章由贾元斌负责，第八章由刘盈盈负责。全书由李中正统稿。手法由李中正、贾元斌演示，图片由李中正、贾元斌拍摄，部分图片由吉首大学 2015 级针灸推拿学本科 1 班的朴晴、侯天仙、何娇同学拍摄，图片处理由该班的刘阳辉同学负责，在此对他们的辛勤工作表示感谢！

由于编者水平有限，疏漏或者不足在所难免，敬请各位专家和广大读者提出宝贵意见，以便今后修订完善。

李中正

2018 年 3 月 14 日

目　录

第一章　苗医小儿推拿概述 ……………………………………………… 1

第一节　小儿推拿发展简史 ……………………………………………… 2

第二节　苗医小儿推拿一代宗师刘开运 ………………………………… 8

第三节　湘西苗医刘氏小儿推拿流派简介 ……………………………… 13

第四节　苗医小儿推拿的流派特点 ……………………………………… 13

第五节　苗医小儿推拿的学习方法 ……………………………………… 20

第二章　苗医小儿推拿的基本知识 ……………………………………… 26

第一节　小儿保健的基本知识 …………………………………………… 26

第二节　小儿疾病诊断的基本知识 ……………………………………… 36

第三节　小儿推拿的特色与优势 ………………………………………… 46

第四节　小儿推拿的适应证与禁忌证 …………………………………… 47

第五节　小儿推拿的常用介质 …………………………………………… 47

第六节　小儿推拿前的准备及注意事项 ………………………………… 50

第七节　小儿推拿如何顾护患儿心理 …………………………………… 51

第三章　苗医小儿推拿的理论体系 ……………………………………… 57

第一节　中医脏象理论 …………………………………………………… 57

第二节　中医五行学说 …………………………………………………… 79

第三节　小儿的生理特点 ………………………………………………… 90

第四节　小儿的病理特点 ………………………………………………… 91

第五节　苗医小儿推拿的归经施治 ……………………………………… 93

第六节　苗医小儿推拿的五经相助与相制理论 ………………………… 94

第七节　苗医小儿推拿的五脏治法 ……………………………………… 97

第八节　苗医小儿推拿的急救治则 ……………………………………… 100

第四章　苗医小儿推拿手法 ································· 101

　第一节　基本手法 ····································· 101

　第二节　复式手法 ····································· 116

第五章　苗医小儿推拿常用穴位 ························· 127

　第一节　头面部穴位 ··································· 127

　第二节　胸腹部穴位 ··································· 135

　第三节　肩背腰骶部穴位 ······························· 143

　第四节　上肢部 ······································· 152

　第五节　下肢部穴位 ··································· 175

第六章　常见病证的苗医小儿推拿治疗 ················· 185

　第一节　感　冒 ······································· 185

　第二节　发　热 ······································· 190

　第三节　咳　嗽 ······································· 197

　第四节　肺炎喘嗽 ····································· 200

　第五节　呕　吐 ······································· 206

　第六节　流　涎 ······································· 214

　第七节　腹　泻 ······································· 217

　第八节　便　秘 ······································· 225

　第九节　腹　痛 ······································· 228

　第九节　脱　肛 ······································· 237

　第十一节　厌　食 ····································· 239

　第十二节　积　滞 ····································· 243

　第十三节　疳　证 ····································· 246

　第十四节　遗　尿 ····································· 251

　第十五节　汗　证 ····································· 256

　第十六节　夜　啼 ····································· 261

　第十七节　腹股沟斜疝 ································· 265

　第十八节　小儿肌性斜颈 ······························· 269

　第十九节　小儿脑瘫 ··································· 272

第二十节　哮喘缓解期 ……………………………………………… 276

第七章　实用苗医小儿推拿保健技法 ……………………………… 283

第一节　健脾养胃保健推拿 ………………………………………… 283

第二节　益肺固卫保健推拿 ………………………………………… 284

第三节　养心安神保健推拿 ………………………………………… 284

第四节　益肾壮骨保健推拿 ………………………………………… 285

第五节　益智健脑保健推拿 ………………………………………… 287

第六节　婴儿抚触简介 ……………………………………………… 288

第八章　苗医小儿推拿的文化内涵 ………………………………… 290

第一节　苗医小儿推拿非物质文化遗产 …………………………… 290

第二节　小儿推拿歌赋文化 ………………………………………… 293

第一章　苗医小儿推拿概述

我国苗族有着悠久的历史和灿烂的文化，苗医药是我国传统医药的重要组成部分，其独特的理论体系建立在苗族的传统文化和数千年的实践积累之上。地域环境是人类赖以生存和发展的物质基础，苗族在由东向中、向西迁徙的过程中，与其他民族交错杂居，形成了三个较大的苗族生活区。一是以湘西土家族苗族自治州为中心的东部片区，主要包括湘西凤凰、湘西花垣、贵州松桃等；二是以黔东南为中心的南部片区，主要包括贵州黔东南、黔南及广西融水等；三是黔、滇、川边区的西部片区，主要包括贵州关岭、镇宁、紫云及云南屏边等。

苗医治疗疾病的方法可分为三大类，即内治法、外治法和奇治法。内治法是指通过内服药物治疗疾病的方法；外治法则是通过药物、水、火及相应的器具等在人体体表的作用，来达到治疗疾病的方法；奇治法比较特殊，往往是采用一些非常规的甚至是令人难以置信的方法来治疗疾病，如化水、续魂、禁咒、意念、催眠等，有的还带有一定的迷信色彩，体现了苗族巫医结合的特点。

小儿推拿又名"推惊""摩惊""掐惊"等，渊远而流长，是我国劳动人民对于小儿防病治病的一种特殊疗法，是祖国医学宝库的重要组成部分，是中国医学宝库中的一颗璀璨明珠。苗医小儿推拿学是在中医脏腑、五行等基础理论以及苗医"五经助制"特色理论指导下，根据小儿不同于成人的生理病理特点，在其体表特定穴位或部位施以手法，用于防病治病、改善体质、助长益智等方面的苗医外治法，并在长期的临床实践中不断研究总结，升华为一门体系完备、独具特色的苗医专长绝技。苗医小儿推拿学则是学习、研究苗医小儿推拿历史传承、手法技能、特定穴位、临床应用和作用机制的一门苗医临床学科。苗医小儿推拿，以湘西苗医刘氏（刘开运）小儿推拿流派为代表。

第一节　小儿推拿发展简史

　　小儿推拿疗法在我国有着悠久的历史，逐步形成了一门具有系统的理论体系和丰富临床实践的学科，这是千百年来我国历代医家在长期的临床实践中不断积累和总结的结果。它对我国小儿的健康及中华民族的繁衍和昌盛做出了不可磨灭的贡献。

　　由于小儿推拿学是中医推拿学科的重要组成部分，它的发展实际上是随着儿科学理论体系的建立和推拿临床的广泛应用而逐渐形成的。本学科的发展经历了如下几个阶段。

一、秦汉时期——小儿推拿的萌芽时期

　　秦汉时期，小儿推拿随着推拿学和儿科学的出现而开始萌芽。首先，此时期出现了最早的儿科医生和儿科病历。如《史记·扁鹊仓公列传》中记载："扁鹊名闻天下……来入咸阳，闻秦人爱小儿，即为小儿医""齐王中子诸婴小子病召臣意，诊其脉，告曰：'气鬲病，使人烦满，食不下，时呕沫，病得之少忧，数忔食饮。'"其次，在1973年长沙马王堆西汉古墓出土的医学帛书《五十二病方》中记载的"婴儿病痫方"和"婴儿瘛方"是现存最早的小儿推拿方法的文字记载，其以汤匙边摩拭病变部位治疗小儿惊风抽搐。该法是一种器具按摩法，后世的刮痧疗法应属此类，至今仍常被用于小儿感冒、中暑和惊风等病。《黄帝内经》作为中医临床各学科的经典著作，也指导着小儿推拿的发展，如有关按摩工具，就有九针中关于"圆针"和"鍉针"的记载。另外，成书于东汉时期的《金匮要略·脏腑经络先后病脉证》中首次记载了膏摩，"若人能养慎，不令邪风赶忤经络，适中经络，未流传脏腑，即医治之。四肢才觉重滞，即导引、吐纳、针灸膏摩，勿令九窍闭塞"。膏摩法，是指应用特别的中药膏涂抹于病患处并使用手法按摩的一类操作方法，该法通过手法和药物的协同作用，不但提高了疗效，而且保护皮肤，同时也为小儿推拿使用介质奠定了基础。

二、晋唐宋元时期——小儿推拿的奠基时期

晋唐时期，是推拿学发展的重要阶段，推拿按摩在内、外、妇、伤等各科及急症治疗和养生保健中得到了广泛的应用，并取得了巨大的成就，小儿推拿也散见其中。晋代葛洪在《肘后备急方》中最早记述了危害小儿最大的"天行发斑疮"（天花）的典型症状和流行特点，并首创指针法（用指甲掐刺人中"救卒中恶死"法）以及用捏脊法和颠簸法救"治卒腹痛"法，如今仍广泛应用于小儿推拿的临床治疗中。其中有关于捏脊法的记载："卒腹痛……拈取其脊骨皮，深取痛行之，从龟尾至项乃止，未愈更为之。"现今小儿捏脊流派的形成正是得益于此。到了隋唐时期，按摩已成为国家医学教育的四大科目之一。据《隋书·经籍志》记载，南朝时已设有小儿科，当时设"太医署"，《隋书·官志》记载当时的太医署设有"按摩博士"。唐代的"太医署"规模更大，除按摩博士外，还设有按摩师、按摩工、按摩生等共计七十余人。《唐六典》中说，按摩科学生由按摩博士负责教授"消息引导之法，以除人八疾，一曰风、二曰寒、三曰暑、四曰湿、五曰饥、七曰劳、八曰逸，凡人支节脏腑积而疾生，宜导而宣之，使内疾不留，外邪不入，若损伤折跌者，以法正之"。由此可见，当时推拿科不仅是高等学府中的科目，而且主治范围广泛，治疗方法除推拿外，还包括引导、正骨法等。在隋唐时期，许多医学著作中记载了按摩、儿科方面的知识，如隋代巢元方《诸病源候论》共50卷，分67门，其中有小儿病专论6卷，共计255候，详细记述了小儿的保育病证，并在所有卷末附有按摩导引方法。唐代孙思邈所著《备急千金要方》将妇人、少小婴孺诸病列专著论述，其中小儿病证分序列为初生出腹、惊痫、客忤、伤寒、咳嗽、癖结胀满等九科，并应用膏摩防治小儿疾病，如"小儿虽无病，早起常以膏摩囟上及手足心，甚避风寒"，首次将膏摩应用于小儿保健推拿。而且系统记载了运用膏摩治疗小儿"少小心腹热""少小中风""中客忤""项强欲死""小儿鼻塞不通浊涕出""夜啼""腹胀满""不能乳食"等十几种病症。唐·王焘的《外台秘要》中第25~26卷为"小儿诸病"专论，载有400余首儿科用方，关于推拿治疗的记载有"小儿夜啼至明不安寝……亦以摩儿头及脊验"等。

宋代按摩科虽未列入医学分科，但有关按摩论述并不少，如宋代庞安时运用按摩法催产，这个时期对推拿手法的分析也比较重视，如《圣济总录·卷

四·治法》中对按摩作了专门论述，如"可按摩，时兼而用，通谓之按摩。按之弗摩，摩之弗按；按之以手，摩或兼以药，曰按摩、曰摩，适所用也……世之按摩，不知析而知之，乃合导引而解之，夫不知析而治之，固已疏矣，又合以导引，益见其不思也，大抵按摩法每以开达抑遏为义，开达则壅蔽者以发散，抑遏则悍者所归宿"。这种对每个手法的具体分析使人们对推拿治疗作用有了进一步认识。此时小儿推拿在民间应用也较多，出现了运用掐法治疗新生儿破伤风的最早记载，北宋沈括《良方》十卷，记载了用掐法治疗脐风，这也是宋朝取得的一项关于小儿推拿疗法的成就。

金元时期，中国医学掀起一个百家争鸣的高潮，当时名医辈出，各家专长促进了中医儿科学的全面发展。此时期的《颅囟经》是我国最早的儿科专著，在其影响下，著名儿科学家钱乙结合自己的临床经验，著成了《小儿药证直诀》。该书将小儿的生理病理特点概括为"脏腑柔弱，易虚易实，易热易寒"，诊断方面创立了"面上证""目内证"等，堪称中医儿科学之精髓。该书的问世，标志着中医儿科学理论体系的建立，这也为小儿推拿学的形成与发展奠定了坚实的基础。

三、明清时期——小儿推拿的兴起时期

明清时期，封建社会处于没落时期，资本主义生产方式开始萌芽，医学科学也伴随着新的生产方式的产生和发展而发展。当时，推拿学也日趋成熟，按摩在治疗小儿疾病方面已经积累了丰富的经验，小儿推拿形成了自己独立的学术体系，如小儿推拿的穴位有点，也有线（如前臂的"三关""六腑"）和面（如手指面的"脾""肝""心"等）。在小儿推拿临床实践基础上，又有不少小儿推拿专著问世，如《小儿按摩经》《小儿推拿秘旨》《小儿推拿秘诀》。其中，《小儿按摩经》是我国现存最早的小儿推拿专著。该书附录在明代杨继洲编写的《针灸大成》中，为其中独立的第十卷。在《针灸大成》中该书题为《保婴神术》，也称《保婴神术按摩经》。其成书年代当稍早，作者题"四明陈氏"著，该书全面论述了小儿推拿的诊断方法，后人总结的掐、揉、按、摩、推、运、摇、搓小儿推拿八法在书中均已出现，还记载了"黄蜂出洞""水底捞月""飞经走气""按弦搓摩""赤凤摇头""运水入土""揉脐法"等 28 种复式推拿手法、主治功效和 50 余个小儿特定穴，并介绍了观形察色法、面

部五位歌、命门部位歌、阳掌图各穴手法仙诀、阴掌图各穴手法仙诀、初生调护、内八段锦、外八段锦等内容，主治病证以各种惊风为主。《小儿按摩经》是对明代以前小儿推拿成就的总结，从诊法、辩证、穴位、手法、治疗等方面对小儿推拿作了系统全面的论述，其主要学术思想和独有的小儿推拿手法和穴位至今仍应用于临床，是小儿推拿学的奠基之作。

明代另一本重要的小儿推拿专著《小儿推拿秘旨》系太医龚云林所著，又名《小儿推拿方脉活婴秘旨全书》《小儿推拿活婴全书》，是流传最早的单行本。该书继承了钱乙的学术思想，对小儿辩证、病因病机、推拿穴位、推拿手法及治疗均有论述，对后世影响很大。在推拿手法方面，记载的小儿推拿八法为后世历代小儿推拿医家所推崇，新增了搓、笃、打拍、开弹、拿 5 种手法，记载了手上推拿法（包括天门入虎口、水里捞明月、打马过天河、黄蜂入洞、赤风摇头、飞经走气、凤凰单展翅、猿猴摘果、双龙摆尾等 12 种复式操作法，其中"乌龙摆双尾""老虎吞食"等组合式操作手段，是该书首先提出），并对 12 种复式推拿手法从手法的名称、功效、操作方法和适应证等方面进行了详细的阐述；在小儿推拿适应证方面，该书已不仅仅局限于明代中叶以前的小儿惊风，而是扩展到其他杂病，如腹痛、火眼、肿胀、疟疾、痢疾等，且分门别类地加以论述。此书是在总结前人有关小儿推拿疗法的基础上，结合临床经验编辑而成，对小儿推拿体系的完善起了重要作用。编著《中国医学大成》一书的曹炳章先生称此书为"推拿最善之本"。

明代周于藩所著的《小儿推拿秘诀》在介绍诊法和手法的基础上，对拿法、推法、运法的论述尤为详细。如"身中十二拿法"中说"拿即揉掐类"，这里所说的拿法，含有按法和掐，与现在讲的拿法有所差异；此外，本书还首次提出一些特定穴，如耳后、奶旁、肚角、皮罢、合骨、鱼肚等；注重推拿与病症、时辰的关系；创新绘制了"分阴阳""推三关""退六腑""天河水""天门入虎口"等小儿推拿图谱。该书内容与前两部及《幼科百效全书·幼科急救推拿奇法》《万育仙书·推拿目》等小儿著作密切相关，对后世影响较大，清代重要的推拿专著《厘正按摩要术》就是以此为蓝本。

到了清代，小儿推拿的发展，主要表现在有关著作频繁增多，临床应用进一步发展，诊疗水平进一步提高，可以说小儿推拿是始于明而盛于清。这一时期相关专著也相继问世，其中影响较大的有清代张振鋆所著《厘正按摩要术》，该书是对光绪十四年前小儿推拿集大成的著作，书中所创小儿推拿八法"按、摩、掐、揉、推、运、搓、摇",以及胸腹按诊、穴位推拿等沿用至今,疗效显著,对临床具有实际指导意义;熊应雄所著《小儿推拿广意》主要论述小儿推拿手法在小儿疾病中的运用,详细阐述了囟门、面部、虎口、指纹,以及精神、声息等的变化,介绍了推拿治疗常用穴位、手法、操作顺序等,以及手足 45 个小儿推拿特定穴的主治,并附有图示,还列举了儿科常见病的内服外用方剂 185 首;骆如龙所著《幼科推拿秘书》对推拿操作有简明的介绍,分阴阳为"诸症之要领,众法之先声",特别是首次提出了"起式""总收法"的小儿推拿手法,归纳总结龙小儿推拿 13 个复式手法。夏云集所著《保赤推拿法》专门论述推拿操作,介绍了 43 种手法,阐述了推、拿、挤、搓等 11 种手法的操作要领;徐谦光所著《推拿三字经》以三字为句,便于记忆,通俗易懂,其治法以取穴少,操作次数多为其特点。其他如《小儿推拿术》《推拿须知》《推拿抉微》《推拿捷径》《推拿指南》《推拿图解》等,都对小儿推拿的适应证及治疗原则方面作了系统论述,对小儿推拿的理论发展完善和临床应用具有重要意义。

四、近代现代——小儿推拿的发展时期

辛亥革命以后,由于当时政府采取排斥和歧视中医政策,甚至曾一度"废除中医",不允许国医执业,提倡西洋医学,使中医濒临绝境。但由于中医学本身具有强大的生命力,深深扎根于民众之中,特别是推拿学具有简便、易行的特点,故而深受广大民众的喜爱,许多推拿尤其是小儿推拿活跃于民间并得到广泛的流传和应用,也正是这种分散于全国各地的发展模式,使得推拿学科(包括小儿推拿各自地域流行特点和民间需求)形成了各具特色的推拿流派,如湘西苗医刘氏(刘开运)小儿推拿、山东的小儿推拿有四个流派(三字经小儿推拿流派)、张汉臣小儿推拿流派、孙重三小儿推拿流派、张席珍小儿推拿流派),还有海派儿科推拿、北京小儿捏脊流派、河东少儿推拿流派等。

现代随着国家对中医药的不断重视和政策落实,小儿推拿在临床、教学、科研、推拿著作和推拿科室人才队伍的建设等各方面出现了空前的繁荣景象。1956 年上海首先开办了"推拿训练班",其后,又相继成立了中国第一个推拿专科门诊和推拿学校,随后全国个中医院校陆续开设了推拿课程,各地有条

件的中医院也陆续增设了推拿科。

吉首大学医学院在 1984 年原吉首卫校创办针灸推拿专业中专层次，即独立开设《小儿推拿学》课程，主讲苗医小儿推拿，至今针灸推拿学本科层次该课程仍高达 106 课时。从 20 世纪 50 年代初中期起，开始重新整理和挖掘推拿文献，很多小儿推拿古籍得到了重印和再版，并新编出版了不少小儿推拿著作，如吉首大学医学院（原吉首卫校，又名湘西土家族苗族自治州卫校）就有刘开运《小儿推拿疗法》、符明进《小儿推拿》，此外，国内还有张汉臣《实用小儿推拿》、金义成《小儿推拿学》、江静波《小儿推拿疗法新解》、张席珍《小儿推拿疗法》、佘继林《冯氏捏脊疗法》、张素芳《中国小儿推拿》等。2012 年，国家首次单独组织编写《小儿推拿学》教材，如廖品东主编《小儿推拿学》（人民卫生出版社）、刘明军、王金贵主编《小儿推拿学》（中国中医药出版社）、吕明主编《小儿推拿学》（上海科技出版社）等，在十三五期间均已经编写了第二版。

值得一提的是，在湖南省卫生厅专款资助下，湘西土家族苗族自治州卫生局和电视台联合录制、1993 年中国卫生科技音像出版社公开出版的电教片《推拿奇葩》，由刘开运教授指定弟子郭寿椿（春）撰写解说词，系统讲解苗医小儿推拿的简史、手法、理论、特定穴、治疗等方面，特别是刘开运教授及其弟子符明进、石维坤、邵湘宁等亲自演示手法操作，为学习苗医小儿推拿留下了宝贵的影视资料，在全国来看也是很少见的。

在科研方面，开始广泛应用生理、物理、化学等现代技术手段开展对小儿推拿临床、原理、手法、穴位等方面的深入研究。如北京、安徽等地系统观察了捏脊疗法对患儿胃泌素、肺功能、血压，以及免疫功能的影响，从而证实了小儿推拿对小儿消化、呼吸、循环、免疫等系统的功效；青岛医学院利用胃描记和试管对比观察了"推脾土"和"运内八卦"前后胃的运动和胃液对蛋白质消化的分解情况，证明小儿推拿可以促进胃的运动和消化功能。

在临床方面，许多医院设立小儿推拿专科或门诊，临床进行了较多规范的疗效观察和研究，如湖南省中医药管理局资助吉首大学开展湘西苗医刘氏小儿推拿临床研究十余项。国家中医药管理局还拨专项资金资助小儿推拿防治儿童反复上呼吸道感染、脾虚、便秘和改善小儿睡眠等研究，有力地推动了小儿推拿学术的快速发展。

现在，应用现代科学研究小儿推拿的工作正在不断深入。2014 年，吉首大学医学院李中正主持国家自然科学基金项目：湘西苗医刘氏小儿推拿流派"推五经"调节哮喘患儿免疫平衡的表观修饰机制，应用免疫学、表观遗传学等现代科学方法研究小儿推拿预防缓解期哮喘患儿复发的机制。通过科学研究，揭开小儿推拿神秘功效必将为期不远。随着中医药走向全世界，以及世界各地对"绿色"医疗的需求，加强对小儿推拿医疗、科研、教学机构的建设和管理，尽快培养更多小儿推拿医生，继承、发掘和整理历代小儿推拿专著的学术理论和临床经验，不断提高医疗水平，进一步开展科学研究，我国独有的小儿推拿这门古老而新兴的学科，必将绽放更耀眼的光彩，继续为维护儿童的健康和医疗保健事业做出更大的贡献。

第二节 苗医小儿推拿一代宗师刘开运

一、祖上御医，代代相传

刘开运，1918 年出生于湘西花垣县麻栗场镇沙科村，中医世家，苗汉后裔，祖上曾担任清廷御医，家族行医有三四百年历史，祖辈相传，世代相续。刘开运从小耳濡目染，自幼跟叔父研习中医、草医。虽然有这样良好的家族传承，但起始刘开运并没打算从医。他自小进私塾，熟读经书，后进入中等师范，毕业后，当了一名小学教员。20 世纪 50 年代，成为花垣县一所小学的校长。

然而，有两件事情深深触动了刘开运，让他重拾家业，传承、发扬祖上医术，最终走上医学道路。刘开运一共生有 3 男 3 女。20 世纪 50 年代初，刘开运在远处教书，无暇顾家，大儿子不幸因病夭折，这件事对他触动非常大。一个医学世家的孩子都被病魔夺去生命，可想而知，其他普通家庭在那个缺医少药的时代会有多少悲剧！还有一次，刘开运教书回来，见一老百姓家门口有一棵树，树上贴着一张红纸，刘开运走近，上面写着："天皇皇地皇皇，我家有个哭夜郎，君子路过念三遍，一觉睡到大天亮。"这是湘西地区的一种封建迷信，老百姓出于对病魔的恐惧、无奈，想出这些祈天求地的法子来祛除病痛。他不禁感叹，湘西地区经济落后，老百姓要么不看病，要么看不起病。这两件事对刘开运触动极大，他暗暗决定要利用自家宝贵的医学资源，精研医术，为改变家乡落后的医疗条件做一些贡献。

自此，刘开运开始把主要精力放在医学研究上。很长一段时间，他一边教书，一边将祖传中医、草医相互糅合，把汉、苗医药熔于一炉。同时，也开始学习推拿。在学医过程中，刘开运从小打下的私塾功底和教书多年积累的知识帮了大忙，加之本身天资聪颖，悟性极高，在不断研习的过程中，他不但能够很快很好地掌握家族留传下来的医术，而且能够在实践中不断创新。慢慢地，不少远近病者开始慕名而来，特别在小儿推拿方面，刘开运将小儿推拿与中医、草医结合起来，手法独到，渐成气候。在麻栗场镇，在花垣县，在湘西自治州，刘开运声名渐震。

二、走出湘西，开宗立派

1958年是刘开运生命当中的一个转折点。当时，国家鼓励大力发展中医，毛泽东主席提出："祖国的中医是一个伟大的宝库，应该努力发掘，加以提高。"为响应领袖号召，全国上下掀起了发现、举荐中医人才的热潮。

刘开运这朵深山里的"奇葩"生逢其时，就在这个时候被发现了。

很快，在医学方面初有造诣的刘开运被推荐至州里。州卫生行政部门通过对刘开运的初步考察后将其派往长沙进修学习。不久，他又被派往上海参加"推拿短训班"。

在短训班期间，因为刘开运本身在推拿方面具有深厚的基本功和独到的手法，所以他既当学生，也当老师，经常给短训班的同行上课。课堂上，刘开运技法精湛，手法独特，效果显著，很多上海、北京来的专家都来听他的课。

在中医推拿界，刘开运这个名字也就慢慢开始传播开来，业内很多人都知道——"湘西有个刘开运，了不得！"

在上海这段时间，刘开运开阔了视野。当时，中医推拿以上海的"海派"、北京的"京派"最负盛名。刘开运在学习过程中，融各家之所长，逐渐加以挖掘、涵养并予以提升，从而形成自己的特点。

从上海回来后，刘开运进步非常显著。本来应该回家乡湘西的他被湖南中医药大学（原湖南中医学院）附属医院挽留，在该校担任教学和医疗工作。

在湖南中医药大学（原湖南中医学院）近十年期间，刘开运凭着对中医事业的无限热爱和执着追求，十年如一日，博极医源，精勤不倦，潜心研究中医经典名著和历代医学论著，收获颇丰。特别在小儿推拿这一专业领域，他逐渐获得了足以开宗立派的重要学术积累，其学术境界达到了一个崭新的高度。

刘开运的小儿推拿以临床实践为基础，逐步创立了以五行学说相生相克理论和藏象学说为基础，结合小儿五脏的生理特性和病理特点，以"五经配伍"为核心内容的"刘氏小儿推拿疗法"，大大提高了临床推拿疗效。

"刘氏小儿推拿"有四大属性：一是传承性，"刘氏小儿推拿"拥有近400年的家学传承，有着丰富的积淀，具有深厚的家学渊源和祖传底蕴；二是民族性，即在继承的基础上又吸收了苗医苗药的丰富经验，具有鲜明的湘西少数民族地区特有的民族属性；三是独创性，刘老在多年的行医过程中，理论结合实践，刘开运的小儿推拿以推揉为主，拿按为次，在"分经切脉""推五经"等方面具有独创性；四是融通性，刘老是国内唯一精通中医、草医、推拿的名老中医。

自此，刘氏小儿推拿独成一派，和当时"海派""京派"并称为我国中医推拿领域公认的三大流派。

三、重归故里，名扬宇内

10年之后的1969年，又是刘开运人生的一个转折点。20世纪60年代末，党和国家的卫生工作方针强调：要把医疗卫生工作的重点放到农村去。刘开运就在这样一个历史时期重新回到了家乡湘西。

刘开运首先被派往湘西古丈县平坝乡，为当地老百姓提供医疗服务。其间，他深入基层，任劳任怨，治病救人，自得其乐。

不久，因为刘开运有在湖南中医药大学（原湖南中医学院）的执教经历，再加之当时的吉首卫校（曾用名：湘西土家族苗族自治州卫校，吉首大学医学院前身）紧缺人才，他被借调至吉首卫校任教。

从此，吉首卫校成了刘开运学术生涯当中另一个最重要的舞台。

1981年，为了大力培养在职针灸推拿人才，湖南省卫生厅决定在吉首卫校举办"针灸推拿短训班"。全省各地那么多医学院校，吉首卫校何以能脱颖而出？因为——"刘开运在那里！"

"湖南省针灸推拿短训班"落户吉首卫校可谓意义非凡。一方面，刘开运和他的"刘氏小儿推拿"有了更好的发展平台。他利用在短训班常年教学的机会，从理论和实践层面不断发展、完善了"刘氏小儿推拿"。另一方面，刘开运和他的"刘氏小儿推拿"自此也有了更好的传播平台。他利用短训班授课带徒，一传十，十传百，桃李遍及天下。

刘开运和他的"刘氏小儿推拿"渐渐蜚声中外。

刘开运在推拿方面的重大影响，越来越得到党和国家的重视。

1982—1992年被选为湖南省政协第五届委员，第六届常委；

1984年，参与编写《中华医学百科全书》，主编小儿推拿学部分；

1987年，担任中华全国中医推拿协会第一届理事会理事，分管学术部的副主任委员；

1988年，刘氏小儿推拿疗法被拍摄成4集电视系列科教片《推拿奇葩》，影响遍及国内外；

1996年，经卫生部和湖南省卫生厅审批，晋级教授。

刘开运还担任了第一届湖南省推拿委员会主任委员，并成为湖南省首批审定的50名老中医之一。

四、医德馨香，后人仰止

刘开运一辈子从医治病，对病人、家人、弟子、同事都是坦诚相对，以善为先，处处表现出一个传统知识分子良好的道德情操。他的医德馨香，为后人所仰止。

刘开运在湖南中医药大学教书期间，寒暑假才能回家。一回来，远近街邻，凡有病者，皆登门看病。冬天，火炉边围满了人，刘开运让家人离开，让病人烤火，望闻问切，开方用药，不收分文。

1949年前，乡里一个保长觉得刘开运有文化，想拉他入伙，被刘开运当面拒绝。保长记恨，加害刘开运，刘开运差点被开枪打死。中华人民共和国成立后，保长被抓，从监狱放回后，有一次生病了，来找刘开运医治。刘开运不计前嫌，给他治病，让保长感激涕零。刘开运经常告诫自己的孩子、弟子："不管有多大的仇，病要医，这是一个医生应该具有的职业操守。"

病人当中有些是官员，甚至级别很高。刘开运从不予特别照顾，平常医治，泰然处之，既不攀附，更不私通关系，谋取私利。

刘开运长期在外教书，从医，和妻子异地分居多年，但他一生忠于婚姻，顾念家庭。弟子郭寿春副教授至今还记得当年师父最喜欢背的一篇古文："窃窕陈氏女，占尽江南才，徒守他人寡。堂堂赵秀才，读破万卷书，尽做薄情郎。念其也，遇人不淑，感君也，为行不良……"通篇文章，洋洋洒洒近千言，刘开运背诵如流，且常常声泪俱下。他借用诗文控诉忘情薄义的赵秀才的同时，也对自己进行鞭策，传达出一个传统知识分子严格自律的精神风范。

20世纪90年代，刘开运当上湖南省政协常委，名望高，赚钱的机会多，但他从来不谋私利，朋友同事多次劝他开诊所，都被他拒绝。

"师父教徒弟，总会留一手"——这几乎是所有行业师徒传承当中的一个潜规则。然而，刘开运却不然。作为家学传承，他打破苗医概不外传的传统禁忌，广授门徒，将家学发扬光大，并且在教授过程中从不保留，将绝学倾囊相授。

石维坤副教授是刘开运的弟子，对当年师父手把手教自己小儿推拿手法的情景记忆犹新："刘老好几次对我说，'我不教你们，这东西就要失传，我把你们当作自己的儿子，刘氏推拿还得靠你们去传扬'。"

五、薪传八方，奇葩怒放

刘开运一直到70岁才走下讲坛，退休后也没闲着，一直在家治病救人。可以说，他的一生几乎都奉献给了小儿推拿事业。

刘开运是幸运的，因为在那个艰苦的年代，他用一生的执着，利用政策的优势，一步步攀登到中医最高的殿堂，成就了他的"刘氏小儿推拿"。

然而，刘开运也有他的不幸之处。在他的那个时代，中医充满了争议，以至于后来西医东渐，中医日渐式微，刘开运和他的"刘氏小儿推拿"并没引起足够重视。他更像一朵"奇葩"，掩埋在湘西的大山深处。只能偶尔向世人闪现一下他夺目的光辉。

时至今日，我们突然发现：刘开运和他的"刘氏小儿推拿"并没有被世人遗忘，反而越来越引起社会重视，这朵掩埋在湘西大山深处的"奇葩"大有花开万里，熠熠生辉之势。

2001年，吉首大学医学院开始招收针灸推拿学专科生。2007年，针灸推拿学专业升格为本科专业。2012年11月，经国家中医药管理局评审，吉首大学医学院成为国家级中医学术流派传承工作室建设单位。

斯人已逝，薪传八方。苗医不息，奇葩怒放。

第三节　湘西苗医刘氏小儿推拿流派简介

　　湘西苗医刘氏（刘开运）小儿推拿流派，传承六代 200 余年，是吉首大学医学院宝贵的学术品牌。吉首大学位于湘西土家族苗族自治州州府吉首市，建有国家中医药管理局第一批中医学术流派"湖湘五经配伍针推流派"传承工作室（吉首大学与湖南中医药大学同为第一建设单位）。2015 年，"刘氏小儿推拿疗法"被湖南省卫计委、湖南省中医药管理局评估确认为第一批省级中医药专长绝技项目。2013 年，吉首大学申报的"湘西刘氏小儿推拿"入选湘西土家族苗族自治州第六批州级非物质文化遗产名录；2016 年，吉首大学申报的"湘西刘氏小儿推拿"入选湖南省第四批省级非物质文化遗产代表性项目名录。吉首大学医学院建有湘西苗医刘氏（刘开运）小儿推拿流派官方网站（http://yixueyuan.jsu.edu.cn/xxxetnw.htm）。严隽陶教授特别指出"鲁东湘西的儿科推拿"各具特色。本流派五经助制理论和"推五经"在国内小儿推拿各流派中独树一帜，五经穴"旋推为补，直推为泻"是本流派的手法特点。

第四节　苗医小儿推拿的流派特点

一、学术特点

　　湘西苗医刘氏小儿推拿流派的小儿五经推拿法在国内小儿推拿各流派中独树一帜。辨证取穴、归经施治是本流派诊治特点，注重体质、补泻制宜是刘氏小儿推拿结合小儿体质提出的新理论，五经为主、配穴精巧，开阖相配、通调阴阳反映了推治重点及畅通、调整阴阳的立法特点。

（一）辨证取穴，归经施治

　　中医辨证是治疗疾病的前提和依据，推拿作为一种传统外治方法，辨证施治同样是其基本原则。辨证论治为小儿推拿的学术特点之一，苗医小儿推拿流派继承并发扬了小儿推拿的辨证施治，苗医小儿推拿一代宗师刘开运教授认为："不讲辨证论治就不是推拿，疗效就大打折扣。"辨证是取穴的基础，只有准确地辨证，才能选取恰当的穴位及手法等，从而收到良好的治疗效果。

然而在临床，疾病的病因各异，有不同的临床症状，故辨证后，如何确定施治是治疗的一个重要方面。苗医小儿推拿在诊治过程中十分重视对疾病病症的归经施治，归经施治即是在临床上将一系列疾病的症状归到手部的某经脉上治疗的方法。通过辨证后才能采取恰当的穴位、手法及清补原则进行治疗。通过辨证归经抓住主病之脏即抓住了主要矛盾，据此确定推五经的主次关系，这是推五经要领之一。刘开运教授还把一些常见病症用朗朗上口的"脏腑辨证歌诀"表达出来，如"面黄久泻属于脾虚，面白呕吐为胃亏，此症已起非旬日，重补脾胃莫迟疑……"

（二）五经为主，配穴精当

苗医小儿推拿流派治疗中以五经推治为最大特色，擅用五经来治疗疾病。五经推拿的基础是中医学的五行学说，其运用五行助制来指导临床，采用主补、主泻的五经推治法，对疾病、病证归经施治。五经为主，即小儿手上 5 个穴位（脾、肝、心、肺、肾）为操作的中心要旨。五经对应着身体的 5 个脏腑，5 个脏腑在生理和病理上相互影响及相互促进，并且疾病不离五脏，中医以五脏为中心，五脏在小儿推拿就是五经。因此湘西苗医小儿推拿在五行生克理论结合小儿生理病理特点及五脏的基础上，形成了独具特色的小儿五经助制推治法。

五经推治根据五行生克制化之理，形成主补主泻的特点。如临床脾虚证的治疗中，采取"补三抑一法"，按照辨证归经取穴，三补即补脾、补肺和补心，一抑即清肝。除五经为主的特点外，苗医小儿推拿流派也强调配穴要精巧。如认为揉摩肚脐配捏脊、推七节骨、揉龟尾治疗下消化道疾病，可起到调节胃肠道的作用；膻中配肺俞治疗咳喘、大椎配天河水治疗外感发热、天河水配涌泉退虚热等，取穴不多，但疗效显著。因此，以五经为主是湘西小儿推拿流派最明显的特点，也是推治过程中的主体思想，指导着临床的治疗原则及穴位、处方的选择。

（三）注重体质，补泻制宜

小儿体质特点最早见于古代儿科专家钱乙的《小儿药证直诀》。钱乙认为：

"肝无补法，故无补肝之药。"后明代万全《育婴秘诀·五脏证治总论》指出小儿的体质特点为："五脏之中肝有余，脾常不足肾常虚，心热为火同肝论，娇肺遭伤不易愈。"在儿科生理病理及体质特点的基础上刘老提出小儿推拿中"补肝易动风，补心易动火"的理论，主张"肝只清不补，心补后加清"，这发挥和细化了传统的五脏盛衰观，形成了对五脏特点的新认识，并以此为湘西苗医小儿推拿流派小儿推拿的指南。小儿五经推治时，根据小儿五脏的体质特点，从脾为后天、肝为刚脏、心属火、肺为娇脏及肾为先天指出宜补或宜泻方法。这些体现了湘西苗医小儿推拿流派比较注重小儿体质的特点，并在小儿体质基础上运用五经补泻进行推治。

此外，湘西苗医小儿推拿流派认为补泻还表现在五经清补的手次上。刘开运教授认为："诊断正确，补泻适当，才能恰到好处，收到较好的疗效。切忌操之过急，大肆补泻，超出范围，不但无益反而有损。"根据刘开运教授的临床推拿经验，将1月～1岁小儿的五经清补手次分别为20～60次、50～150次；同时推拿手次根据小儿年龄的大小及疾病的轻重程度而定，一般5岁以内小儿手次100～300次即可（补法手次较清法为多）。

（四）开阖相配，通调阴阳

开阖即小儿推拿的开窍及关窍，开窍即小儿推拿当中的"头部三法"（开天门、推坎宫、推太阳）及推拿手部的总筋、阴阳穴，关窍即拿按肩井。苗医小儿推拿把开窍及关窍作为推拿取穴的常规用穴。其常用操作穴位顺序是：头部三法、掐总筋、分手阴阳、拿按肩井。开关窍有利于畅通经络、调整内脏功能。刘开运教授认为不开窍就如欲进房而未开门，不关窍譬如出门后不上锁，此乃推拿取穴之大忌。正如《幼科推拿秘书》曰："诸症推毕，以此法收之。久病，更宜用此方，永不犯……掐按儿肩井陷中……病不复发矣。"因此在临床操作过程中，本流派把开窍及关窍作为小儿推治当中的常式，是每个小儿疾病、病证当中必须操作的套路。

开窍头面手法最早见于《小儿推拿广意》，其后就成为后人操作常式。头面四大手法可使天人合一，有利于调节阴阳、激活经穴。因此开窍及闭窍有利于畅通经穴、调整阴阳，有利于驱邪外出，同时有利于通调周身气血，防止外邪入侵。

二、取穴方法

（一）辨证取穴

五经（穴）辨证推治是苗医小儿推拿的核心内容。推五经是藏象学说和五行学说在小儿推拿方面的具体运用。临床中采用脏腑辨证为主分证归经治疗，以脾系疾病为例。脾虚证：主补脾，次补心，兼补肺，清肝，这种治疗方法刘老总结为"补三抑一法"；脾实证：主清脾，次清肺，兼清肝，稍清心，加补肾，这种治疗方法刘老总结为"清四补一法"。疾病的虚实不一，取穴及补泻手法亦大相径庭，辨证取穴是苗医小儿推拿临床推治的重要法则。

（二）对症取穴

针对疾病一个或多个突出的症状，选取有效的穴位推治，如止咳化痰可以揉天突；止腹痛揉一窝风；止泻要穴推七节，揉龟尾等都是有效的治标方法。刘老将临床常用穴位及操作手法按主治功用进行归纳分类，以便临证时准确选用有效穴位。具体方法是：① 退热类。发汗解表退热：运太阳、掐内劳、掐总筋、推三关、拿肩井；清脏腑之热：清脾经、清肺经、清肝经、清心经、清后溪；清里热：退六腑、大推天河水、打马过天河、水底捞明月、推脊椎骨、推大椎；清虚热：揉二马、久揉按涌泉；清利下焦湿热：推箕门。② 解表：开天门、推坎宫、推太阳、按风池、中府、大椎、肩井。③ 化痰止咳平喘：按天突、苗医推胸法、苗医推背法、按弦走搓摩、肃肺、开璇玑、揉定喘、揉创新（刘老经验穴）、揉乳旁、揉乳根、揉丰隆。④ 止腹痛：拿肚角、摩腹、揉神阙、揉天枢、揉足三里、揉一窝风。⑤ 止呕：推天柱、掐推板门（总筋推向板门方向）、揉中脘、掐大敦、掐人中。⑥ 止泻：推脾经、推大肠、掐推板门（板门推向总筋方向）、揉神阙、揉天枢、拿腹、摩腹、苗医推腹法、揉龟尾、推上七节、按揉足三里。⑦ 通便：推下七节、拿腹、摩腹。⑧ 消食导滞：掐四缝、捏脊、苗医推腹法、按膈俞、揉板门。⑨ 镇静安神：揉印堂、掐捣小天心、揉精灵、推心经、推肝经。⑩ 利尿通淋：清后溪、推箕门、运土入水。⑪ 镇惊熄风、开窍醒神：百会、印堂、人中、承浆、十宣、老龙、拿委中、拿承山、点按仆参、点按申脉、掐大敦。⑫ 补益：补五经、二人上马、运土入水、运水入土、苗医推腹法、揉丹田、按揉足三里、捏脊。

（三）反佐取穴

取用穴位功效作用偏颇的穴位，以防产生副作用，故常并取他穴或利用手法反佐调节。具体如下。① 三关、六腑互为反佐：推三关性温热主治一切虚寒病证，能补气行气，温阳散寒，发汗解表；而退六腑性寒凉主治一切实热病证，能清热，凉血，解毒，两穴的主治功用偏颇较大。但临床辨证中单一的虚寒证或实热证较少见，往往寒热夹杂，虚实并见。如寒热错杂时，若以热证为主，则退六腑为主，推三关为辅（比例 3 : 1）；若以寒证为主，则推三关为主，退六腑为辅（比例 3 : 1），两穴合用能平衡阴阳，防止大凉大热，伤其正气。② 太阳发汗止汗手法互相调节：男运左太阳发汗为泻法，右太阳止汗为补法，女子反之。临床推治中常选用左右太阳双穴操作，如感受外寒之邪（以男子为例），运左太阳 30 次以发汗解表，同时运右太阳 10 次，以免发汗太过。③ 脾经清后加补：脾为后天之本，小儿五脏特点之一"脾常不足"，故脾经用清法后，要加补法，以防损伤脾胃。

（四）有固定习惯用穴

固定习惯用穴如天门、坎宫、太阳、总筋、阴阳、肩井等，即常例穴。从而形成常例穴、五经穴、配穴的取穴特点。

三、选穴特点

（一）取穴之本勿忘五经

小儿推拿系以手代针药，取功效于指端，手法虽施之患儿体表，但意在调整其体内阴阳及脏腑功能。因五经与五脏相通，取穴五经，意在调脏，达治病求本之目的。此乃小儿推拿取穴之核心。这种治病求本的思想是临床医学的最高境界，准确生动地体现了中医特色。经过长期的临床实践，苗医小儿推拿在五经的手法操作及配伍运用上形成了独特的风格。

五脏在生理上相互协调，相互促进，在病理上也必然相互影响。前人多以五行生克制化之理说明小儿五脏病机，决策治法。苗医小儿推拿认为运用五经推拿来调整脏腑功能，同样不能只单纯考虑一个脏腑，而应注意调整各脏腑间的关系。在吸收五行生克理论及结合小儿病理生理特点的基础上，苗医小儿推拿法创立了具有鲜明特色的小儿五经配伍推治法。如外感咳嗽主清肺经以宣肺化痰止咳；配清补脾经化湿健脾而制生痰之源，达化痰之功；补肾经则开阖有度水道通调有助化痰止咳。这种五经配伍推治是中医整体观思想在苗医小儿推拿治疗中的具体运用，使五经推治的内容更丰富，更具灵活性。

（二）配穴之要勿忘精巧

前人有"用药之妙，如将用兵，兵不在多，独选其能；药不贵繁，唯取其功"之说，推拿取穴也与之同理，并非多多益善。那些不管三七二十一，见咳嗽就止咳穴统统上，发热就退烧穴一齐推，试图"毕其功于一役"，无虚实之言，表里之分，脏腑之别，往往带有很大的盲目性。如果遇到复杂证候，更是东加一穴，西添一位，成了无制之师，甚至可能导致"粗工不解读，妄意施用，本以活人，反以死人"之结果。苗医小儿推拿强调取穴以五经为主，配穴要精巧。精即指配穴要少而精；巧即指经深思熟虑后根据病情需要对穴位恰当地舍取。如揉摩肚脐配捏脊，推七节骨、揉龟尾治疗下消化道疾病，从解剖部位看，揉摩肚脐、揉龟尾直接作用于肠道和肛门，捏脊、推七节骨直接作用于从脊柱分出的调节内脏器官的植物神经丛，取穴不多，但恰如其分，从不同角度直接起到了调节胃肠道功能的作用。再如膻中配肺俞治疗咳喘、大椎配天河水治疗外感发热、天河水配涌泉退虚热等，都充分体现了精而巧的思想。提倡精巧，是提高辨证论治水平的需要，也为用现代科学手段研究推拿疗效奠定了基础。

（三）推治始终勿忘开关

开即开窍，关即关窍。苗医小儿推拿属内病外治，若经络不畅，关窍不通，内外不相联系，施之体表穴位之手法，则难起到调整内脏功能之作用。因此，推治诸穴之始，应首先通窍；推治诸穴之终，则应注意关窍。一开一关体现了苗医小儿推拿治疗的特殊性和取穴的完整性。苗医小儿推拿将开窍、关窍列为常规穴，认为不开窍就如欲进房而未开门；不关窍譬如出门后不上锁，此乃推拿取穴之大忌。苗医推拿常用的开关窍穴及操作法如下：开窍头部手法——直推天门、分推坎宫、直推太阳；开窍手部手法——揉按总筋、分推阴阳，关窍——拿按肩井。

四、手法特点

小儿推拿手法是以手为主进行各种不同的操作方法。湘西苗医刘氏小儿推拿十法，以推、揉为主，拿、按为次，兼以摩、运、搓、摇、掐、捏的手法运用特点。

就小儿推拿特定穴"五经"穴的补泻而言，"旋推为补，直推为泻（清）"是本流派推拿手法的特点，不同于其他流派的"向心为补，离心为泻"。旋推，即医者以大拇指螺纹面在患儿手指螺纹面作顺时针方向推动；直推，即医者以大拇指螺纹面从患儿手指螺纹面向指根方向直线推动（不越过螺纹面），退回时不用力。

小儿推拿是与成人推拿手法相对而言的，实际上大多数手法的名称与成人手法相同，只是在运用时，因为小儿的生理和病理特点与成人不同，所以具体操作方法和要求有些不同，如推拿手法总的要求是"持久、有力、均匀、柔和、深透"，但在小儿推拿中，则更要注意"轻快柔和、平稳着实"。各种不同的手法，又有它自己的要求，如"推法"要轻而不浮，快而着实；"掐法"要既快又重；"摩法"则要轻柔不浮，重而不滞；"拿法"要刚中有柔，刚柔相济等。

五、治疗特点

（一）操作程序方面

苗医小儿推拿强调开门关门，操作有特定的开门穴和关门穴。开门穴（开天门、推坎宫、推太阳，揉总筋、分阴阳）有打开推拿治疗疾病大门、疏通经络之意，即为起穴。拿按肩井有关闭推拿治疗疾病大门、防止真气外泄之意，即为关门穴。一开一关体现了刘氏小儿推拿操作的完整性。

苗医小儿推拿注重操作程序的规范性和完整性。考虑小儿推拿操作实际，形成固定操作程序：头面部、上肢部、下肢部、胸腹部、腰背颈肩部。

（二）推拿治疗方面

第一，苗医小儿推拿取穴首选五经穴，认为小儿推拿以手代针药，取功效于指端。从五经推治虽施之体表，意在调整患儿体内阴阳及脏腑功能。强调五经配伍推治，主治五脏之病症，尤以脾肺两脏之常见病症疗效最好。第二，强调调整患儿体内阴阳平衡。如头面部，分推坎宫为头部分阴阳；上肢部，分推阴阳为手部阴阳；胸部，分推膻中为胸部分阴阳；腹部，沿肋弓角边缘或自中脘至脐，向两旁分推，为腹部分阴阳；背部，八字分推肺腧穴为背部分阴阳。第三，强调推拿手次，苗医小儿推拿推五经清、补手次多少与年龄、病情轻重有关，体现推拿治疗剂量。

表 1-1　苗医小儿推拿推五经清、补手法、年龄、手次

年龄	1月～1岁	1～3岁	3～6岁	6～9岁	9～12岁
手次（补）	50～200	100～400	200～600	300～800	400～1000
手次（清）	50～200	100～400	200～600	300～800	400～1000

第五节　苗医小儿推拿的学习方法

一、苗医小儿推拿手法基本技能的学习

苗医小儿推拿推五经，手法是"旋推为补，直推为清"，有别于其他小儿推拿流派。五经是指与五脏相应的五个腧穴，各穴位置在相应手指的螺纹面，从拇指至小指分别称脾经、肝经、心经、肺经、肾经。

旋推：为补法。医者以大拇指螺纹面在患儿手指螺纹面作顺时针方向推动，推动1圈为推1次，需连续而快速地推动。

直推：为泻法（或清法）。医者以大拇指螺纹面从患儿手指螺纹面向指根方向作直线推动，亦须连续而快速地推动，从指根退回螺纹面时不用力。推动频率为200次/分钟以上，推动的节律要均匀，力度适中，以顺利推动并保持规定的频率为宜。

（一）旋推法的规范化操作

介质的选择，配制浓度为40%的酒精。

医者拇指螺纹面沾适量配好的酒精，附着患儿手指螺纹面，医者食、中、无名指附着患儿指背远端关节处，且三指远端关节要伸直不能弯曲，防止指甲损伤患儿皮肤。

医者肩、肘、掌指关节均要放松，依靠拇指螺纹面做小幅度的旋转推动。

动作要轻快连续，犹如用拇指作摩法，仅在皮肤表面推动，不得带动皮下组织，用食指、中指、无名指固定患儿手指，三指近端指关节伸屈，控制这种轻快柔和的力度，注意医者拇指螺纹面与患儿手指螺纹面完全接触，避免因患儿螺纹面太小，医者拇指螺纹面未完全接触，操作成揉法。

旋推也可用食中二指固定患儿手指，医者拇指螺纹面做小幅度的旋转推动。

（二）直推法的规范化操作

介质的选择，配制浓度为 40% 的酒精。

医者拇指螺纹面沾适量配好的酒精，附着患儿手指螺纹面，医者食、中、无名指附着患儿指背远端关节处，且三指远端关节要伸直不能弯曲，防止指甲损伤患儿皮肤。

医者肩、肘、掌指关节均要放松，主要依靠食中无名指近端关节的伸曲来带动拇指螺纹面在患儿手指螺纹面的来回运动，幅度要求从指尖推过远端指横纹，去要轻而着实，回要轻带至指尖，来回的力度不一样，全靠三指近端关节的伸曲来控制，若力发至于腕或前臂都会过重，无法达到轻快柔和，平稳着实的目的，从而也不能达到治疗效果。

直推也可用食中二指固定患儿手指，医者拇指螺纹面做小幅度的旋转推动。

（三）旋推、直推手法学习的三个阶段

旋推、直推是湘西苗医刘氏小儿推拿流派最常用的手法，也是最难掌握的手法。手法的学习应该从易到难，练习时选用材料一般经过"熟鸡蛋""含水量 70%±5% 的豆腐"和"含水量 90%±5% 的豆腐"等三个阶段，最终达到可以在患儿手指螺纹面操作的水平。

1. 第一阶段：选用熟鸡蛋

操作材料要求：去壳。方法：选择去壳的熟鸡蛋之蛋清较薄的部位，左手拿住鸡蛋，主要练习右手拇指螺纹面在"吸定"鸡蛋的同时，能够连续而快速地推动，包括直推和旋推。

旋推：

错误手法①：操作者的拇指螺纹面没有"吸定"在鸡蛋上，导致滑下。

错误手法②：操作者的拇指螺纹面用力太重，蛋清被推破。

错误手法③：操作者的拇指螺纹面用力太轻，蛋清没有被推动。

错误手法④：操作者的拇指螺纹面推动的路线不均匀，时大时小。

错误手法⑤：操作者的拇指螺纹面推动的节律不均匀，时快时慢。

错误手法⑥：操作者的拇指螺纹面推动的频率过低，没有达到 200 次/分钟以上。

直推：

错误手法①：操作者的拇指螺纹面没有"吸定"在鸡蛋上，导致滑下。

错误手法②：操作者的拇指螺纹面用力太重，蛋清被推破。

错误手法③：操作者的拇指螺纹面用力太轻，蛋清没有被推动。

错误手法④：直推时，操作者的拇指螺纹面推动的路线不均匀，时长时短。

错误手法⑤：操作者的拇指螺纹面推动的节律不均匀，时快时慢。

错误手法⑥：操作者的拇指螺纹面推动的频率过低，没有达到 200 次/分钟以上。

2. 第二阶段：选用含水量 70%±5%豆腐

操作材料要求：豆腐含水量 70%±5%，烹饪时可用于"煎"。方法：左手拿住豆腐，主要练习右手拇指螺纹面在"吸定"豆腐的同时，能够连续而快速地推动，包括直推和旋推。

旋推：

错误手法①：操作者的拇指螺纹面用力太重，豆腐被推破。

错误手法②：操作者的拇指螺纹面用力太轻，豆腐没有被推动。

错误手法③：操作者的拇指螺纹面推动的路线不均匀，时大时小。

错误手法④：操作者的拇指螺纹面推动的节律不均匀，时快时慢。

错误手法⑤：操作者的拇指螺纹面推动的频率过低，没有达到 200 次/分钟以上。

直推：

错误手法①：操作者的拇指螺纹面用力太重，豆腐被推破。

错误手法②：操作者的拇指螺纹面用力太轻，豆腐没有被推动。

错误手法③：操作者的拇指螺纹面推动的路线不均匀，时长时短。

错误手法④：操作者的拇指螺纹面推动的节律不均匀，时快时慢。

错误手法⑤：操作者的拇指螺纹面推动的频率过低，没有达到 200 次/分钟以上。

3. 第三阶段：选用含水量 90%±5% 的豆腐

操作材料要求：豆腐含水量 90%±5%，烹饪时不可用于"煎"，仅能用于"煮"。方法：左手拿住豆腐，主要练习右手拇指螺纹面在"吸定"豆腐的同时，能够连续而快速地推动，包括直推和旋推。

旋推：

错误手法①：操作者的拇指螺纹面用力太重，豆腐被推破。

错误手法②：操作者的拇指螺纹面用力太轻，豆腐没有被推动。

错误手法③：操作者的拇指螺纹面推动的路线不均匀，时大时小。

错误手法④：操作者的拇指螺纹面推动的节律不均匀，时快时慢。

错误手法⑤：操作者的拇指螺纹面推动的频率过低，没有达到 200 次/分钟以上。

直推：

错误手法①：操作者的拇指螺纹面用力太重，豆腐被推破。

错误手法②：操作者的拇指螺纹面用力太轻，豆腐没有被推动。

错误手法③：操作者的拇指螺纹面推动的路线不均匀，时长时短。

错误手法④：操作者的拇指螺纹面推动的节律不均匀，时快时慢。

错误手法⑤：操作者的拇指螺纹面推动的频率过低，没有达到 200 次/分钟以上。

二、成人推拿与苗医小儿推拿手法的顺向迁移

小儿推拿手法既有与成人推拿手法相同之处，又有独立于成人推拿之外的特殊操作方法。一般来说，学生先学习成人推拿手法，再学习小儿推拿手法。教学中常常可以观察到这样的现象：学生掌握了成人推拿手法之后，会对学习和掌握小儿推拿手法技能产生积极的促进作用或者消极的干扰作用。同样，学习小儿推拿时，也会对先前学习的成人推拿手法技能产生某些影响。一种学习与另外一种学习之间的相互影响，教育心理学称之为迁移。前者称为顺向迁移，后者为逆向迁移。

（一）促进手法技能学习正迁移

正迁移是指先前学习对后继学习的积极影响。共同要素学说认为，学习

内容中元素间的相同因素越多，迁移效果就越大，反之就越小。推拿手法种类繁多，各个手法又有不同的技术要领。成人推拿手法总的要求是"持久、有力、均匀、柔和、深透"，但在小儿推拿中，手法则更要注意"轻快柔和、平稳着实"；若二者之间存在较多的"共同元素"，则易产生正迁移。一般认为，小儿推拿常用手法与某些成人推拿手法在名称、操作、动作要领等方面并无严格的区分，如揉法、掐法、擦法、捏脊法等，只是在手法运用时，其刺激强度、节律、速率等存在差异，苗医小儿推拿手法亦是如此。也就是说，这些手法在运用于成人和儿童时多有相同相似相通之处，在动作技能上存在许多的"共同元素"。掌握了成人推拿的这一类手法，有利于学习同名称的小儿推拿手法，故应先将此类手法集中学习，尽可能依靠先学的成人推拿手法技能来掌握后学的小儿推拿手法技能，这就是利用了技能学习正迁移的原理。经验类化学说也强调新旧学习的共同要素，但认为这种共同要素是迁移主体（学生）概括掌握的经验和原理，更强调学习主体在学习迁移过程中的能动作用。故从此原理出发，教学中应该让学生掌握小儿推拿手法与先学习的成人推拿手法的相似处和注意点，这有利于促进正迁移的实现。

（二）减少手法技能学习负迁移

手法技能的迁移可谓"双刃剑"，既能使小儿推拿手法教学和训练事半功倍，又可以使之事倍功半。先前学习对后继学习的消极影响称为负迁移。以苗医小儿推拿流派最具特色的手法之旋推、直推为例。旋推、直推的技能学习最能体现成人推拿手法对本流派推拿手法的负迁移作用。虽然成人推拿中也有推法，包括指推法、掌推法、拳推法、肘推法等，但二者的"共同要素"太少：① 作用机理不同：成人推拿指推法或其他推法都是直接激荡气血，或祛风散寒、通经活脉，或消胀除满、通便除积，或舒筋活络、消肿止痛等；而本流派旋推、直推意在调动患儿的"清灵之气"，在体表推拿，体内有感应，推拿五经调治五脏，《小儿推拿广意》所谓"外呼内应"是也；② 难易程度不同：相对于成人指推法的操作部位，儿童的手指螺纹面小，且手指常常用力弯曲不予配合，年龄越小尤为明显；③ 技术要求不同：成人指推法要求速度缓慢均匀，压力平稳适中，而本流派旋推、直推在"轻而不浮、快而着实"的标准下，资深教师（医师）可达到 300 ~ 350 次/min 左右（速度太快，故旁观者从动作外观上难以分辨是旋推抑或直推），一般要求初学者达到 150 ~ 200

次/min。此外，成人推拿中的同名手法，本流派也有自己的要求，如掐法要求"既快又重"，摩法要求"轻柔不浮，重而不滞"，拿法要求"刚中有柔，刚柔并济"等。所以，首先要尽量减少技能负迁移效果，这就要强调本类手法与成人手法的不同之处，再进行准确的示范，这样有利于学生不断地调整头脑中的动作表象，形成准确的定向映像，进而在实际操作中调节技能动作的执行；其次要对学生的练习给予准确的反馈，除了观察旋推、直推的动作形态，更要求学生在教师手指螺纹面上操作，引导学生矫正操作动作，强化正确动作，鼓励学生努力改善操作，提高技能。

（三）小结

苗医小儿推拿一代宗师刘开运教授生前曾告诫学生："推拿没有巧，只要手法练得好。"学习过程中手法技能的迁移规律是客观存在的。除了正迁移及负迁移，复式操作法为小儿推拿所特有，所以先学习的成人推拿手法对其影响基本上属于零迁移。总之，针对学生先学习成人推拿，再学习小儿推拿的实际情况，应根据教育心理学中顺向迁移的原理，积极研究成人推拿与小儿推拿在手法技能方面的异同及相互影响，挖掘教学潜力，促进手法技能学习正迁移，减少手法技能学习负迁移，提高学生在小儿推拿学习中迅速适应新要求的能力，尽快地正确掌握小儿推拿手法技能，最终推进本流派特色小儿推拿技术的传承与发展。

第二章 苗医小儿推拿的基本知识

第一节 小儿保健的基本知识

一、小儿的生长发育

（一）概述

小儿从成胎、初生到青春期，一直处于不断生长发育的过程中。小儿生长发育主要受先天因素和后天因素两方面的影响。先天因素与种族、父母、胎儿期状况等有关；后天因素与社会条件、气候、地理、营养、作息、锻炼、疾病、药物等有关。小儿生长发育，是形与神的同步增长。掌握小儿生长发育规律，对于指导儿童保健以及某些疾病的诊治，具有重要意义。

生命的开始，起于受精怀孕。关于胎儿成长发育，《淮南子·精神训》说："一月而膏，二月而肤，三月而胎，四月而肌，五月而筋，六月而骨，七月而成，八月而动，九月而躁，十月而生，形体以成，五脏乃形。"其中"三月而胎"指 3 个月胚胎完成，胎儿形成；"七月而成"指 7 个月器官组织完成，此后出生的胎儿可以存活；10 个月为足月，受气已足，俟时而生。

出生后小儿的发育主要包括体格生长和智能发育两方面，中医学变蒸学说是古代医家总结婴幼儿生长发育规律的一种学说。

（二）小儿体格生长

关于小儿体格生长，现代通过大规模实际测量和统计，得出了各项生理常数，可用来衡量儿童生长发育水平，并为某些疾病诊断和临床治疗提供依据。

1. 体重

体重是小儿机体量的总和。测量体重，应在空腹、排空大小便、仅穿单衣的状况下进行。

新生儿体重约为 3 kg。出生后前半年平均每月增长约 0.7 kg，后半年平均每月增长约 0.5 kg。1 周岁以后，平均每年增加约 2 kg。临床可用以下公式推算小儿体重：

1～6 个月体重（kg）=3+0.7×月龄

7～12 个月体重（kg）=7+0.5×（月龄－6）

1 岁以上体重（kg）=8+2×年龄

体重测定可以反映小儿体格发育和衡量小儿营养状况，并作为临床用药量的主要依据。

体重增长过快常见于肥胖症、巨人症，体重低于均值 85% 以下者为营养不良。

2. 身长

身长是指从头顶至足底的垂直长度。一般 3 岁以下小儿量卧位时身长，3 岁以上小儿测量身高。测量身高时，应脱去鞋袜，摘帽，取立正姿势，枕、背、臀、足跟均紧贴测量尺。

新生儿身长约为 50 cm。出生后第一年身长增长最快，约 25 cm，其中前 3 个月约增长 12 cm。第二年身长增长速度减慢，约 10 cm。2 周岁后至青春期身长（高）增长平稳，每年约 7 cm。临床可用以下公式推算 2 岁后至 12 岁儿童的身长（高）：

身长（高）（cm）=70+7×年龄

身长主要反映机体骨骼发育状况。如身长低于正常均值的 70%，应考虑侏儒症、克汀病，营养不良等。此外，还有上部量和下部量的测定。从头顶至耻骨联合上缘的长度为上部量，从耻骨联合上缘至足底的长度为下部量。上部量与脊柱增长关系密切，下部量与下肢长骨的生长关系密切。12 岁前上部量大于下部量，12 岁以后下部量大于上部量。

3. 头围

头围的大小与脑的发育有关。测量头围时用软尺，医生用左手拇指将软尺零点固定于头部右侧齐眉弓上缘处，软尺从头部右侧绕过枕骨粗隆最高处而回至零点，读取测量值。测量时小儿应脱帽，长发者应将头发在软尺经过处上下分开，软尺紧贴皮肤，左右对称，松紧适中。

新生儿头围约为 34 cm，出生后 6 个月增长约 9 cm，7～12 月增长约 2 cm，1 周岁时约为 45 cm，第 2 年增长约 2 cm，5 岁时增长至 50 cm，15 岁时接近成人，为 54 ~ 58 cm。

4. 囟门

囟门有前囟、后囟之分。前囟是额骨和顶骨之间的菱形间隙，后囟是顶骨和枕骨之间的三角形间隙。其测量方法为测对边中点连线距离。

后囟约 25% 儿童在初生时已闭合，其余也应在生后 2 ~ 4 个月内闭合。前囟应在生后 12 ~ 18 个月内闭合。

囟门反映小儿颅骨间隙闭合情况，对某些疾病诊断有一定意义。囟门早闭并头围明显小于正常者，为头小畸形；囟门迟闭及头围大于正常者，为脑积水、佝偻病等。囟门凹陷多见于阴伤液竭之失水；囟门凸出多见于热炽气营之脑炎、脑膜炎等。

5. 胸围

胸围的大小与肺和胸廓的发育有关。测量胸围时，3 岁以下小儿可取立位或卧位，3 岁以上取立位。被测者处于安静状态，两手自然下垂或平放（卧位时），两眼平视，测量者立于被测者右侧或前方，用软尺由乳头向背后绕肩胛角下缘 1 周，取呼气和吸气时的平均值。

测量时软尺应松紧适中，前后左右对称。

新生儿胸围约 32 cm。1 岁时约 44 cm，接近头围，2 岁后胸围渐大于头围。一般营养不良小儿由于胸部肌肉、脂肪发育差，胸围超过头围的时间较晚；反之，营养状况良好的小儿，胸围超过头围的时间则提前。

6. 牙齿

新生儿一般无牙。通常出生后 5 ~ 10 个月开始出乳牙。出牙顺序是先下颌后上颌，自前向后依次萌出，唯尖牙例外。乳牙 20 个约于 2 ~ 2.5 岁出齐。出牙时间推迟或出牙顺序混乱，常见于佝偻病、呆小病、营养不良等。6 岁后开始乳牙脱落，换出恒牙，直至 12 岁左右长出第二磨牙。婴幼儿乳牙个数可用以下公式推算：

乳牙数=月龄 − 4（或 6）

7. 呼吸、脉搏、血压

小儿由于新陈代谢旺盛，年龄越小，呼吸、脉搏越快，而血压则随着年龄的增加而上升。小儿呼吸、脉搏、血压易受发热、运动、哭闹等影响，测量应在安静状态下进行。小儿血压：收缩压（mmHg）=80+2×年龄，舒张压约为收缩压的 2/3。见表 2-1。

表 2-1　各年龄组小儿每分钟呼吸、脉搏次数

年龄	呼吸/min	脉搏/min	呼吸：脉搏/min
新生儿	45～40	140～120	1：3
≤1 岁	40～30	130～110	1：3～4
2～3 岁	30～25	120～100	1：3～4
4～7 岁	25～20	100～80	1：4
8～14 岁	20～18	90～70	1：4

（三）智能发育

智能发育是指神经心理发育。神经心理发育在婴幼儿时期大量地反映于日常的行为之中，故有时也称为行为发育。了解小儿智能发育规律，可以适时开发智力、及早发现异常，有利于做好儿童保健和治疗。

1. 感知发育

视感知的发育：新生儿短暂地注视和反射地跟随近距离内缓慢移动的物体；3 个月头眼协调好；6 个月能转动身体协调视觉；9 个月较长时间地看 3～3.5 m 内的人物活动；1 岁半能注视悬挂在 3 m 处的小玩具；2 岁能区别垂直线与横线，目光跟踪落地的物体；4 岁时视力 20/40（srleHerl 表）。听感知的发育：新生儿出生数天后就能听到 50～90 分贝的声响；3 个月转头向声源；4 个月听到悦耳声音时微笑；5 个月对母亲语声有反应；8 个月能区别语声的意义；9 个月能寻找来自不同高度的声源；1 岁听懂自己的名字；2 岁听懂简单的吩咐；4 岁听觉发育已完善。

2. 运动发育

小儿运动发育有赖于视感知的参与，与神经、肌肉的发育有密切的联系。小儿粗细运动发育的进程：2 个月扶坐或侧卧时能勉强抬头；4 个月扶着两手或髋骨时能坐，能握持玩具；7 个月能独坐片刻，能将玩具从一手换至另一手；8 个月扶栏能站立片刻，会爬，会拍手；10～11 个月扶栏独脚站，搀扶或扶

推车可走几步，能拇、食指对捏取物；12个月能独走，弯腰拾东西；18个月走得较稳，能倒退几步，能有目标地扔皮球；2岁能双足跳，能用杯子饮水，用勺子吃饭；3岁能跑，并能一脚跳过低的障碍，会骑小三轮车，会洗手；4岁能奔跑，会爬梯子，基本会穿衣；5岁能单脚跳，会系鞋带。

3. 语言发育

语言是表达思想、意识的一种方式。小儿语言发育除了与脑发育关系密切外，还需要有正常的发音器官，并与后天教养有关。小儿语言发育的进程：1个月能哭；2个月会笑，始发喉音；3个月能咿呀发音；4个月能发出笑声；7个月能发出"妈妈""爸爸"等复音，但无叫喊亲人之意；10个月"妈妈""爸爸"成为呼唤亲人之意，能开始用单词；12个月能叫出简单的物品名，如"灯"，能以"汪汪""咪咪"等代表狗、猫，能指出鼻子、耳朵；15个月能说出几个词及自己的名字；18个月能指出身体各部分；2岁能用2~3个字组成的名词表达意思；3岁能说儿歌，能数几个数字；4岁能认识3种以上颜色；5岁能唱歌，并能认识简单的汉字；6~7岁能讲故事，学习写字，准备上学。

4. 性格发育

性格是意愿、毅力、是非判断、对周围人物与事物适应能力的情绪反应等特征的总称。性格发育在婴幼儿期常称为个人—社会性行为发育。性格发育主要包括情绪反应、相依感情、游戏、违拗性等。新生儿就已表现出不同的气质，在活动度、敏感、适应性、哺乳、睡眠等规律性方面表现出个人特点。婴儿的活动及面部表情很早就受外界刺激的影响，对于哺乳、搂抱、摇晃等具有愉快反应，不愉快则常表现为啼哭。随着月龄增长，不愉快逐渐减少。6个月以后已较能忍耐饥饿，9个月后能较久地离开母亲。真正的脾气发作见于3~4岁的幼儿。

婴儿与亲人相依感情的建立是社会性心理发育的最早表现。亲人在日常生活中对婴儿生理需要做出及时、适当的满足，可以促使相依感情的牢固建立。婴儿在5~6个月时有畏陌生表现，8~9个月拒让生人抱，10~18个月表现最为明显的与母亲分离时的焦虑情绪都与相依感情有关。

小儿性格在游戏中可以得到表现和发展。5~6个月时开始知道与别人玩"躲猫猫"；9~10个月可玩拍手游戏；1岁小儿多独玩；2~3岁各玩各的玩具；3岁以后多两人对玩；4岁以后开始找伙伴玩；3~4岁时开始参加竞赛性游戏；

5～6 岁时能自由地参加 3 人以上竞赛性游戏；学龄儿童中可出现以强凌弱的带头人和以理服人的带头人。

婴儿 1 岁前的生理需要完全依赖成人予以满足；1.5～2 岁小儿已有一定程度的自立感，故 2 岁左右小儿常表现出明显的违拗性；3 岁后又喜爱纠缠亲人；4 岁后依赖情绪逐渐减弱。正确认识小儿发育过程中的违拗性，对于小儿性格发育具有重要意义。

二、变蒸学说

变蒸学说是我国古代医家用来解释小儿生长发育规律，阐述婴幼儿生长发育期间生理现象的一种学说。变者，变其情智，发其聪明；蒸者，蒸其血脉，长其百骸。小儿生长发育旺盛，其形体、神智都在不断地变异，蒸蒸日卜，故称变蒸。

变蒸之名，始见于西晋王叔和《脉经》。《诸病源候论》等医籍关于变蒸的记载认为：小儿自初生起，32 日变，64 日变且蒸，10 变 5 蒸，历 320 日，小蒸完毕；小蒸以后是大蒸，大蒸共 3 次，第 1、2 次各 64 日，第 3 次为 128 日。合计 576 日，变蒸完毕。小儿变蒸时，机体脏腑功能逐步健全完善，也就反映为表现于外的形、神同步协调发展。

变蒸学说总结出婴幼儿生长发育具有这样一些规律：小儿生长发育是一个连续不断的变化过程，每经过一定周期则显示出特殊的变化发展；在小儿的周期性生长发育显著变化中形、神是相应发育、同步发展的；变蒸周期在 320 日内为 32 日，以后延长为 64 日、128 日，说明婴幼儿生长发育经历着一个逐步减慢的过程；576 日后不再有明显的变蒸周期。

变蒸学说揭示的婴幼儿生长发育规律是符合实际的，给我们留下了宝贵的历史资料。今天我们认识变蒸学说，要摒弃某些古籍中关于变蒸时有体热、汗出等症状的说法，取其精华，仿其思路，应用现代方法，进一步总结出现代我国儿童的生长发育规律，为当代儿童保健服务。

三、初生儿期保健知识

小儿初生，乍离母腹，如嫩草之芽，脏腑柔弱，气血未充，全赖悉心调护，若稍有疏忽，易致患病，甚至夭折。小儿初生期发病率和死亡率均为一生最高峰，因而，初生儿期保健值得高度重视。

新生儿有几种特殊生理状态，不可误认为病态。新生儿上腭中线和齿龈部位有散在黄白色、碎米大小隆起颗粒，称为"马牙"，会于数周或数月自行消失，不可挑刮。生后 3~5 天乳房隆起如蚕豆到鸽蛋大小，可在 2~3 周后消退，不应处理或挤压。女婴生后 5~7 天阴道有少量流血，持续 1~3 天自止者，是为假月经，一般不必处理。新生儿两侧颊部各有一个脂肪垫隆起，称为"螳螂子"，有助吮乳，不能挑割。还有新生儿生理性黄疸等，均属于新生儿的特殊生理状态。

（一）拭口洁眼

小儿出腹，必须立即做好体表皮肤黏膜的清洁护理。应用消毒纱布探入口内，拭去小儿口中秽浊污物，包括羊水、污血及胎粪等，以免小儿啼声一发咽入腹内。同时，要轻轻拭去眼睛、耳朵中的污物。新生儿皮肤上的胎脂有一定的保护作用，不要马上拭去。但皮肤皱褶处及二阴前后应当用纱布蘸消毒植物油轻轻拭擦，去除多余的污垢。

（二）断脐护脐

胎儿在腹，脐带是母体与胎儿气血经络相通的纽带。婴儿降生，啼声一发，口鼻气通，百脉流畅，小儿开始独立生存。婴儿出生后随即需要断脐。我国古代已认识到，新生儿断脐护脐不可不慎，若处理不洁会因感受邪风而患脐风。新生儿娩出 1~2 分钟，就要结扎脐带后剪断，处理时必须无菌操作，脐带残端要用干法无菌处理，然后用无菌敷料覆盖。若在特殊情况下未能保证无菌处理，则应在 24 小时内重新消毒、处理脐带残端，以防止感染及脐风。

断脐后还需护脐。脐部要保持清洁、干燥，让脐带断端在数天后自然脱落。在此期间，要注意勿让脐部为污水、尿液及其他脏物所侵，洗澡时勿浸湿脐部，避免脐部污染，预防脐风、脐湿、脐疮等疾病。

（三）祛除胎毒

胎毒，指胎中禀受之毒，主要指热毒。胎毒重者，出生时常表现为面目红赤、多啼声响、大便秘结等，易于发生丹毒、痈疖、湿疹、胎黄、胎热、口疮等病证，或造成以后好发热性疾病的体质。

给小儿服用少量具有清热解毒作用的药液，是自古以来给初生儿祛除胎毒的传统方法，可以减少发病。常用的方法有：

（1）银花甘草法。银花 6 g，甘草 2 g。煎汤。可用此药液拭口，并以少量给儿吸吮。

（2）黄连法。黄连 1~3 g。用水浸泡令汁出。滴汁入儿口中。黄连性寒，胎禀气弱者勿用。

（3）大黄法。生大黄 3 g。沸水适量浸泡或略煮。取汁滴儿口中。胎粪通下后停服。脾虚气弱者勿用。

（4）豆豉法。淡豆豉 10 g。浓煎取汁。频频饮服。

（四）洗浴衣着

初生之后，一般当时用消毒纱布拭去体表的血迹和污物后即可洗浴。洗澡水要用开水，待降温至与小儿正常体温略高时使用，也可在浴汤中加入一枚猪胆之汁以助解毒。洗浴时将小儿托于左手前臂，右手持纱布，蘸水后轻轻擦拭小儿体表。不要将小儿没入水中，以免浸湿脐部。洗毕后可在体表涂以少量消毒花生油或鱼肝油。第 3 天再给小儿洗浴，称为"三朝浴儿"，浴毕将全身拭干，皮肤皱褶潮湿处扑以松花粉或滑石粉。洗浴时注意动作轻柔，防止冒受风寒。

小儿刚出生，必须注意保暖，要防止着凉或受暑。新生儿衣着要适宜，衣服柔软、宽松，容易穿换，不用纽扣、松紧带。临产前应将给婴儿准备的衣服取出吹晒，藏衣服的箱子里不可放樟脑丸。传统上给新生儿夏季只围一只布肚兜，既凉爽又护腹。天冷时将婴儿包入襁褓，包扎松紧要适宜，过松易被蹬开，过紧则妨碍活动。尿布也要柔软而且吸水性强，尿布外不可加用塑料或橡皮包裹。

（五）生后开乳

产妇分娩之后，应将小儿置于母亲身边，给予爱抚。一般生后半小时左右即可给小儿吸吮乳房，鼓励母亲按需哺乳。一般足月新生儿吸吮能力较强，吞咽功能基本完善。早期开乳有利于促进母乳分泌，对哺乳成功可起重要作用。开始 2~3 天乳汁分泌不多，但也能满足婴儿的需要，若婴儿有明显的饥饿表现或体重减轻过多，可在哺乳后补授适量糖水或牛奶，但切不可以糖水或牛奶取代母乳。为了保证母乳喂养成功，必须坚持哺乳，代乳法不利于泌乳的建立。

四、婴儿期保健知识

渡过新生儿期，婴儿的自立能力已大为增强。婴儿期生长发育特别快，脾胃常显不足，合理喂养显得特别重要。婴儿期保健，要做好喂养、护理和预防接种等工作。

（一）喂养知识

婴儿喂养方法分为母乳喂养、人工喂养和混合喂养三种。

1. 母乳喂养

生后 6 个月内以母乳为主要食品者，称为母乳喂养。母乳喂养最适合婴儿需要，应大力提倡母乳喂养，宣传母乳喂养的优点。母乳营养丰富，最适合婴儿的生理需要；母乳易为婴儿消化吸收；母乳含优质蛋白质、必需氨基酸及乳糖较多，有利于婴儿脑的发育；母乳具有增进婴儿免疫力的作用；母乳喂哺最为简便而又经济；母乳喂养利于增进母子感情，又便于观察小儿变化，随时照料护理；产后哺乳可刺激子宫收缩早日恢复，推迟月经来潮不易怀孕，哺乳的妇女也较少发生乳腺癌、卵巢癌等。

母乳喂养的方法，以按需喂给为原则。第 1、2 个月不需定时喂哺，可按婴儿需要随时喂。此后按照小儿睡眠规律可每 2～3 小时喂 1 次，逐渐延长到 3～4 小时 1 次，夜间逐渐停 1 次，一昼夜共 6～7 次。4～5 个月后可减至 5 次。每次哺乳约 15～20 分钟。根据各个婴儿的不同情况，适当延长或缩短每次哺乳时间，以吃饱为度。每次哺乳前要用温开水拭净乳头，乳母取坐位，将小儿抱于怀中，让婴儿吸空一侧乳房后再吸另一侧。哺乳完毕后将小儿轻轻抱直，头靠母肩，轻拍其背，将吸乳时吞入胃中的空气排出，可减少溢乳。

母亲患传染病、重症心脏病或肾脏病，或身体过于虚弱者，不宜哺乳。乳头皲裂、感染时可暂停哺乳，但要吸出乳汁，以免病后无乳。

断奶时间视母婴情况而定。一般可在小儿 10～12 个月时断奶，若母乳量多者也可延至 1.5～2 岁断奶。断奶应逐渐减少以至停止哺乳，不可骤断。若正值夏季或小儿患病之时，应推迟断奶。

2. 混合喂养

因母乳不足而需添喂牛、羊乳或其他代乳品时，称为混合喂养。混合喂养的方法有两种：补授法与代授法。补授法每日母乳喂养的次数照常，每次喂完人乳后加喂一定量代乳晶，直到婴儿吃饱。这种喂养方法可因经常吸吮刺激而维持母乳的分泌，因而较代授法为优。代授法一日内有数次完全喂牛、羊乳代替母乳。使用代授法时，每日母乳哺喂次数最好不少于 3 次，维持夜间喂乳，否则母乳会很快减少。

3. 人工喂养

母亲因各种原因不能喂哺婴儿时，可选用牛、羊乳或其他兽乳，或别的代乳品喂养婴儿，称为人工喂养。

4. 添加辅食

无论母乳喂养、人工喂养还是混合喂养的婴儿，都应按时于一定月龄添加辅助食品。添加辅助食品的原则：由少到多；由稀到稠；由细到粗；不能同时添加几种，需适应一种食物后再添加另一种；应在婴儿健康、消化功能正常时添加。

1～4 个月，可添加菜汤、水果汁、维生素 A、D 制剂。

5～6 个月，可添加米汤、米糊、稀粥、蛋黄、鱼泥、菜泥、豆腐。

7～9 个月，可添加粥、烂面、碎菜、蛋、鱼、肝泥、肉末、饼干、馒头片、窝窝头、熟土豆、芋头等。

10～12 个月，可添加粥、软饭、挂面等各种饮食豆制品、碎菜、碎肉、带馅食品等。

（二）婴儿护养知识

婴儿时期脏腑娇嫩，卫外不固，易于发生脾胃疾病、肺系疾病和时行疾病。要调节乳食，使婴儿的脾胃功能逐步增强，还要注意饮食卫生，降低脾胃病的发病率。婴儿期间生长发育迅速，护养方面除了要合理喂养之外，必须根据这一时期儿童的特点安排起居作息。阳光及新鲜空气是婴儿成长不可缺乏的，要经常带孩子到户外活动，天和暖无风之时，日中嬉戏，数见风日，则小儿肌骨强健，耐受风寒。婴儿衣着不可过暖，入秋后要缓缓加衣，以锻炼耐寒能力。衣着要宽松，不可紧束而妨碍气血流通，影响发育。古人有头要凉、背要暖、腹要暖、足要暖等说法，可资护养参照。婴儿要有足够的睡眠，同时要掌握婴儿睡眠时间逐渐缩短的生理特点，在哺乳、戏耍等的安排上，注意使之逐步形成夜间以睡眠为主、白天以活动为主的作息习惯。婴儿期是感知觉发育的重要时期，视觉、听觉及其分辨能力迅速提高，要结合生活的实践，教育、训练他们由近及远认识生活环境，促进感知觉发展，培养他们的观察力。

第二节　小儿疾病诊断的基本知识

运用推拿治疗小儿疾病，如同治疗成人疾病或采用其他疗法一样，也应当望、闻、问、切四诊合参。但由于小儿的生理、病理特点，四诊应用有其特殊情况。闻诊诊查范围有限，婴幼儿不会叙说病情，较大儿童的主诉也不一定可靠，切脉按诊易因小儿啼哭叫闹而受到影响，所以望诊最受重视。

一、望诊

望诊，即医生通过视觉观察病情。望诊的内容包括就全身状况诊察的整体望诊，如望神色、望形态；就局部状况诊察的分部望诊，如审苗窍、辨斑疹、察二便、看指纹。望诊诊查的结果一般比较客观可靠。但是也要注意，儿科望诊时，要尽量使小儿安静，在光线充足的地方进行，诊查既全面又有重点，细心而又敏捷，才能提高诊查的效果。但由于小儿的生理、病理与病情反应都有一定的特点，与成人有别，故在运用四诊和各种辨证方法时，应紧紧掌握其特点，进行全面综合分析，为正确地推治提供可靠的依据。

（一）望神色

望神色，包括望精神状态和面部气色。神色望诊，可以对小儿患病状况有一个初步的了解。神，是人体生命活动的总称，又指人的精神意识与思维活动。神是脏腑气血精津阴阳是否充足、和调的外在表现，在小儿尤为重要。望神包括望精神、意识、体态、面目等。目为五脏六腑精气之所主，目内通于脑，为肝之窍、心之使，故望神以察目最为重要。

望神主要辨得神与失神。若形体壮实，动作灵活自如，活动睡眠如常，表情活泼，反应灵敏，面色红润光泽，目睛明润灵动，呼吸平顺调匀，语声啼哭清亮，是为得神，表现正气尚充，脏腑功能未衰，无病或病轻。若形体羸弱，精神萎靡不振，反应迟钝，动作迟缓或不由自主，表情淡漠，哭笑反常，面色晦暗，目睛呆滞不活，呼吸浅弱或气促不匀，寡言声轻含糊或惊啼谵语，是为失神，表现正气不足，脏腑功能衰败，病重或病危。

望色主要望面部气色。中国小儿的常色为色微黄，透红润、显光泽。面部气色有五色之偏，所主证候各有区别。

面色青，因气血不畅，经脉阻滞所致，多见于惊风、寒证、痛证、血瘀证。惊风欲作或已作，常见眉间、鼻梁淡青，唇周、爪甲青紫，是为肝风。寒证分虚实，青灰晦暗为阳气虚，乍青乍白为里寒甚。痛证色青多见于腹部中寒，常伴啼哭不宁。血瘀证色青见口唇青紫、面色青灰，乃心阳不振，血脉瘀阻。

面色赤，因血液充盈面部皮肤络脉所致，多为热证，又有实、虚之分。外感热证，表热常见面红目赤，恶寒发热；里热常见面赤气粗，高热烦渴；虚热常见潮红颧红，低热绵延。

若病重者见面红如妆或两颧艳红，多为虚阳上越的戴阳证。小儿也有因衣被过暖，活动过度，日晒烤火、啼哭不宁等原因而面红者，不属病态。

面色黄而非常色者，常因脾虚失运，水谷、水湿不化所致，多为虚证、湿证。黄疸属湿证，黄而鲜明如橘色是湿热，黄而晦暗如烟熏是寒湿。面色萎黄，是脾胃气虚；面黄浮肿，是脾虚湿滞；面色枯黄，是气血枯竭。有因过食胡萝卜、南瓜、西红柿等食物或阿的平等药物而面黄者，当另做判断。

面色白，是气血不荣，络脉空虚所致，多为虚证、寒证。外感起初，面白无汗，是风寒外束；阵阵面白，啼哭不宁，常为中寒腹痛；突然苍白，肢冷汗出，多是气阳暴脱；面白无华，爪甲苍白，多为营血亏虚；面白色滞，肢面浮肿，多属阳虚水泛。若小儿少见风日，面肤白皙，又当别论。

面色黑，常因阳气虚衰，水湿不化，气血凝滞所致，主虚寒证、水饮证、血瘀证。小儿面色青黑，四肢厥冷，是阴寒内盛；面色灰黑暗滞，多是肾气虚衰；面唇黧黑，多是心阳久衰；唇指紫黑多是心阳虚衰，血脉瘀滞；面黑浅淡虚浮，常是肾阳亏虚，水饮内停。若因经常日晒风吹，肤色红黑，不属病态。

《石室秘录》载："看病必须察色，察色必须观面，面各有部位，不可不知。"所以，除了上述观察面部色泽变化外，还应根据面部色诊定位来判断疾病所在。小儿面部五脏定位：左颊部属肝，右颊部属肺，额上属心，鼻准属脾，颏下部属肾，其他名称，如图 2-1 所示。诸穴部病色主病如下：

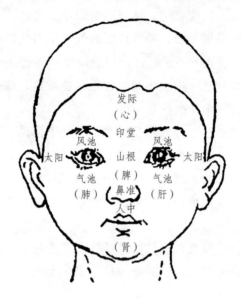

图 2-1　面部色诊定位图

额部：额间赤色者，主心经有热，多有烦躁惊惕时哭叫不安。

印堂：印堂色见淡白者，多为脾气虚弱；色见青黑者，多有腹痛夜啼。

上眼睑：青而浮肿为寒兼湿；若见红纹显现，即是风热滞留于肠胃。

两颊部：左颊红色者为肝热；右颊红色者为肺热。

山根：青为惊、为痛；蓝为喘、为咳；蓝中现红纹患内热泄泻，若见赤乌之色一团，多为正患赤白痢疾；色青而暗滞不华，并向两侧蔓延扩大到眼眶周围而呈蝶形青暗色者，多因食郁日久，为疳证虚弱之状，或有虫证，兼有生冷杂物所伤而成诸疳者。

年寿：现红纹乃属热郁久留于肠胃。

鼻准：若见黄色，定是久患大便秘结；青色者，多为脾土虚寒。

唇环：口唇色赤而干燥者，乃多有脾经热遏，多伴有口干喜冷饮，烦躁不安，大便不通等症；唇口周围均现青色者，多为血虚脾寒，常伴有面白无华；唇周现黄色，多属脾有热，常伴有口臭不舒，环口见黑色，即色黑而晦暗不荣，为真脏色现，为肾绝之证，属危笃之证。

颏部：颏部赤色者，主肾与膀胱有气滞热结，而小便不通。

太阳：如见青筋暴露，是为消化不良已成疳积之征。

（二）望形态

望形态是指观察病儿的形体和动态，即从小儿的形体强弱、肥瘦和活动的状态来推测疾病的变化。

小儿形体的望诊包括头囟、躯体、四肢、肌肤、毛发、指（趾）甲，检查时应按顺序观察。凡发育正常，筋骨坚强，肌毛肤润，姿态活泼，毛发润泽，活动自如为健康的表现；若形体消瘦，头发萎黄，筋骨软弱，皮肤干燥，神情呆滞，颅囟逾期不合者，多属先天不足，或后天喂养失调而形成的病态。凡形体强壮者，不易感受病邪，即使有病也较易治疗而迅速康复，反之形体瘦弱的小儿则容易感染病邪，治疗亦较难迅速见效。

小儿在不同疾病中有不同姿态。如小儿俯卧者，为乳食内积；喜蜷卧者，多为腹痛；喜侧卧者，多为胸胁疼痛；仰卧少动，两目无神，多为久病、重病，体质已虚；颈项强直，手指开合，四肢拘急抽搐，角弓反张，乃属惊风；若翻滚不安，呼叫哭吵，两手捧腹，多为腹痛所致；端坐喘促，痰鸣哮吼，多为哮喘；咳逆鼻煽，胁肋凹陷，呼吸急促，常见于肺炎喘嗽。

（三）审苗窍

苗窍是指舌为心之苗，肝开窍于目，脾开窍于口，肺开窍于鼻，肾开窍于耳及前后二阴。苗窍和脏腑的关系密切，脏腑一旦有病，每能反应于苗窍，故审察苗窍也是诊断中的重要环节。

1. 目睛

"目为肝之窍"，实乃五脏精华之所在，一身神气荟萃之处。故察目除可候肝脏病变外，亦可候其他脏腑之病变，若见目赤，多为热、为火；目睛发黄，多为湿阻；若见青色，多主肝风；如蓝色显现，为肝气之证；多泪为风热；目睛少转或白膜遮多是疳积重症；昏不识人，瞳孔散大或缩小已无反应者，是元阳离绝之征象；目倦神疲，睡时露睛为气虚液脱之重症；目睛呆视、直视、窜视或斜视为惊风之症。

2. 望鼻窍

"鼻为肺之窍"，是肺之门户。临床若见鼻流清涕，为肺经感受风寒之邪，伤风感冒尚轻；涕浊而黄为风热入肺，若干枯无涕为肺闭邪毒较重；壮热喘息而鼻翼翕动则为肺热炽盛之征。

3. 望耳

"耳为肾之窍"。耳红多为风热；耳青多主惊风；色白乃为血虚甚；色黑干枯为危重症候；耳内疼痛流脓，为肝胆火盛，如聤耳；耳背络脉隐现红色，耳尖发凉，兼身壮热，多泪，常为麻疹之先兆；若以耳垂为中心的弥漫肿胀，则为痄腮的表现。

4. 望舌

舌为心之苗，又为脾之外候。由于舌通过经络直接或间接地联系许多脏腑，所以脏腑的精气可上营于舌，脏腑的病变亦可从舌质与舌苔的变化反映出来，从而可推断出疾病的性质、部位及正邪的消长情况。现就小儿疾病中常见的病态舌质与舌苔列述如下：

舌质（舌体）：正常的舌色为淡红。若舌质淡白为气虚；舌质鲜红为热邪由表入里；舌尖红为心火上炎；鲜红并起芒刺，多为心火亢盛；舌边红为肝胆火旺；若见绛红，多为热邪入营血；舌红少苔，甚则无苔而干者，则为阴虚火旺；舌质紫暗或紫红，为气血瘀滞；舌起粗大红刺，状如杨梅者，常为烂喉痧的舌象；舌体干燥是津液枯涸之象；臃肿肥厚为水湿内蕴之征。

舌苔：正常的舌苔应有一层薄薄白苔，干湿适中，不燥不滑。若见白苔为外感表证；薄黄苔多见热邪由表入里；黄苔为热甚；黄腻为湿热；黄燥带黑为热极。舌面无苔称光舌，多属阴虚；舌苔花，经久不愈，状如"地图"，多数为胃之气阴不足或兼湿热之证；若见舌苔厚腻垢浊，伴便秘腹胀者，为宿食内滞，中焦气机阻塞，这种舌亦称"霉酱苔"。

（四）看指纹

指纹是指虎口直到食指内侧的桡侧浅表静脉，可分为风、气、命三关，第一节为风关，第二节为气关，第三节为命关，诊察时可用手指轻轻从小儿食指的命关推向风关，使指纹容易显露。观察指纹应将小儿抱向光亮之处，以便于观察指纹的变化。

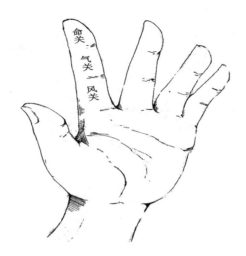

图 2-2　小儿指纹三关

看指纹是古代医家对 3 岁以内的小儿用以代替脉诊的一种辅助诊断方法，用来辨别乳幼儿疾病的病因、性质及估计疾病的预后等。正常小儿的指纹多数应该是淡紫隐隐而不显于风关以上。若发生疾病，那么指纹的浮沉、色泽、部位等都能随之而发生变化。

指纹的浮沉：浮主表，沉主里。

指纹的色泽：红主寒，紫主热，青主惊，黑主瘀。如纹色鲜红为外感风寒；暗紫为邪热郁滞；紫黑为热邪深重或气滞血瘀；青色为惊风或属疼痛。指色淡，不论何种颜色，新病还是久病，都是虚证的表现。

指纹的部位：指纹现于风关，病多轻浅而易治；现于气关，病情较重，邪已进一步深入；现于命关，病情危重。如果直透指甲，称"透关射甲"，病多危殆。

此外，指纹郁滞，推之不畅，亦为实证。

看指纹是古代流传下来的一种辅助诊断方法，但临床实践说明它与疾病的符合率不及舌诊和脉诊。脉症不符时，可以"舍脉从症"或"舍症从脉"，当指纹与症不符时，同样可以"舍纹从症"，以确保疾病诊断的正确性。

二、闻诊

闻诊，是医生运用听觉、嗅觉诊察病情的方法。听声音包括听小儿的啼哭、呼吸、咳嗽、言语等，嗅气味包括嗅口气、大小便臭气等。

（一）啼哭声

小儿的啼哭，有属生理现象，有因某种不适，也有是各种病态的表现。

新生儿刚离母腹，便会发出响亮的啼哭。若初生不啼，便属病态，需紧急抢救。婴儿也常有啼哭，正常小儿哭声清亮而长，并有泪液，无其他症状表现，属于生理现象。

婴幼儿有各种不适时，也常以啼哭表示。例如：衣着过暖，温度过高或过低，口渴，饥饿或过饱，要睡觉，要抚抱，包扎过紧妨碍活动，尿布潮湿，虫咬，受惊等。不适引起的啼哭常哭闹不止，但解除了原因后，啼哭自然停止。

病理性啼哭，若声音洪亮有力者多为实证；细弱无力者多为虚证；哭声尖锐惊怖者多为剧烈头痛、腹痛等急重症；哭声低弱目干无泪者多为气阴衰竭危证。哭声尖锐，阵作阵缓，弯腰曲背，多为腹痛；哭声响亮，面色潮红，注意是否发热；哭而骤止，时作惊惕，须防惊风发作；吮乳进食时啼哭拒进，注意口疮；啼哭声嘶，呼吸不利，谨防咽喉急症；夜卧啼哭，睡卧不宁，为夜啼或积滞；哭声绵长，抽泣呻吟，为疳证体弱；哭声极低，或暗然无声，须防阴竭阳亡。

（二）呼吸声

正常小儿呼吸平稳、均匀，声音轻柔。呼吸气粗急促，是肺气失肃；气粗有力，多为外邪袭肺；气急鼻煽，多为肺气闭郁；气喘痰鸣，为痰壅气道；鼻息稍促，张口呼吸，可能鼻塞；呼吸急迫，面青不咳，须防喉风；呼吸声弱，是为肺气虚弱；呼吸微弱，声低不续，间歇如泣，防肺气将绝。

（三）咳嗽声

有声无痰为咳，有痰无声为嗽，有痰有声为咳嗽。初咳、声咳、咳声不扬为肺气失宣；剧咳、连咳、咳兼喘憋为肺失肃降。咳嗽声重，鼻塞流涕，多为外感风邪，涕清多风寒，涕浊为风热；干咳无痰，咳声稍嘶，为燥热伤津；咳声重浊，痰多喉鸣，为痰浊阻肺；咳声嘶哑如犬吠，须防喉风、白喉类疫毒攻喉之症；久咳声哑，为肺阴耗伤；久咳声轻无力，为肺气虚弱；久咳而发作时连咳难止，面红目赤，气急呛咳，涕泪皆出，咳毕回声、作吐，日轻夜重，是为顿咳。

（四）言语声

正常小儿的言语声应当清晰，语调抑扬顿挫有度，语声有力。妄言乱语，语无伦次，声音粗壮，称为谵语，多属热扰心神或邪陷心包；声音细微，语多重复，时断时续，神志不清，称为郑声，多属心气大伤。语声过响，多言躁动，常属阳热有余；语声低弱，断续无力，常属气虚心怯。语声重浊，伴有鼻塞，多为风寒束肺；语声嘶哑，呼吸不利，多为毒结咽喉。小儿惊呼尖叫，多为剧痛、惊风；喃喃独语，多为心虚、痰阻。

（五）嗅气味

正常小儿口中无臭气。口气臭秽，多属脾胃积热；口气酸腐，多属乳食积滞；口气腥臭，有血腥味，多系血证出血；口气腥臭，咯痰脓血，常为肺热肉腐。

大便臭秽为肠腑湿热；大便酸臭为伤食积滞；便稀无臭为虚寒泄泻。小便臊臭短赤多为湿热下注膀胱；小便少臭清长多为脾肾二脏虚寒。矢气频作臭浊者，多为肠胃积滞。

三、问诊

问诊主要是通过询问家属或其他陪诊者，以了解病情的一种诊察方法。

（一）问寒热

凡小儿蜷缩就睡，喜投怀抱多属虚寒。哺乳时觉其口舌热，多为发热。发热恶寒、恶风，多见外感之表证；高热不恶寒，多属内热。夏季久热不退，汗闭，口渴、尿多且清，多为暑热所致（小儿夏季热）。发热可通过触摸来感觉，还可以用体温计准确测定。

（二）问汗

表证无汗，多属外感寒邪；表证有汗，多属外感风邪。经常汗出不止，活动后更甚者是自汗，多因气虚卫阳不固所致；入睡汗出，醒后汗止，谓之盗汗，多为阴虚所致；汗出如珠，四肢厥冷，属危重病症。

（三）问饮食

包括纳食和饮水两个方面。在纳食方面，小儿能按时乳食，食量正常而不吐泻，是正常现象；若不思饮食，所食不多，为脾胃薄弱的表现；腹胀满不思饮食，为伤食积滞；腹泻而不思饮食，为脾不健运；食谷不化，形体消瘦，多见于疳证。在饮水方面，若渴喜饮冷，则为热证；渴喜饮热，或口不渴则为寒证；频频引饮，口唇干燥，为胃阴不足，津液亏耗；渴不欲饮，则为中焦有湿。

（四）问头身

小儿哭闹摇头或用手摸头，多为头痛。小儿肢体伸屈不宁而呻吟者，多为肢体疼痛。头仰不能俯，颈项强直，多为惊风等。

（五）问二便

大便干燥难解，多属胃肠实热；大便时哭叫，多为腹痛；便溏完谷不化，多属脾胃虚寒。下痢赤白，里急后重，为痢疾；水泻带黄色或蛋花样，多为热证；水泻带绿色，多属寒证。小便色清而长为寒；量少而黄为热；小便浑浊，多为膀胱湿热或疳证。

（六）问胸腹

年龄较大的儿童，询问其胸腹的疼痛与胀满等，在诊断时有一定意义。胸胀满而频咳，为风邪束肺，肺气失宣；胸部闷塞，哮喘痰鸣，为痰阻肺络，如哮喘；胸痛发热，咳嗽而气促，可为肺炎喘嗽；胸闷心悸，面青气促，为心阳不振，心血瘀滞；心悸胸闷，头晕乏力，常为心之气阴不足；脘腹饱胀多为伤食积滞；腹痛隐隐，以脐周为主，多见于蛔虫证；上腹或右肋胀痛，面目黄染，为湿热黄疸等。此外，小儿急性腹痛，痛势剧烈，须注意外科疾患。

（七）问睡眠

正常小儿睡眠总以安静为佳，年龄越小，睡眠时间越长。烦躁少睡，盗汗、发稀，可见于维生素 D 缺乏症（佝偻病）；睡中磨齿，多为蛔虫证；夜间睡眠不宁，肛门瘙痒，多为蛲虫证。嗜睡和昏睡，在温热病多为邪入心包，或痰蒙心窍所致。

四、切诊

切诊包括脉诊和按诊两个方面，也是诊断儿科疾病的辅助手法。

（一）脉诊

由于小儿啼哭吵闹，不易合作，致使呼吸加快，影响脉象，因而小儿脉搏的迟、数、浮、沉变化较大，故 3 岁以下的小儿之脉搏难以为凭。小儿寸口脉位短，可采用一指定三关。小儿脉象较成人为快，年龄越小，脉搏越快，切脉时应注意。

小儿诊脉重点以浮、沉、迟、数辨别其表、里、寒、热；以有力无力辨别虚、实。浮脉为表证，沉脉为里证，迟脉为寒证，数脉为热证；脉有力为实证，脉无力为虚证。

（二）按诊

包括按压和触摸头囟、颈腋、四肢、皮肤、胸腹等。

（1）头囟。正常小儿前囟在 18 个月内关闭，若逾期不闭，则为肾气不足，发育欠佳的表现；囟门凹陷，名"囟陷"，可见于泻甚失水；囟门凸起，名"囟填"，伴壮热，呕吐，为肝风内动之征；囟门不能应期闭合，囟门宽大，头缝开解，则为解颅。

（2）颈腋。颈项、腋下等处有许多小结节，质软不粘连，是正常现象。若结节肿大，伴发热压痛，则为痰毒；若病程迁延，结节大小不等，连珠成串，质地较硬，推之不易活动，则为瘰疬。

（3）四肢。四肢厥冷，多属阳虚；四肢挛急抽动，为惊风之征；一侧或双侧肢体细弱，不能活动，可见于小儿麻痹症的后遗症。

（4）皮肤。主要了解寒、热、汗的情况。肤冷汗多，为阳气不足；肤热无汗，为实热所致；手足心灼热为阴虚内热；皮肤按之凹陷，为水肿之征；皮肤干燥而松弛，常为吐泻失水之征。

（5）胸腹。胸骨高突为"鸡胸"；脊柱高突，按之不痛为"龟背"。心尖搏动处，古书称为"虚里"，是宗气会聚之处，若搏动太强，或节律不均，是宗气外泄，病情严重；若搏之虚弱，触之不甚明显，此为宗气内虚；若搏动过速，伴有喘急，此为宗气不济，病情危重；胸肋触及串珠，两肋外翻，可见于佝偻病。若左胁肋下按之有痞块，属脾之肿大，右胁肋下按之有痞块，明显增大，则属肝之肿大。小儿腹部柔软温和，按之不胀不痛为正常。腹痛喜按，按之痛减为虚痛、寒痛；腹痛拒按，按之胀痛加剧为里实腹痛；脐周腹痛，按之有条索状包块，按之痛减者，多属蛔虫证；腹胀形瘦，腹部青筋显露，多为疳证；腹部胀满，叩之鼓声，多气滞腹胀；腹部胀满，叩之有液体波动之感，多为腹内积水。腹部有压痛时，检查从无痛处开始，最后才能触及痛处，以免小儿腹部肌肉突然收缩，影响检查，在检查时还须注意小儿表情，以推测痛处。

第三节　小儿推拿的特色与优势

小儿推拿是在中医整体观念的基础上，以阴阳五行、脏腑经络、卫气营血等学说为理论指导，结合小儿特殊的生理及病理特点，运用手法刺激穴位或部位，以通经络，调阴阳，和营卫，行气血，促进机体的自然抗病能力，来预防和治疗疾病的外治疗法。苗医小儿推拿以五行学说的相生相克理论和脏象学说为基础，根据苗医五经助制理论，结合小儿五脏的生理特性和病理特点，以"推五经"为核心内容，在患儿体表进行点、面、线的操作，适用于0~12岁的小儿，但以7岁以内小儿的推拿效果较好，3岁以内的小儿效果更好。

苗医小儿推拿是苗族人民抵抗病魔、儿科保健的医学精华，具有很强的影响力，被公认为我国小儿推拿主要流派之一。推拿泰斗严隽陶教授在全国高等中医药院校规划教材《推拿学》中，就推拿学源流特别指出"鲁东湘西的儿科推拿各具特色"。在王之虹主编，中国中医药出版社出版的"新世纪全国高等中医药院校规划教材"《推拿学》中，也专门指出"鲁东湘西的儿科推拿"各具特色，湘西儿科推拿，即为湘西苗医刘氏小儿推拿流派。临床实践表明，小儿推拿具有一定的优势。第一，小儿推拿具有特色优势病种，在儿科多个病种或其某个阶段具有明显疗效优势，其中大多为儿科常见病、多发病，如咳嗽、发热、腹泻等。第二，简便有效的小儿推拿治疗技术在临床推广应用，将有助于减少医疗成本，减少抗生素、激素等药物的使用。第三，小儿推拿治病，不需要任何医疗设备，不受过多场所条件的限制，在医院及家庭均可进行。第四，小儿推拿属于无创、无须服药的"绿色"疗法，容易为患儿及其家庭所接受。随着社会的发展和医学的进步，人们的保健意识不断增强，小儿推拿因其治疗病种多、无痛苦、无副作用、疗效显著的特点，越来越受到国内学术界和患儿家长的重视，并且以其独特的优势和效果，在儿童保健领域中独树一帜。

第四节　小儿推拿的适应证与禁忌证

一、适应证

推拿治疗小儿疾病的范围较广，一般的小儿常见病证都能治疗，适应证如小儿腹泻、便秘、脱肛、呕吐、腹痛、发热、咳嗽、遗尿、肺炎喘嗽、走胎（疳证）、积滞、夜啼等病证，如能配合其他疗法，更能提高疗效，缩短疗程。

推拿还能起到保健防病作用，如经常摩腹，按揉足三里，捏背，能促进消化，增强食欲，强壮体质，达到防病保健的作用。苗医小儿推拿常用的保健推拿有健脾养胃保健推拿、益肺固卫保健推拿、养心安神保健推拿、益肾壮骨保健推拿、益智健脑保健推拿和预防哮喘复发保健推拿等。

二、禁忌证

尽管小儿推拿治疗范围广泛，效果良好，但是也有一定的禁忌，以下情况应视为小儿推拿的禁忌：① 溃疡性皮炎；② 各种感染性疾病：如丹毒、脓肿、骨髓炎、骨结核、蜂窝织炎、化脓性关节炎等；③ 各种恶性肿瘤疾患；④ 各种外科及骨伤疾患：如皮肤破裂、急腹症、创伤性出血、烧烫伤、外科手术后未愈者骨折、脱臼等；⑤ 各种严重急性传染病：如急性黄疸型肝炎、白喉、流行性脑膜炎、乙型脑炎等；⑥ 各种器质性疾患：如先天性心脏病；⑦ 严重脱水；⑧ 诊断不明。

第五节　小儿推拿的常用介质

小儿肌肤柔嫩，推拿时为减少对皮肤的摩擦损害，或者为了借助某些药物的辅助作用，可在推拿部位的皮肤上涂些液体、膏剂或撒些粉末，这种液体、膏剂或粉末通称为推拿介质，也称推拿递质。推拿时应用介质，在我国有悠久的历史，早在《内经》时代就有"按之以手，摩或兼以药"的说法。苗医小儿推拿重视应用介质进行推拿，这样不仅可保护娇嫩皮肤不致受损，还便于医者操作，又具有一定的药理作用，增强了手法的治疗效果。

一、医用酒精

酒精过敏者禁用。医用酒精卫生无菌，购买方便，稀释后可以有效保护皮肤。苗医小儿推拿常采用浓度稀释为 30%～45% 的医用酒精。作为较常用的介质，其有着与其他介质不同的特性：其一，此浓度的乙醇为一个液点，也是最为滑润皮肤的浓度，有利于推拿在皮肤上的操作，并具有局部清洁以尽量减少疾病传播的作用；其二，20%～30% 的乙醇能最有效地扩张血管，带走热量，故小儿外感发热时采用此浓度的乙醇推治退热穴位（穴部）有极佳的退热效果；其三，乙醇具有舒筋通络、祛风散寒、镇静安神的功效，再配合医者亲切的笑容、和蔼的话语及舒适的操作，能有效缓解小儿因疾病引起的情绪烦躁不安及身体不适，是为有效的心理疗法。现代研究乙醇含高级醇类、脂肪酸类、醛类等，是一种较佳的有机溶媒，有良好的通透性，能够较容易进入细胞组织中，发挥溶解作用，促进置换和扩散，有利于提高浸出速度和浸出效果。故使用乙醇对小儿作疾病治疗，是通过乙醇良好的透散力，使穴位（穴部）刺激立即传导至相关脏腑及全身，从而达到迅速起效的目的。热证、寒证、虚证、实证及寒热、虚实夹杂等证均可应用，亦是小儿发热治疗的必用介质。

二、姜汁

姜作为药、食两用的植物，在我国具有悠久的药用及食用历史。在中药学中，生姜归属于解表药——发散风寒药；药性辛、温；归肺、脾、胃经；具有解表散寒、温中止呕、温肺止咳的功效。现代研究生姜中含有姜醇、姜烯、水芹烯、柠檬醛和芳香等油性挥发油，还有姜辣素、树脂、淀粉和纤维等，能抗肿瘤、抗氧化，兴奋血管运动中枢、呼吸中枢，加速血液循环，促进新陈代谢，排汗降温、提神，并且对细菌有抑制作用。可缓解疲劳、乏力、厌食、呕吐、失眠、腹胀、腹痛等症状；生姜还有健胃、增进食欲的作用。故苗医小儿推拿将生姜汁适量稀释后应用于冬、春季节或寒性病证如发热，脾胃寒证的呕吐、泄泻，肺寒咳嗽等病症。苗医小儿推拿在治疗风寒感冒证时还有一种特殊用法，即以姜汁为介质，在小儿肺俞穴（部）、大椎穴（部）采用刮法，疗效显著。

三、薄荷汁

薄荷具有医用和食用双重功能。在中药学中，薄荷归属于解表药——发散风热药；药性辛、凉；归肺、肝经；具有疏散风热、清利头目、利咽透疹、疏肝行气的功效。现代研究薄荷中含有挥发油，其主要成分为薄荷醇、薄荷酮、葡萄糖甙及多种游离氨基酸。外用能麻醉神经末梢，刺激皮肤的冷感受器而产生冷感，并反射性地造成深部组织血管的变化而起到消炎、止痛、止痒、局部麻醉和抗刺激作用，并且对真菌及病毒有较好的抑制作用。故苗医小儿推拿多将薄荷汁适量稀释后应用于夏、秋季节或热性病证，如风热感冒、火眼、急惊风、夏季热等，且能有效地祛痱防蚊。

四、纯滑石粉

纯滑石粉呈白色、黄白色或淡蓝灰色，有蜡样光泽；质软细腻，手摸有滑润感，无吸湿性，置水中不崩散，无臭、无味。因其具有细腻柔滑的特性，故多用于平时实践的操作练习。在中药学中，滑石粉归属于利水渗湿药—利尿通淋药；药性甘、淡、寒；归膀胱、肺、胃经；具有利尿通淋、清热解暑、收湿敛疮的功效。现代研究滑石粉中含有硅酸镁、氧化铝、氧化镍，当滑石粉散布创面形成被膜则有保护创面、吸收分泌物、促进结痂的作用。10%滑石粉对伤寒杆菌、甲型副伤寒杆菌有抑制作用。故苗医小儿推拿多将纯滑石粉应用于夏季或暑湿、热证，如夏季热、遗尿、泄泻、腹痛等症。

五、食盐

《素问》中记载："盐为百病之主，百病无不用之"，其在苗医小儿推拿的介质使用中非常独特，可配合其他介质使用，但又不贯穿使用于整套操作中，而是在背部肺俞穴（部）及下肢部箕门穴（部）操作时用适量医用酒精调和使用（称之为"盐擦八字法"及"推箕门"），此举是为了改变食盐的性状，减小食盐的颗粒及干燥度，以此减少食盐大颗粒对肌肤的摩擦，有效适度地刺激穴位（穴部），达到疏通经络、调气活血又不损伤皮肤的治疗目的。热证、寒证、虚证、实证及寒热、虚实夹杂等证均可应用，四季皆宜。

六、桐油

桐油毒性较大，临床都作外用，禁忌内服。桐油属植物果实油脂的一种，含高级脂肪酸甘油酯、磷脂、蜡及甾醇等不同类型的混合化学物质，同时含有 A、D、E、K 脂溶性维生素。因桐油存在特有功能，自古以来在民间外科中广泛应用于恶疮、烧伤、创伤。明朝李时珍的《本草纲目》中就有记载，用桐子、桐叶治恶疮。苗医小儿推拿应用桐油主要用于熨法操作，熨法有发热的作用，应用桐油则可起到缓温、控温和保温的作用。此外，苗医小儿推拿医家还常应用桐油进行灸法操作。

七、凉水

即洁净凉水。有清凉肌肤和退热作用，苗医小儿推拿也常用于外感热证。

八、生姜断面

苗医小儿推拿常将鲜姜掰开，用其断面直接做刮法，常用于外感表证。

第六节 小儿推拿前的准备及注意事项

一、小儿推拿前的准备

室内应保持一定的温度，不可过凉、过热；空气宜流通；在严寒季节，医生双手不可过凉，以免使小儿产生惊恐，造成操作时的困难。医者的指甲要修剪，每次操作前要洗手。患儿姿势要坐卧舒适，力求自然。在推拿时，患儿左右手皆可使用，但在习惯上无论男女，多采用患儿左手。医者操作时态度应和蔼镇静，特别是在患儿啼哭时，不能有急躁或厌烦情绪。

二、小儿推拿的注意事项

小儿推拿一般要求按一定的顺序进行操作。患儿胸腹部、腰背部的推拿需要宽衣操作，为使推拿不在治疗中途中断，苗医小儿推拿常用的操作顺序是按头面部、上肢部、下肢部、胸腹部、腰背部的顺序推拿。有些穴位刺激较大，容易引起小儿哭闹，影响治疗，可以先推拿刺激较轻、不易导致小儿哭闹的穴位，将刺激较大的穴位调整靠后操作。临床中还常常根据患儿的病情轻重和体位来确定推拿顺序。手法宜轻而柔和，不能过分用力，尤其是使用掐法时，应以不破皮肤为度。推拿一般每日 1 次，必要时也可以每日推拿 2 ~ 3 次。推拿后注意避风，以免复遭外邪侵袭，加重病情。特别在推拿后欲使之发汗的，更应注意。

小儿推拿特别强调穴位的推拿次数。患儿年龄越大，推拿次数越多。临床上应根据患儿年龄大小和病情轻重合理选择推拿次数，若次数过少则可能起不到治疗作用，次数过多则可能无益甚至有损。

小儿推拿治疗以辨证论治为原则。辨证论治是中医指导临床诊治疾病的基本原则，苗医小儿推拿同样也遵循这一原则。由于小儿具有发病容易、传变迅速的病理特点，所以相对而言，小儿推拿临床辨证要求更高。正如《保赤推拿法》中说："若不明医理，不辨虚实寒热，错用手法，不仅无益，反而有害。"

苗医小儿推拿治疗以补虚泻实为重点。由于小儿脏气清灵，受七情干扰较小，病情一般较为单纯。无论是外感六淫还是内伤饮食，多非虚即实，所以"补虚泻实"是苗医小儿推拿重要的治疗原则。又因为五经穴（脾经、肝经、心经、肺经、肾经）对应五脏、所以苗医小儿推拿"补虚泻实"主要体现在五经穴的补泻方面。小儿推拿临床上，必须辨明患儿病情虚实，以防出现虚虚实实之误。

第七节　小儿推拿如何顾护患儿心理

在小儿推拿操作中，患儿不合作现象屡见不鲜，既影响了手法的正确实施，也使推治时间难以保证，甚至造成手法操作无法施行。苗医小儿推拿根据推拿中的患儿心理，采取相应措施，确保推拿疗效。

一、与儿童及其家庭的沟通

（一）与儿童沟通的原则

与儿童沟通的最基本原则是尊重儿童，在与儿童交往过程中应一直坚持这一原则。初次接触患儿及家长应主动进行自我介绍，这对进一步沟通具有重要的意义。在自我介绍之后，再亲切询问患儿姓名、年龄等问题，可拉近彼此之间的距离。与儿童沟通时，应取与患儿视线平行的位置，采取下蹲姿势以与患儿保持同一水平线，让他们感觉自己发表的意见也有重要价值，可维持自尊；注意避免突然接近患儿，以及避免目光持续接触儿童，使其感到有威胁感。

沟通过程中应注意倾听并与儿童进行交谈，尽量不欺骗患儿，注意保护患儿的隐私，尊重患儿的情绪和情感变化，选择合适的时机进行沟通。语言要清楚、明确，使用较简短的语句，语速稍慢，给患儿以表达疑问和害怕的时间，交谈时可通过娃娃等玩具作为媒介，帮助沟通。

（二）与儿童沟通的技巧

1. 语言沟通的技巧

与患儿的语言沟通多指面对面的口头沟通。通过口头沟通，将治疗环境、治疗过程告知患儿及家长，患儿也可以将自己的感受向医护人员倾诉。但是由于儿童的语言表达能力有限，因此在语言沟通方面应注意方法和技巧。

首先，与患儿沟通应选择通俗易懂的词汇，避免使用专业的医学术语和省略语等，尽可能使用简单、简短和重点突出的句子；其次，在语言沟通时掌握适当的语速，选择合适的语调和声调。在沟通的过程中，应保持良好的情绪状态，避免由于自己的情绪不佳而造成对患儿不应该的伤害，并且要及时根据患儿的反馈确定自己语速的有效性；最后，要选择最佳的交流时间，当患儿表示出有兴趣交流的时候进行语言沟通效果最佳。

2. 非语言沟通的技巧

对于儿童而言，非语言沟通比语言沟通更为有效。非语言沟通可以有多种表现形式，如触摸、游戏、绘画等。

触摸是含义深刻的沟通之一，特别是在交流感受和态度时。触摸的方式有很多种。如安抚、抚摸、搂抱等。儿童对于触摸传递的信息十分敏感，当患儿忧伤害怕时，触摸可以让他们感受到特别的温暖和关怀。对于哭闹的患儿，触摸也是一种有效的帮助患儿恢复平静的手段。在应用触摸的时候应该注意部位、强度和持续时间等，特别是面对新生儿时。

游戏是儿童生活中重要的、不可缺少的部分，是与儿童沟通的最重要最有效的途径，儿童通过游戏可以减轻疾病和住院带来的压力，医者可以通过游戏了解患儿的感受、评估患儿的身体状况、智力发展水平等。应根据患儿不同的年龄和心理发展阶段安排适当的游戏，在游戏中还可以鼓励和教育患儿，使之消除因住院和疾病带来的恐惧和焦虑等不良情绪。

绘画可以帮助儿童表达内心的感受，儿童常常在图画中投射了大量的内在自我，应该鼓励患儿画画并用自己的语言进行描述。在对儿童绘画内容进行分析的时候应结合患儿的具体情况，从画面的整体情况、个体形象大小、颜色和色调、线条、特别被强调的部分等方面进行综合细致的分析，切不可机械简单地得出结论。

（三）与儿童家长的沟通

儿童的健康评估不仅需要儿童的参与，还需要家长的配合。在与家长沟通的过程中，应态度和蔼，语言温和，理解家长因子女患病而引起的焦虑心情，并给予适当的安慰。医者需要首先自我介绍，然后鼓励父母详细叙述病情经过，以及儿童以往的健康状况，耐心听取，不轻易打断，然后根据需要给予必要的提示和引导，以获得详尽、确切的资料。在交谈时，不要对家长的某些观念、价值观抱有成见和进行评价和批评，从而妨碍双方信任感的建立，也应避免以暗示的语气引导家长提供医者所希望的材料，而使资料失去真实性、可靠性。此外在沟通的过程中，应采用适当的沉默、倾听、观察，并配合尊重、移情等方法，充分理解家长，取得家长的配合，促进家长更好地支持推拿治疗和保健工作。

二、推拿中常见的患儿不良心理

婴幼儿脑结构及功能都在迅速发育，心理活动也随之产生，但无论其生理或是心理都很脆弱，如自控力和耐受性差、心理活动不稳定、心理改变过程带有很大的不随意性等。由于小儿推拿系医生通过不同的手法直接着力于患儿体表，在这一疗法中医生不恰当的情感表现、手法突然或过重的刺激、推治的时间过长等，都容易影响婴幼儿，使其产生一些不良的心理变化，常见的有以下几种：

畏怯心理多见于婴儿后期、幼儿前期。这段时期的婴幼儿一般与外界接触、与人交往有限，他们对亲人能愉快地接近，对父母有着明显的依念性。当一位陌生的医生长时间在患儿体表推、揉、拿、按时，容易使其失去安全感，产生畏怯心理。其表现多为躲避、哭闹、明显依附亲人。

忿怒心理多见于婴儿期。这段时期的患儿自控力和耐受性较差，且好动。推拿操作过程中，当手法施行于某个穴部时，患儿的身体被束缚，活动受限制，容易使其产生忿怒心理。其表现多为推治中逐渐出现躁动不安，甚至哭闹挣脱。

抵触心理多见于幼儿期。由于幼儿皮肤细嫩，病后应激性增强，推治中若手法过重或突然刺激，可使患儿感觉不适；同时，医生生硬的态度、凶狠的声调也往往使患儿产生反感。有一定思想活动的幼儿，对上述推治中的不适及生硬态度的反应，经常表现为有意识地使被推部位肌肉收缩，以示抵抗和不配合，形成抵触心理。

疑虑心理多见于学龄前儿童。此时患儿已经有了较复杂的心理活动，他们对疾病、治疗有了一定的认识，故在初次接受推拿时，由于对推拿疗法不甚了解，容易产生疑虑心理。担心推拿造成疼痛或损伤身体，表现为挑剔式的提问较多，如"推拿像打针那样痛吗？""推拿能治好病吗？"等。

三、患儿不良心理对推拿疗效的影响

（一）影响手法的方向

小儿推拿手法的方向与功能有着密切的内在联系，如五经：向指根方向直推为清，在螺纹面上旋推为补；七节：由上往下推能泻热通便，由下往上推可补虚止泻。需指出的是手法方向是以被推穴部为参照物，被推穴部相对静止为前提。当畏怯、忿怒等心理产生时，患儿表现出躲避、哭闹、躁动、挣脱，被推穴部就难以保持静止状态，推拿方向无疑将受其影响。如清补五经时，患儿手指不停地转动、屈曲，则清法难成直线，补法难成环形，从而影响手法方向的准确，最终降低疗效。

（二）影响手法的力度

力是手法的基础，力是穴部获得刺激的前提。小儿推拿力度要求的"轻巧"，是依据儿童的生理特点和承受力提出的，并非小儿推拿中的力不甚重要。当患儿产生抵触等心理时，被推部位肌肉收缩，从而影响力向深层组织渗透，如揉脐能直接作用肠道而调整消化功能，当腹肌收缩时，向深层组织肠道渗透的力必将削弱，最终也降低疗效。

（三）影响推拿手次

成人推拿重视推治时间，小儿推拿则强调推拿手次，不同穴部、手法、年龄、疾病，对手次的要求均有不同。手次如同药物的剂量，是使被推穴部获得治疗所需刺激量的前提。而推拿中患儿的哭闹、躁动、肌肉收缩等，一方面通过影响手法的方向、力度，使实际有效手次减少；另一方面患儿明显地不配合，将迫使推拿难以继续，造成推拿总手次不足。

四、消除推拿中患儿不良心理的措施

（一）在推拿操作中医生态度和蔼、语言亲切

像父母对待孩子那样，使患儿感到轻松、有依靠，重新获得心理上的安全感。对年小的婴儿可逗引或轻轻抚摸面颊、前额，这样能引起愉快，消除畏怯；对年龄稍大的患儿，应说明操作的目的、必要性及优点；对疑虑心重的患儿，可先让其观察其他患儿的推治，尽量满足他们被认识被尊重的心理需要，避免粗暴、强制，提高其内在适应程度，建立一个良好的信任关系。

（二）在推治中要注意求得患儿父母的配合

首先要告诫家长遇事要沉着，情绪变化不能轻易外露，对患儿姑息、怜悯或粗暴训斥，都可激起患儿急剧的心理变化，于治疗不利。对年龄稍大而不太配合的患儿，应注意通过父母去做解释和说明，往往收效良好。对年小婴儿，通过父母引导去观察周围事物、图案，不断分散其注意力，是推治能较长时间进行的一个重要条件。

（三）注意手法的规范、推治时间的适度

由于推拿疗法系医生用手直接着力患儿体表，注意手法的规范、推治时间的适度，不仅为推治本身所必须，也是避免各种不良心理产生的需要。在推治前最好先在患儿皮肤上轻轻抚摩，待适应后再行手法。手法一定要轻巧柔和，推拿中一次选穴不宜太多，时间不宜太长，换部位推时，可稍微休息，减少对患儿活动的限制，哭闹时不宜强行施术。

（四）推拿治疗室的布置

在可能的情况下，推拿治疗室的布置应注意适合儿童的心理，如多点色彩、图案，尽可能保持安静。

第三章　苗医小儿推拿的理论体系

第一节　中医脏象理论

一、脏腑概述

脏腑是内脏的总称。中医把人体的内脏、组织、器官都归于脏腑范畴。它包括五脏、六腑、奇恒之腑三类。五脏是指心、肝、脾、肺、肾；六腑是指胆、胃、大肠、小肠、膀胱、三焦；奇恒之腑是指脑、髓、骨、脉、胆、女子胞。此外，人体生理功能的运作，还需要更小的组织器官的协调，一般归纳为形体、官窍等。中医脏腑理论还包含了脏腑与形体官窍的联系探讨。

脏腑学说是研究人体脏腑的形态结构、物质基础、生理功能、生理特性、病理变化、相互关系，以及与外环境相互联系的系统理论，是中医理论体系的核心。古人称之为藏象理论。藏象之"藏"是指藏于体内的内脏；"象"，是征象，指脏腑功能活动的外在表现。所谓藏象即是指藏于体内的内脏及其表现于外的生理病理现象。所以脏腑学说是祖国医学重要的理论核心。中医脏腑学说的特点是以五脏为中心的整体观，认为人体是以心为主宰，五脏为中心，结合六腑、奇恒之腑，以气血津液为物质基础，通过经络联系形体官窍，而组成的一个有机整体。从而体现了人体的结构与功能、物质与代谢、局部与整体、人体与自然环境的统一。

由于脏腑在人体内的部位不同，形状各异，它们的生理功能也不相同，脏与腑都有着各自的功能特点。其分类及依据见表3-1。一般来说，五脏多为实质性脏器，他们的共同生理功能主要是化生、贮藏精气，以藏为主。而六腑则多为中空的官腔性脏器，它们的共同生理功能主要是受纳和传化水谷，并且有排泄糟粕的功能，以泻为主。《素问·五脏别论》说："五脏者，藏精气而不泻……六腑者，传化物而不藏。"这说明了五脏与六腑各自的生理功能和区别。奇恒之腑是特殊的腑，是指脑、髓、骨、脉、胆、女子胞六种组织器官。从外形看，它们多似"腑"，但其生理功能却类似"脏"，"藏精气而不泻"。

表 3-1　脏腑的分类表

分类	五脏	六腑	奇恒之腑
组成	心、肝、脾、肺、肾	胆、胃、大肠、小肠、膀胱、三焦	脑、髓、骨、脉、胆、女子胞
共同的功能—形态特点	化生和贮藏精气多为实体性器官	受盛与传化水谷多为空腔性器官	功能藏精气似脏形态多中空类腑
表里关系	里	表	除胆外，无表里之配

中医有许多脏腑与西医的脏器名称相同，但由于理论体系不同。两者的概念及其各自所包含的内容及生理特点也有很大的差别，临床上不可以将两者混淆。

西医脏器是一个解剖学的实体概念，而中医的脏腑虽然也有一定的解剖学内涵，但更主要的是对其生理病理学概念的综合描述。如西医的"脾"是指解剖学中的脾脏及其功能，而中医的"脾"却代表了人体大部分的消化器官，除了具有消化系统的大部分功能外，还兼有造血、统筹血液运行、免疫等多方面的生理功能。因此，中医的脾与西医的脾在概念和生理病理等方面有很大的差别。

中医的某一个脏腑功能常代表西医多个脏器的功能。如中医的"心"除具有西医解剖学中心脏的泵血功能外，还兼有西医神经系统大脑的部分功能，并与小肠、舌的生理功能有着密切的联系。所以，中医的脏腑与西医的脏器在功能上是不同的。

二、五脏之心的主要功能与系统联系

（一）心的主要生理功能

心位于胸腔之内，膈膜之上，两肺之间偏左；心形尖圆，中有空窍，有心包卫护于外。中医把心比作"君主之官"，强调了心是脏腑中最重要的器官，认为它统领全身脏腑的功能活动，使全身脏腑能协调工作，是人体生命活动的中心。其自身的主要生理功能有：主血脉和主神明。

（1）主血脉。主，有主持、管理之意；血指血液；脉指脉管，是人体血液运行的通道，被称为"血之府"。心主血脉是指心气推动血液在脉中运行，流注全身，发挥营养和滋润作用。心脏的正常搏动主要依赖于心气，心气充沛，才能维持正常的心力、心率和心律，血液在心气的推动下才能在脉内正常运行，营养全身。所以心气的盛衰和血脉的充盈变化可以从脉搏的变化上反映出来。若心气旺盛、血液充盈、脉道通利，则面色红润，舌色淡红，脉象节律一致、和缓有力的。

（2）主神明。又称心藏神。神明即神志，是指人的精神、意识、思维活动及其外在表现。从现代医学的观点来看，主要指人的大脑功能，是大脑对客观外界事物的反映。中医长期的临床实践和对正常人体的观察中，发现神志活动与心的功能密切相关，从而认为主管神志是心的主要生理功能。这一点，人们早在 2000 年前就已经认识到了。《灵枢·大惑论》说："心者，神之舍也。"究其原因，一般解释为：血液是神志活动的物质基础，心主血，故心又能主神志。当心血充盈时，则神志清楚、思维敏捷；若心血不足，则会因心神失养而出现头昏、失眠、健忘、心慌等症；若病邪犯心，可因心主神志的功能失常而出现昏迷、谵妄等症状。

（二）心的系统联系

（1）开窍于舌。心与舌有经络相通，心的气血上通于舌，故心与舌的关系密切。若心的功能正常，则舌体柔软红润，活动自如，并可辨知五味。反之，心的病变就可从舌象上反映出来，并依此指导诊断，如常见的舌体颜色改变，或者出现瘀斑、瘀点，舌体糜烂，运动失灵等。

（2）在体合脉，其华在面。脉是指血脉。心合脉，是指全身的血脉都属于心。华，是荣华，光彩之意。其华在面，是指心的生理功能是否正常，可以从面部的色泽变化显露出来。由于头部血脉极其丰富，所以心气旺盛，血脉充盈，面部红润有光泽。若心气血不足，则可见面色淡白、晦暗；心血瘀阻则面色青紫。

（3）在志为喜。是指心的生理功能与情志的"喜"有关。喜，是人对外界信息引起的良性反应，有益于心主血脉、心主神明功能，故《素问·举痛论》说："喜则气和志达，荣卫通利。"心在志为喜，指心的功能与情志活动的喜有关。心的功能正常，则情志安和，欢喜适度，心身康泰。但是喜乐过度，则又可使心神受伤。

（4）在液为汗。由于汗为津液所化生，血与津液又同出一源，《伤寒论》中就有"血汗同源"之说，而血又为心所主，这样就有了"汗为心之液"之称。心主神明，人在精神紧张或受惊时也会出汗，所以《素问·经脉别论》说："惊而夺精，汗出于心。"心在液为汗的说法，其最大的意义在于，在临床中需谨慎运用发汗法治疗血虚证。《伤寒论》中就曾告诫说："夺血者无汗。"

附：心包络

心包络，简称心包，或称膻中，是包裹在心脏外面的包膜。心在包络之中，由于心包络为心之外围，故具有保护心脏的作用。由于心包具有保护心脏的作用，故当邪气侵犯到心时，则心包当先受病，其临床表现主要是"心主神明"的功能异常：如高热引起的神昏谵语等症，称为"热入心包"。实际上，心包受邪所表现的病症与心时一致的，实质上是以主神明功能失常的表现，故在辨证和治疗上也大体相同。

三、五脏之肺的主要功能与系统联系

（一）肺的主要生理功能

肺位于胸腔，左右各一，上与气道相连，以喉为门户，在五脏六腑中居位最高，覆盖于其他脏腑之上，故有"华盖"之称。肺的经脉下络大肠，与大肠相为表里。中医学说认为肺是主持周身之气的重要器官，古人称肺为相府之官，以此来比喻肺在五脏系统中的作用和地位。

（1）主气、司呼吸。肺主气包括两个方面：一是指肺主呼吸之气，即由肺吸入自然界的清气，呼出体内的浊气，进行气体交换，故肺是体内外气体交换的场所；二是指肺主一身之气，这是因为肺不仅参与了人体宗气的生成，而且能调节人体全身之气。宗气是水谷精气与肺所吸入的清气结合而成，有营养和温煦人体，促进呼吸的作用，因此肺气充足与否对呼吸功能和全身组织器官的功能活动都有着重要影响。

（2）通调水道。肺主通调水道，是指肺的宣发和肃降对体内水液的输布、运行和排泄起着疏通和调节的作用。人体内的水液来源于水谷，经由脾胃等脏腑消化吸收后，上输于肺，通过肺的宣发将津液布散全身，部分津液经代谢后依靠卫气"司开合"的作用，从汗孔排出。而肺气肃降则使全身代谢后的水液则下输于肾与膀胱，经气化而成尿液，排出体外。

（3）朝百脉。肺朝百脉，就是全身的血液，都经由血脉上奉、汇聚于肺，通过肺的吸清呼浊进行气体交换，再将富含清气的血液通过血脉输送至全身。现在医学也认为：肺通过动、静脉与全身循环系统相连，空气进入肺后，在肺泡毛细血管的血液中进行气体交换，氧气从肺泡进入血液，二氧化碳从血液进入肺泡，肺的这种"吐故纳新"的过程也就是中医理论中肺朝百脉、肺司呼吸的过程。

肺朝百脉的要点是助心行血。助心行血的基础有二：结构基础是血液通过血脉而流经、汇聚于肺，亦同样通过血脉输送而出；功能基础是肺主气、司呼吸，司清浊之转化，从而维持血液富含清气并进一步敷布全身。如果肺气虚衰，气之清浊交换失调，则血中浊气多而清气少，且助心行血乏力，势必影响心主血脉功能，导致血行障碍而表现为胸闷、心悸、唇舌青紫等症状。

（二）肺的系统联系

（1）在体合皮，其华在毛。皮毛，包括皮肤、汗腺、毫毛等组织，为一身之表，具有防御外邪、分泌汗液、辅助呼吸、调节体温及感觉等功能。肺与皮毛的相合关系主要体现在两个方面：一是肺主气属卫，具有宣发卫气、输精津于皮毛，以温养和润泽皮毛等功能；二是皮毛与肺配合，协调肺的呼吸作用。肺的功能正常，则皮肤有光泽，毛发致密，抗病能力强。反之，肺气虚弱，宣发功能失职，卫气、精津布散障碍，则肌肤憔悴、皮毛不泽、抗病能力差。

（2）在窍为鼻。鼻与喉相通而下联于肺，肺司呼吸，鼻为呼吸道的最上端，鼻孔与喉是清浊之气出入的通道，故有"鼻为肺窍"。鼻的通气、嗅觉功能，喉的发音等都受肺气的影响，若肺的功能正常则鼻的通气功能好，嗅觉灵敏，喉的发音响亮而清晰。

（3）在液为涕。涕，是鼻黏膜的分泌液，为肺津所化、肺气所宣，有清洁润泽鼻窍，保证鼻窍行使正常嗅觉和通气的功能。肺的功能正常，鼻涕润泽鼻窍而不外流。若寒邪犯肺，则鼻流清涕；热邪犯肺，则鼻流黄涕；燥邪犯肺，则鼻窍干燥。

（4）在志为悲（忧）。悲忧这类情志变化与肺的功能活动密切相关，同属肺志。它对人体的主要影响是耗伤肺气，若悲忧过度，可出现呼吸气短等肺气不足的现象。反之，肺的功能不足，机体对外界非良性刺激的耐受力下降，容易出现悲忧的情绪表现。

四、五脏之脾的主要功能与系统联系

（一）脾的主要生理功能

脾位于中焦，腹腔上部，在膈之下。对脾的形态描述有："脾重二斤三两，扁广三寸，长五寸"（《难经·四十二难》）、"扁似马蹄"（《医学入门》），均指结构之脾；"其色如马肝紫赤，其形如刀镰"（《医贯》）、"形如犬舌，状如鸡冠"（《医纲总枢》），则是指胰脏。中医"脾"的结构基础是西医解剖学中的脾和胰，但其生理病理内容广泛，已超出西医学脾和胰的范围。脾是消化、吸收与输送营养、水液供人体生理需求的主要器官。脾与胃共为"后天之本"。脾位于中焦，其经脉络于胃，与胃相表里。

（1）主运化。脾主运化是指脾具有把水谷化为精微及津液并转输至全身的生理功能。因此脾主运化包括运化水谷和运化水液两个方面。一方面，饮食物经胃初步消化，由脾再进一步消化并吸收其营养物质，转输到心、肺，通过经脉运送至全身，供人体生理活动的需要。另一方面，水液部分亦由脾吸收、转输，在肺、肾、膀胱等脏器的共同协作下，保持人体水液代谢平衡。若脾主运化功能减退，称为"脾失健运"，则可出现纳呆、食后腹胀、便溏等饮食物消化吸收障碍的症状。日久，因气血生化乏源，则全身气血不足，可见面色无华、形体消瘦、神疲倦怠、气短乏力等。故有脾胃为"气血生化之源""后天之本"之说。该理论在防治疾病和养生等方面有着重要意义。

（2）主升。脾气主升包括升清和升举两方面作用。"升清"，是指脾主运化，将消化吸收的水谷精微从中焦向上输送至心肺、头目，营养机体上部组织器官，并通过心肺的作用化生气血，以营养全身。若脾气虚弱，不能升清，则头目清窍失养，可见头晕目眩、神疲乏力。而"升举"则是指脾气升托内脏，具有维系人体内脏位置的相对恒定，防止内脏下垂的作用。若脾气亏虚，升举乏力，则可见脱肛、胃下垂、肝下垂、肾下垂及妇女子宫下垂等内脏下垂病证。

（3）主统血。统，有统摄、管控的意思。脾主统血，是指脾有统摄血液在脉中运行而不致逸出脉外的功能，其实质是脾气对血液的固摄作用。由于脾主运化，为气血生化之源，气足则自能摄血。生理状态下，脾气健旺，则统血功能正常，血液循行于血脉之内不致外逸。若脾气虚衰，不能化生气血，气虚不足以摄血，血液就会逸出脉外而引起各种出血，如便血、尿血、崩漏等，称为脾不统血。

（二）脾的系统联系

（1）在体合肌肉，主四肢。所谓脾在体合肌肉、主四肢，是指脾具有运化水谷精微，充养肌肉和四肢的功能。若脾气虚弱，运化失常，则四肢无力，甚至肌肉萎缩。

（2）在窍为口，其华在唇。口腔有进饮食、辨五味、泌涎液、助消化、嚼食物等功能。口为消化道的最上端，食欲口味等与脾的运化功能强健与否密切相关。脾气健旺，则食欲旺，津液得以上承，可泌涎液以助消化。

脾其华在唇，唇由肌肉组成，赖脾化生气血以养，故脾的功能正常与否可通过口唇的色泽形态变化反映出来。脾气健运，气血化生充足，则口唇红润光泽；脾失健运，精微不足，气血不充，则口唇淡白无泽。

（3）在液为涎。涎为唾液中较清稀的部分。具有润泽口腔、保护口腔、润软食物、便于吞咽和助消化功能。脾的经脉连舌本散舌下，脾气健旺，则脾精化津上溢于口而为涎。

（4）在志为思。思之义有二：一是人们认识事物考虑问题的一种思维活动。二是情感五志之一，与喜、怒、忧、恐并举。脾在志为思，一与脾之运化可为思虑活动提供充足的水谷精微作为物质基础有关；二因思虑过度通常影响脾主运化的功能，表现为不思饮食、脘腹胀闷，甚至日久气血生化乏源，可见面色萎黄、头目眩晕、健忘等症。

五、五脏之肝的主要功能与系统联系

（一）肝的主要生理功能

肝位于腹腔，右胁内，其色紫赤。《十四经发挥》指出："肝之为藏，左三叶，右四叶……其治在左。其脏在右胁右肾之前，并胃着脊之第九椎"。因此从解剖形态认识来看，与现代医学是一致的。

（1）主疏泄。肝主疏泄是指肝对人体之气具有疏通发泄、通达调畅的作用，具体体现在以下几个方面：①调畅气机：肝对人体之气的疏通发泄，可促使气的运行通而不滞，散而不郁。肝的疏泄功能正常，则气机调达舒畅。肝的疏泄功能异常，主要有两方面的病理变化：一是肝的疏泄不及，气机郁滞，临床上常出现胸胁、少腹、两乳等局部的胀痛；二是肝的疏泄太过，导致肝气上逆，临床上主要表现为头目胀痛、面红目赤等症。调畅气机是肝疏泄的最基本功能，其余功能均由此派生。② 维持津血运行：人体的气血相依相随，运行不息，气行则血行。肝主疏泄功能正常，则气机调畅，气血通达，经脉通利，脏腑功能和谐。若疏泄不及，肝气郁结，影响血液的运行，血液瘀滞，常表现为胸胁刺痛，或癥积；若疏泄太过，升发亢奋，则肝气上逆，血随气涌，除头目胀痛、面红目赤外，还可见吐血、呕血等症。③ 调畅情志：人的情志活动以五脏精气和功能活动为基础，而五脏的精气和功能活动又依赖于气机的调畅。肝主疏泄，可调畅气机，故情志活动与肝的疏泄功能密切相关。肝的疏泄功能正常，则精神愉快、情志舒畅。若肝的疏泄功能失常，一可因肝疏泄不及，肝气郁结，而引起情志之郁，出现心情抑郁、闷闷不乐、善太息等症；二可因肝疏泄太过，肝气上逆，引起情志活动的亢奋，而表现为急躁易怒、失眠多梦等症。④ 促进消化吸收：中医脏腑理论认为，消化功能主要归脾胃管辖。脾胃运化功能的正常，取决于脾的升清和胃的降浊，中医学以脾升胃降来概括机体的消化运动。肝主疏泄，调畅气机，以升为用，是脾升胃降正常发挥的前提。此外肝的疏泄功能尚有助于胆汁的分泌和排泄，而胆汁具有促进消化的作用。⑤ 促进男子排精与女子排卵行经：男子精液的正常排泄，有赖于肝肾两脏功能的协调作用。肝的疏泄功能正常，则气机调畅，男子精液排泄有度；对于女子而言，气机调畅则任脉通，太冲脉盛，从而促进女子的月经来潮和排卵，孕育分娩顺利。若肝失疏泄，肝气郁结，则可出现男子排精不畅或会阴胀痛不适、不育，妇女月经紊乱，或经行不畅，甚或痛经、闭经、不孕等症。

（2）主藏血。肝藏血是指肝具有贮藏血液、调节血量和防止出血的功能。人体各部分的血液常随着不同的生理状态而调节以适应人体生命活动的需要。当人在休息或睡眠时，机体的血液需求量少，多余的血液回流并藏与肝脏；当劳动或工作时，机体的血液需求量增加，肝脏就调动贮藏的血液，供机体活动的需要。这充分说明了肝脏对人体血液有着重要的储藏和调节作用。

肝藏血的另一个含义是肝可以维持血液的正常流动，不使其溢出脉外，即有防止出血的功能。若肝不藏血，则常因肝气、肝阳上亢，迫血妄行，使血不能内收回藏而致，可见吐血、呕血、咯血、崩漏，以及其他出血病症。

（二）肝的系统联系

（1）在体合筋，其华在爪。筋，包括肌腱、韧带和筋膜，其附于骨而聚于关节，除连接和约束骨节外，尚有协调运动、保护内脏等功能。在五脏当中，筋和肝的关系最为密切。《素问·痿论》说："肝主身之筋膜。"筋与肝的关系主要体现为肝血对筋的濡养，只有肝血充足，才能使筋膜得到充分的濡养，使其维持正常的运动功能。若年老体衰，肝血不足，筋失所养，易导致筋膜不健、肢体麻木、痉挛、萎缩、动作迟缓等症。

爪，即爪甲，是筋之延续，故称"爪为筋之余"。肝其华在爪，是指肝血濡养爪甲，其盛衰可从爪甲色泽的荣枯反映出来。肝血充足，则爪甲坚韧明亮、红润光泽。若肝血不足，则爪甲软薄、枯而色夭，甚至变形脆裂。

（2）在窍为目。目为肝之窍，即五脏之中，肝与目的关系最为密切。结构上，肝的经脉联系于目；生理上，肝藏血，目赖肝血濡养方能发挥视觉功能。在病理情况下，肝病往往反映于目。如肝血不足，不能濡养于目，则两目干涩、视物模糊；肝经风热，循经入目，则目赤痒痛。

（3）在液为泪。肝开窍于目，泪自目出，为肝血所化生，受肝气控制，具有濡润、清洁和保护眼睛的功能。肝血充足，肝气调和，则目有所养，泪液分泌正常。若肝血不足，则泪液分泌减少，可出现两目干涩；肝经湿热，则目眵增多。

（4）在志为怒。怒，是人在气愤不平、情绪激动时的情感变化，是人体精神情志活动之一，主要以肝之气血为基础，与肝的疏泄、升发密切相关。当肝血充足，或肝气升发太过，则稍遇刺激，即急躁易怒。而大怒、多怒也易伤肝，以致肝气上逆，血随气升，表现为头目胀痛、面红目赤，甚至吐血、呕血，气厥昏迷等症。

六、五脏之肾的主要功能与系统联系

（一）肾的主要生理功能

肾位于腰部，脊柱两旁，左右各一。《素问·脉要精微伦》说："腰者，肾之府也。"《医贯·内经十二官论》谓："肾有二，精所舍也。生于脊膂十四椎下，两旁各一寸五分，形如豇豆，相并而曲附于脊。"从解剖角度来看，这与现代医学的"肾"基本是一致的。而从生理功能的方面认识，中西医二者不尽相同，中医理论认为：肾失促进人体生长发育、生殖以及维持人体水液代谢平衡的重要脏器。

（1）肾藏精。肾藏精是指肾具有封藏和贮存人体精气的作用。精，就其来源，可有先、后天之分。先天之精禀受于父母，与生俱来，是构成人体胚胎的原始物质，是生命产生的本源。出生后，先天之精仍在个体生长发育过程中起着促进与调控作用，也作用于个体生殖之精，而起相传作用。后天之精是维持人体生长发育及生命活动的物质基础，来源于出生后从脾胃化生的水谷之精，水谷之精转输至脏腑为脏腑之精，各脏腑之精可化生脏腑气血以为用，其剩余部分则输送到肾，以充养先天之精。

先、后天之精的来源及作用特点虽有差别，但二者相互依存、相互为用。先天之精有赖于后天之精的不断培养和充养，而后天之精又需先天之精的资助，才能不断化生。肾所藏之精具有以下作用：

第一，促进机体的生长发育和生殖。肾中精气的盛衰是机体生、长、壮、老、已的根本。人进入青春期，随着肾中精气充盈到一定程度时，便产生了一种促进和维持生殖功能的精微物质——天癸。这时，女子开始月经初潮，男子出现遗精的生理现象，说明性器官已经成熟，具备了生殖功能；青壮年期，由于肾中精气旺盛，不断产生天癸，故能维持正常的生殖功能；由中年进入老年，肾中精气渐衰，天癸的生成随之而减，甚至衰竭，生殖器官逐渐萎缩以致丧失了生殖能力。

第二，调节全身功能活动。肾中精气，是机体生命活动之本，对机体各方面的生理活动均起着极其重要的作用。为了在理论和实践上全面阐明肾中精气的生理效应，用阴阳的属性将肾中精气概括为肾阴阳两个方面。肾阴又叫"元阴""真阴"等，它是人体阴液的根本，对各脏腑组织起着濡润、滋养的作用。肾阳又叫"元阳""真阳""命门之火"等，是人体阳气的根本，对各脏腑组织起着温煦、推动的作用。肾阴与肾阳在人体内互为消长，保持着动态平衡，对维持人体阴阳相对平衡起着重要作用。肾阴不足，虚火内生，可见五心烦热、潮热盗汗、男子遗精、女子梦交等症；肾阳不足，温煦和推动功能衰减，则可出现精神疲惫、腰膝冷痛、形寒肢冷、小便不利、男子阳痿早泄、女子宫冷不孕等症。

由于肾中精气是人体生命活动的原动力，各脏阴阳之根本，所以当肾阴肾阳失调，出现偏盛偏衰时，就会导致其他各脏的阴阳失调。如肾阴虚不能濡养肝阴，则导致肝肾阴虚而肝阳上亢；肾阴虚不能上济于心，可导致心肾阴虚而心火上炎；肾阴虚不能濡养肺阴，则导致肺肾阴虚而燥热内生；肾阳虚不能温煦脾阳，可导致肾阳虚而内生寒湿或水湿泛溢；肾阳虚不能温煦心阳，可导致心肾阳虚而胸阳不振等等。反之，其他脏腑的阴阳亏损，日久也必累及肾脏，耗损肾中精气，导致肾阴或肾阳的不足，故有"久病及肾"之说。

（2）主水液。肾主水液，是指肾中阳气的汽化作用对人体津液代谢起着主持和调节的作用。人体的水液代谢，包括水液的生成、输布和排泄，是由多个脏腑参与的复杂过程，其中肾阳的功能最为重要，其作用主要体现在三个方面：一是能温煦和推动参与水液代谢的肺、脾、三焦、膀胱等内脏，以使各自发挥正常的生理功能；二是蒸腾汽化被脏腑组织利用后归于肾的水液，升清降浊。即将水液中的尚可用的部分（浊中之清）蒸腾汽化，再重新利用，而代谢后所产生的废液（浊中之浊）则向下输注膀胱；三是控制膀胱的开合，排除尿液，维持机体水液代谢的平衡。若肾阳不足，蒸腾汽化无力，开合失调，造成全身水液代谢的异常，可出现尿少、尿闭、水肿或见小便清长、尿量明显增多等。医疗实践中，经常可以看到有些病人目眶黝黑，或颜面浮肿，这往往与肾主水的功能失调有关。

（3）主纳气。肾主纳气，是指肾具有摄纳肺所吸入的清气，以保持呼吸深度，协助肺完成呼吸的功能。呼吸主要是肺的功能，由肺所主，但肺又必须依赖肾的摄纳作用协助，才能保证气的有效吸入，促进体内外气体的交换，完成整个呼吸过程。肾纳气的功能，实质上是肾封藏特性在呼吸运动中的体现。肾中精气充沛，则摄纳有力，表现为呼吸均匀平稳，和调通畅而有深度。若肾中精气不足，摄纳无力，难以助肺维持吸气深度，就会出现呼吸浅表，或呼多吸少、动则气喘等病理表现，称为"肾不纳气"。

（二）肾的系统联系

（1）在体合骨，生髓，其华在发。肾主骨生髓的生理机能，实际上是肾精及肾气促进机体生长发育功能的具体体现。肾藏精，精生髓，髓居于骨中称骨髓，骨的生长发育，有赖于骨髓的充盈及其所提供的营养。只有肾精充足，骨髓化生有源，骨骼得到髓的滋养，才能坚固有力；若肾精不足，骨髓生化无源，不能营养骨骼，变会出现小儿囟门迟闭，骨软无力，以及老年人骨质脆弱，易于骨折等。

髓分骨髓、脊髓和脑髓，皆由肾精化生。肾精的盛衰，不仅影响骨骼的发育，而且也影响脊髓及脑髓的充盈。脊髓上通于脑，脑由髓聚而成，故《灵枢·海论》说："脑为髓之海。"因此，肾精充足，髓海得养，脑发育健全，则思维敏捷，精力充沛；反之，肾精不足，髓海空虚，脑失所养，则见脑转耳鸣，目无所见，疲乏无力。

齿与骨同出一源，亦由肾精充养，故称"齿为骨之余"。牙齿松动、脱落及小儿齿迟等，多与肾精不足有关。

发的生长，依赖精血的滋养。肾藏精，精化血，精血充足，则发黑而润泽。由于发的生长和色泽反映了肾中精气的盛衰，故称发为肾之外候，又称肾"其华在发"。若肾中精气不足，则头发早白，或枯萎、易脱落。

（2）在窍为耳及二阴。耳为听觉器官，耳的听觉功能依赖于肾中精气的充养。肾中精气充盛，髓海满盈，则听觉灵敏，故称肾开窍于耳。若肾中精气不足，髓海空虚，耳失所养，则可出现耳鸣、听力减退，甚至耳聋等症。

（3）在志为恐。恐，是一种恐惧、害怕的情绪活动，与肾关系密切。恐的情志活动主要以肾中精气为物质基础。肾精充足，蛰藏有度，则人体在接受外界相应刺激时，一般表现为恐而不过，有所节制；倘若肾中精气不足，蛰藏失司，则往往稍有刺激，即易出现畏惧、惶恐不安等表现。

（4）在液为唾。唾为口津，是唾液中较为稠厚的部分。唾出于舌下，乃肾精所化，能滋润口腔，湿润水谷以利吞咽并助消化。由于唾为肾精所化，故在中医导引吐纳功法中，常主张舌抵上腭，待口中津满，而后徐徐咽下，有滋养肾中精气的作用。

七、六腑的主要功能

（一）胆的主要生理功能

胆位于右胁下，附于肝之短叶间，胆与肝直接相连，为六腑之一，又属奇恒之腑。肝和胆有经脉相互络属而为表里。

（1）贮藏和排泄胆汁。胆汁由肝之精气化生后，汇集于胆，由胆贮存。贮存于胆的胆汁，在肝气的疏泄作用下，适时适量地注入肠中，以促进水谷的消化和吸收。若肝胆功能失常，胆汁分泌排泄受阻，就会影响水谷消化吸收，而出现胁下胀满疼痛、厌食油腻、腹胀、腹泻等症状；若湿热蕴结肝胆，以致肝失疏泄，胆汁外溢，浸渍肌肤，则发为黄疸，出现目黄、身黄、小便黄等症状。

（2）主决断。是指胆在精神意识思维活动中，具有判断事物、做出决断的作用。胆的这一功能对于防御和消除某些精神刺激所致的不良影响，维持精气血津液的正常运行和代谢，确保脏腑之间的功能协调，具有一定作用。胆气充足，表现为遇事判断准确，勇敢果断，若胆气虚弱，则遇事胆小怯懦，优柔寡断，或遇剧烈刺激，则魂魄不宁、惊骇失眠。

由于胆属中空有腔的囊状器官，形态结构与其他五脏相同，功能为排泄胆汁，助水谷之消化吸收，故为六腑；但因其不与水谷相接触，且内盛之胆汁，又称精汁，有"中精之腑""清净之腑"或"中清之腑"之称，功能又类于五脏而别于其他五脏，故又称奇恒之腑。

（二）胃的主要生理功能

胃居膈下，上连食管，下通小肠。胃体称为胃脘，分为上、中、下三部，分别称为上脘、中脘、下脘。脾与胃通过经脉相互络属，互为表里。

（1）受纳和腐熟水谷。受纳，即接受、容纳之意；腐熟，即食物经过胃的初步消化，形成食糜之意。饮食经口、食道，容纳于胃，故称胃为"水谷之海"。胃将食物进行初步消化，即受纳和腐熟水谷的功能，胃的受纳和腐熟水谷依靠的是"胃气"作用，胃气和降，才能消化食物，食物经小肠"分清泌浊"，清者被进一步消化吸收，浊者下移大肠，变为粪便排出体外。吸收的精微物质由脾运化以营养全身，因此，人体后天营养的充足与否取决于脾胃的共同作用，故称脾胃为"后天之本"。如果胃的受纳和腐熟水谷的功能失常，可出现胃脘胀痛、纳呆厌食、嗳腐吞酸或多食善饥等症。

（2）主通降。主通降是指胃气宜保持通畅下降的运动趋势。饮食经胃腐熟之后，必须下传小肠，进一步消化吸收。胃气的通降，还延续到小肠将食物残渣下传到大肠及大肠传化糟粕。胃主受纳和主通降相互关联。通降正常，可以促进胃肠之间的虚实更替，为胃的再一次受纳做好准备。故胃以降为和。临床胃病之治，常以降胃、和胃为法。

（三）小肠的主要生理功能

小肠位于腹中，包括十二指肠、空肠和回肠，上端接幽门与胃脘相通；下连阑门与大肠相通。心与小肠有经脉相互络属，互为表里。

（1）受盛化物。包括受盛和化物两个方面：小肠接受由胃腑下传的食糜，即受盛作用；食糜在小肠内停留一段时间，由脾气与小肠的共同作用对其进一步消化，使之化为精微的功能，即为化物作用。小肠受盛化物功能失调，就会导致消化吸收障碍，表现为腹胀、腹泻、便溏等。

（2）泌别清浊。是指小肠对食糜进一步消化，分别为清、浊两部分。清者，即水谷精微和津液，由小肠吸收，经脾气的转输作用输布全身；浊者，即食物残渣和部分水液，经胃和小肠的作用通过阑门传送到大肠。小肠功能正常，则可将水谷精微吸收，将食物残渣传送至大肠，水液和糟粕各走其道而二便正常。若小肠泌别清浊功能失常，清浊不分，水液并于糟粕，就会导致泄泻。临床上治疗泄泻采用"利小便所以实大便"的方法，其意在于让清、浊各走其道，恢复小肠的分清别浊的功能。

（3）小肠主液。小肠在吸收水谷精微的同时，还吸收了津液中富有营养的部分，由脾气转输全身，以滋养脏腑形体官窍；而多余的水分则成为尿液的来源之一。由于小肠参与了人体的水液代谢，故有"小肠主液"之说。

（四）大肠的主要生理功能

大肠居腹中，包括结肠和直肠，其上口在阑门处上接小肠，其下端连肛门。肺与大肠有经脉相互络属，互为表里。

饮食物的残渣由小肠下注于大肠，经大肠吸收其中剩余的水液，也称"大肠主津"。通过大肠吸收水液，燥化糟粕形成粪便，最后经肛门排出体外。大肠是传导糟粕的通道，又有吸收水液使糟粕变化成形的作用。《素问·灵兰秘典论》说："大肠者，传导之官，变化出焉。"如果大肠传导功能失常，不能吸收水液，则会出现大便溏泻、肠鸣等症；大肠津亏，可见大便秘结。

（五）膀胱的主要生理功能

膀胱位于小腹中央，为储尿的器官。膀胱与肾直接相通，两者又有经脉相互络属，故为表里。膀胱的主要生理功能是：储存尿液和排泄尿液。尿是人体水液代谢的产物，为津液所化，在肾的气化作用下生成尿液，下输膀胱，而排出体外。因此，尿液的形成和排泄需经过肾和膀胱的气化作用而完成。若肾或膀胱发生病变，气化不利，储尿、排尿功能障碍,可见尿频、尿急、尿痛，或小便不利、尿少、尿闭，或尿失禁、遗尿等症。

（六）三焦的主要生理功能

三焦是上焦、中焦、下焦的合称，为六腑之一。三焦是一个具有综合功能的器官，是分布于腹腔的一个大腑，体内唯它最大，又与五脏无表里配合关系，故有"孤腑"之称。

（1）通行诸气。《难经·六十六难》说："三焦者，原气之别使也。"元气是人体生命活动的原动力，由藏于肾中的先天之精所化生，通过三焦而布散全身，激发和推动各脏腑组织的功能活动。三焦正常，则气道通畅，气机通利，脏腑功能正常，气化运动正常。反之，三焦失常，气道壅滞，则必致气滞胀满。所以说三焦有主持诸气，总司全身气机和气化的功能。

（2）运行水液。三焦具有疏通水道、运行水液的功能。人体的水液代谢是由肺、脾、肾以及胃、小肠、膀胱等脏腑共同协作完成的，但必须以三焦为通道，水液才能正常地升降出入。三焦运行水液的功能与三焦通行元气的功能密切相关，水液的运行依赖气的升降出入，气行则水行。如果三焦水道不够通利，则可造成水液输布代谢紊乱，而出现病理变化。

（七）三焦的部位划分及功能特点

（1）上焦。指膈以上的部位，包括心、肺和头面部。其生理功能主要是宣发卫气、布散水谷精微与津液，以营养肌肤、毛发及全身脏腑组织，如雾露之溉，故称"上焦如雾"。

（2）中焦。指横膈至脐之间的部位。脏腑主要包括脾、胃、肝、胆等。中焦的主要生理功能是消化、吸收、输布水谷精微和化生气血。《灵枢·营卫生会》所说的"中焦如沤"形象地概括了中焦脾胃等的腐熟、化物作用，如酿酒时谷物的发酵腐熟。

（3）下焦。指脐以下的部位。主要包括大肠、小肠、肾和膀胱等。其主要功能是调节水液运行、排泄粪便和尿液，有如水浊不断向下疏通、向外排泄一样，故称"下焦如渎"。

四、奇恒之腑的主要功能

奇恒之腑是脑、髓、骨、脉、胆、女子胞的合称。由于形态多中空有腔而似腑，而功能则主要贮藏精气而类脏，又不与饮食物直接接触，除胆以外与五脏均无表里配合，似脏非脏，似腑非腑，故称奇恒之腑。髓、骨、脉、胆前已论述，此处仅介绍脑与女子胞。

（一）脑的主要生理功能

脑居颅内与脊髓相通，由髓汇集而成，故《灵枢·海论》说："脑为髓之海。"脑的主要生理功能有以下几点：

（1）主宰生命活动。脑系生命活动的中枢，统率人体的一切生命活动，诸如心脏的搏动、肺的呼吸、脾胃的消化以及二便的排泄等生理活动，均由脑所主宰和调节。

（2）主司精神活动。《医林改错》中指出："灵机记性不在心而在脑。"说明中医学已认识到脑具有主司人体精神活动的功能。精髓充则脑得所养，而表现为精神饱满、思维敏捷、记忆力强、语言清晰、情志调和。若精髓亏虚，脑海不足，或邪扰于脑，则可出现精神意识、思维活动及情志方面的异常。

（3）主持感觉运动。眼、耳、口、鼻、舌等感官，皆位于头面，与脑相通。脑的功能正常，则感觉敏锐、耳聪目明、嗅觉灵敏、语言流畅而达意、肢体运动自如。脑功能失常，则可出现感觉迟钝、视物不明、听觉失聪、嗅觉不灵、语言艰涩、懈怠而卧、运动障碍等症。

（二）女子胞的主要生理功能

女子胞，又称胞宫、胞脏、子宫、子脏，位于小腹部，在膀胱之后，直肠之前，下口与阴道相连，是女性的内生殖器官。

（1）主持月经。女子胞为女子月经发生的器官。女子在 14 岁左右，随着肾中精气的渐盛，产生了天癸，生殖器官由是发育成熟，气血充盈，冲、任二脉通盛，女子胞就会发生周期性出血，每月一次，称作"月经"或"月事"等。月经按时来潮，说明具备了生殖能力。这种生理状态一直持续到绝经。

（2）孕育胎儿。女子在其受孕后，女子胞即成为孕育胎儿的场所，此时月经停止来潮，大量气血注入冲任，到达胞宫以养胎，促进胎儿发育直至分娩。

五、脏腑之间的关系

人体是一个统一的有机整体，它是由脏腑、经络等许多组织器官所构成。各脏腑、组织、器官的功能活动不是孤立的，而是整体活动的一个组成部分。它们不仅在生理上互相联系、互相依赖、互相制约，还以经络为联系通道，在各脏腑之间相互传递各种信息，在气血津液环周于全身的情况下，形成了一个非常协调和统一的整体。在病理上，也按着一定规律相互转变、相互影响。

（一）脏与脏之间的联系

心、肝、脾、肺、肾五脏，不仅有各自的生理功能和相应的病理变化，彼此之间还存在着复杂的生理联系和病理影响。这里以各脏的生理功能及特性为依据，着重阐述脏与脏之间的功能联系与调节机制。

（1）心与肺。心肺同居上焦，心主血而肺主气。心与肺的关系，主要体现为气和血之间的互根互用关系，即心主行血和肺主气司呼吸之间的协同调节关系。

心主一身之血，肺主一身之气，又朝百脉，两者相互协调，保证气血的正常运行。血液的正常运行，以心气的推动为主要动力，亦有赖于肺气的辅助。而心的功能正常，血行通利，又是肺主气司呼吸的重要保证。若肺气虚弱，宗气生成不足，行血无力，或邪犯而致肺气壅滞，均可影响心的行血功能，使血行受阻，出现胸闷、心悸、面唇青紫、舌质紫黯等瘀血症状；若心气不足，心阳不振，致使血行不畅，瘀阻心脉，也可影响肺的呼吸功能，出现咳嗽、气喘、胸闷等症。

（2）心与脾。心与脾的关系主要反映在血液的生成和运行方面。在血液的生成方面，脾为气血生化之源，脾气健旺则血液化源充足，可保证心血充盈。心为阳脏，心阳温脾以维持其正常的运化功能，脾化生的水谷精微则通过其转输升清作用，上输于心肺，贯注于心脉并受心阳温煦而化赤为血。病理上，若脾失健运，化源不足，可导致血虚而心失所养；而劳神太过，既耗心血，又伤脾气，均可形成心脾两虚。表现为心悸、失眠、多梦、腹胀、食少、体倦乏力、精神萎靡、面色无华等症，治疗以补养心脾为法。

在血液运行方面，血液在脉中正常运行主要靠心气的推动以维持通畅而不迟缓，又赖脾气的统摄以使血行脉中而不外逸。心主行血与脾主统血的协调，是血液正常运行的重要条件。若心气不足，行血无力，或脾气虚损，统摄无权，均可导致血行失常的病理状态，或见气虚推动无力所致的血瘀，或见气虚统摄失职的出血。

（3）心与肝。心与肝的协同关系主要表现在血液运行及精神情志调节两个方面。血液运行方面，心主血，是一身血液运行的枢纽；肝藏血，是储藏和调节血液的重要脏器。两者相互配合，共同维持血液的运行。故王冰注《黄帝内经素问》说："肝藏血，心行之。"

在神志活动方面，心主神志，肝主疏泄，人的精神、意识和思维活动，虽然主要由心主宰，但与肝的疏泄功能亦密切相关。血液是神志活动的基础。心血充足，肝有所藏，肝之疏泄正常，气机调畅，气血平和，精神愉快。肝血旺盛，心血亦能充盛，心得血养，神志活动正常。

在病理上，心肝的病变常相互影响。一是心血不足与肝血亏虚互为因果的心肝血虚，表现为面白无华、头晕目眩、心悸、失眠、多梦、恍惚、健忘、目涩、手足麻木、妇女月经量少等症；二是心神不宁与肝失疏泄相互影响而出现的心肝火旺或心肝阴虚，常表现为心烦失眠、急躁易怒。

（4）心与肾。心与肾的关系主要表现在心肾水火、阴阳的动态平衡及精、神互用两个方面。在心神既济方面，心位居于上，属阳，主火，其性主动；肾位居于下，属阴，主水，其性主静。心火必须下降于肾，与肾阳共同温煦肾阴，使肾水不寒。肾水必须上济于心，与心阴共同涵养心阳，使心火不亢。心肾之间这种相互依存、相互制约的关系，称之为"心肾相交"，亦称"水火既济"。

在精、神互用方面，心藏神，为人体生命活动的主宰，神全可以驭精。肾藏精，肾精可以化气生神，积精可以养神；心神主宰人体的生命活动，神旺可以御精。若肾精亏虚，不能化气生神，或神衰不能御精，则可出现精神不振、头昏、耳鸣、健忘、失眠、多梦、遗精、滑精等心肾失调病证。

（5）肺与脾。肺与脾的关系，主要表现在气的生成、津液代谢中的协调配合。气的生成方面，肺主呼吸，吸入自然界的清气；脾主运化，化生水谷精气。清气和水谷精气是生成人体之气（尤其是宗气）的主要物质。肺脾两脏协同作用，才能保证气的正常生成与输布。故有"肺为主气之枢，脾为生气之源"之说。在病理上，脾气虚弱，生气不足，常导致肺气虚（母病及子）；或肺虚日久，影响脾的运化（子病及母），终致肺脾两虚，临床常表现出体倦乏力、食少、腹胀、便溏、咳嗽、气喘、少气懒言等症状。

水液代谢方面，脾主运化，参与津液的生成与输布，其输津于肺，是肺通调水道的前提；肺气宣发肃降，把津液布散周身，并影响着汗液的排泄和尿液的生成，亦有助于脾运化水液的功能。肺脾两脏协调配合，是保证津液正常输布与排泄的重要环节。病理情况下，如脾气虚弱，水湿不运，聚成痰饮而犯肺，可影响肺的宣降功能，故有"脾为生痰之源，肺为贮痰之器"之说。而肺气虚弱，宣降失常，水液输布不利，困阻脾气，又可影响脾的运化而致肺脾通病。

（6）肺与肝。肺与肝的关系主要表现在气机的升降调节上。肺主一身之气，调节气机；肝主疏泄，使气机调畅，两脏都与气机运行密切相关。但肺主肃降，其气以降为顺；肝主升发，其气以升为宜。肝升肺降，相反相成，使人体的气机升降有序协调。

在病理情况下，肝肺气机的升降失调常相互影响。如肝火上炎灼肺，出现面红目赤、急躁易怒、咳嗽、胸胁灼痛、咯血等症，称"肝火犯肺"，又称"木火刑金"；反之燥热伤肺，肺失清肃，可使气机失常而致肝失疏泄，常在咳嗽的同时，出现口苦、面红目赤、易怒、胁肋胀痛等肺病及肝的症状。

（7）肺与肾。肺与肾的关系主要表现在水液代谢、呼吸运动的协同和阴液互资三方面。呼吸运动方面，肺主气司呼吸，肾主纳气。人体的呼吸运动虽然由肺所主，但需要肾的纳气作用来协调。只有肾气充盛，吸入之气才能经过肺的肃降，而下纳于肾。肺肾相互配合，共同完成呼吸的生理活动。所以说"肺为气之主，肾为气之根"。

水液代谢方面，肾为主水之脏，肺为"水之上源"，肺的宣发肃降和通调水道，有赖于肾的蒸腾汽化。反之，肾的主水功能，亦有赖于肺的宣发肃降和通调水道的正常。

阴液互资方面，肺气正常，则精气输布于肾，而肾阴又为一身阴液之根本，肾阴充盛，上滋于肺，使肺阴充足，故有"金水相生"的说法。

在病理上，一是呼吸出纳失常，若肾的精气不足，摄纳无权，气浮于上，或肺气久虚，伤及肾气，均可出现气喘、动则尤甚的肾不纳气证；二是表现为水液代谢障碍，肾阳不足，不能化水，水溢肌肤，可以引起水肿，也会因水气停蓄，上迫于肺，出现咳嗽、喘息、不得平卧等症；三是肺肾阴液互损，肺阴虚可损及肾阴，肾阴虚则不能上滋肺阴，故肺肾阴虚常同时并见，出现颧红、潮热、盗汗、干咳音哑、腰膝酸软等症。

（8）肝与脾。肝与脾的关系主要表现为疏泄与运化、藏血与统血的相互协调关系。在消化方面，肝主疏泄，分泌胆汁，输入肠道，帮助脾胃对饮食物的消化，脾得肝之疏泄则运化功能健旺。脾主运化，为气血生化之源，脾气健旺，水谷精微充足，才能不断地输送和滋养于肝，肝才能发挥正常的生理作用。故有"土得木而达""木赖土以培之"之说。

在血液运行方面，血液的循行虽由心所主，与肝脾亦有密切的关系。肝主藏血，脾主生血、统血。肝藏之血，赖于脾之化生。肝血充足，方能正常调节血量，使其疏泄正常，气血运行无阻；脾气健旺，摄血于脉中，不致血逸脉外。肝脾相互协作，共同维持血液的运行。

在病理上，肝脾两脏常互相影响。例如，脾气虚弱，血液化生之源不足，或脾不统血，失血过多，均可影响及肝，以致肝血不足，从而出现食欲不振、腹胀便溏、头晕目眩、面色淡白、妇女月经量少色淡等症。临床上称为"肝脾两虚"。若肝气郁结，疏泄失职，就会导致脾胃功能的紊乱，从而形成"肝脾不和"或"肝胃不和"的证候。临床上常见大怒之后，出现胸胁胀满、食欲不振、腹胀、嗳气等症。

（9）肝与肾。肝与肾的关系主要表现为精血同源、阴液相关和藏泄互用方面。精血同源方面，肝藏血，肾藏精，精血相互滋生。在正常生理状态下，肝血依赖肾精的滋养，肾精又依赖肝血的不断补充，肝血与肾精相互资生相互转化。精与血都化源于水谷精微，故称"精血同源"，亦称"肝肾同源""乙癸同源"。

阴液相关方面，肝属木，体阴而用阳，肾属水，水能生木。肾阴能滋养肝阴，使肝阳不致上亢，肝阴又可资助肾阴的再生。肝肾之阴，息息相通，相互制约，协调平衡。

藏泄互用方面，肝主疏泄，肾主闭藏，两者之间存在着相互为用、相互制约、相反相成的关系。肝气疏泄可使肾气闭藏而开合有度，肾气闭藏又可制约肝的疏泄太过。这种关系主要表现在月经生理和男子排精功能方面。

在病理上，肾精与肝血之间常相互影响。如肾精亏损，可导致肝血不足；反之，肝血不足，也可引起肾精亏损。肝肾之阴亦可相互影响，如肾阴不足可引起肝阴不足，阴不制阳而导致肝阳上亢。肝阴不足，可导致肾阴的亏虚，而致相火妄动。反之，肝火太盛也可下劫肾阴，形成肾阴不足的病理变化。

（10）脾与肾。脾与肾的关系主要体现在先后天相互资生和水液代谢过程中的相互协同两方面。先后天相互资生方面，脾主运化水谷精微化生气血，为后天之本；肾藏精，主生殖，为先天之本。脾的运化须赖肾气的激发、推动，方能健运；肾中精气必靠脾运化的水谷精微源源不断地补养，才能不断充盛。后天与先天，相互资生，相互促进。

水液代谢方面，脾阳根于肾阳，脾运化水液，有赖肾阳的温煦激发；肾为主水之脏，又赖脾运化水液以协助。两脏相互配合，共同维持人体的水液代谢平衡。

（二）脏与腑之间的关系

脏与腑的关系主要表现为脏腑阴阳表里的配合关系。脏属阴主里，腑属阳主表，心与小肠、肺与大肠、脾与胃、肝与胆、肾与膀胱五对脏腑常有结构上的相连，更通过经脉相互络属，生理密切配合，病理相互影响而构成"脏腑相合"关系。治疗上便相应有脏病治腑、腑病治脏、脏腑同治诸法。

（1）心与小肠。心与小肠生理上相互为用，心阳的温煦，有助于小肠功能的正常发挥；小肠吸收水谷精微，上输于心肺则可以化生心血。病理上二者相互影响，如果心火亢盛，可通过经脉下移于小肠，使小肠泌别清浊功能失常，出现尿频、尿黄、尿痛等症；小肠有热，亦可循经上扰于心，使心火亢盛，而出现心烦、失眠、多梦、舌红、口舌生疮等症。

（2）肺与大肠。肺与大肠亦是通过经脉的络属而构成表里关系。在生理上，肺气的肃降，有助于大肠传导功能的发挥；大肠的传导功能正常，则有助于肺气的肃降。

在病理上，如肺气肃降失司，影响大肠的传导，可致大便困难；若大肠壅滞不畅，也会影响肺的肃降功能，引起咳喘胸满等症。

（3）脾与胃。脾胃同在中焦，足太阴脾经与足阳明胃经相互络属，两者构成表里相合关系。脾与胃的关系在生理上主要体现在纳运协调、升降相因、燥湿相济三个方面。

纳运协调：胃主受纳、腐熟水谷，为脾的运化提供物质基础；脾主运化水谷精微，保证胃进一步受纳。两者密切合作，相互协调，才能完成消化饮食物、输布精微，发挥供养全身之作用。

升降相因：脾气主升，胃气主降。脾气主升，则使清阳之气和水谷精微上升布散心肺；胃气主降，使饮食物下降进入肠道。因此脾升胃降，升降协调，一方面促进饮食物传化和精微物质输布；另一方面协调全身气机升降运动，脾胃为气机升降之枢纽。

燥湿相济：胃属燥土，喜润恶燥；脾属湿土，喜燥恶湿。故《临证指南医案·卷二》说："太阴湿土，得阳始运，阳明燥土，得阴自安。以脾喜刚燥，胃喜柔润故也。"燥湿相济协调，才能保证胃纳脾运，脾升胃降，从而促进饮食物的消化及精微、津液的吸收转输。

病理上，脾失健运，清气不升，可影响胃的受纳、通降；胃失和降，胃不受纳，也可影响脾的升清、运化，临床上可见食少、恶心、腹胀、泄泻等症。

（4）肝与胆。胆附于肝，有经脉互为络属，构成表里关系。在生理上，胆汁来源于肝之余气，肝的疏泄功能正常，保证了胆汁的排泄通畅；胆汁的排泄正常，又有助于肝的疏泄。

在病理上，肝病常影响及胆，胆病也常波及于肝，终致肝胆通病。临床上，肝与胆的病变有些也不能截然分开，如肝火旺与胆火盛，都可出现胁痛、口苦、急躁易怒等症状。因此，在治疗用药方面也有很多相同之处。

此外肝主谋虑，胆主决断，从情志意识过程来看，谋虑后方能决断，而决断又来自谋虑，两者亦是密切联系的。

（5）肾与膀胱。肾与膀胱有经脉相互络属，构成表里关系。在生理上膀胱的储尿和排尿功能，依赖于肾的气化，肾气充足，则固摄有力，膀胱开合有度，从而维持水液的正常代谢。

在病理上，如肾气不足，气化失常，固摄无权，则膀胱开合失度，可出现小便不利，或失禁，或遗尿，或尿频等症。例如老年人常见的小便失禁、多尿等，多为肾气衰弱所致。

（三）腑与腑之间的关系

六腑，是以"传化物"为其生理特点，六腑之间的相互关系，主要体现于饮食物的消化、吸收和排泄过程中的相互联系和密切配合。

在生理上，饮食入胃，经胃的腐熟，初步消化，变成食糜，下移小肠。小肠受盛胃腑下移的食糜，再进一步消化，胆排泄胆汁进入小肠以助消化。通过小肠而泌别清浊，清者精微物质，经脾的转输，以营养全身，剩余至水液吸收后成为渗入膀胱的尿液之化源；浊者为糟粕下达于大肠。渗入膀胱的尿液经气化作用及时排出体外；进入大肠的糟粕，经传导与燥化，而由肛门排出体外。在上述饮食物的消化、吸收和排泄过程中，还有赖于三焦的气化作用。因此，人体对饮食物的消化、吸收和糟粕的排泄，是由六腑分工合作，共同完成的。由于六腑传化水谷需要不断地受纳、消化、传导和排泄，虚实更替，宜通不宜滞，前人有"六腑以通为用""腑病以通为补"的见解。

　　在病理上，六腑病变常相互影响，相互传变。如胃有湿热，消灼津液，则可致大肠传导不利，使大肠秘结不通；而大肠燥结，也可影响胃的通降，而使胃气上逆，出现恶心、呕吐等症。

第二节　中医五行学说

　　五行学说属于中国古代唯物论和辩证法范畴，是一种朴素的系统论。五行学说通过研究木、火、土、金、水五种物质，并以其特性来归类自然界事物或现象，认为宇宙万物是由木、火、土、金、水五种基本物质构成，自然界各种事物或现象的发展变化，都是五种物质不断运动变化和相互作用的结果，并以五行间生克制化推动和维系着相互动态平衡。在苗医儿科推治中，掌握生克规律有助于指导诊断和临床治疗。

一、五行学说的基本概念

（一）五行的基本概念

　　五行中的"五"，指构成自然界的木、火、土、金、水五种最基本的物质，是人类在生产和生活中最常见、最必不可少的基本物质。《尚书·大传》说："水火者，百姓之所饮食也；金木者，百姓之所兴作也；土者，万物之所资生，是为人用。"古人在生产和生活中逐步认识到五种物质之间可以相互作用，并产生新的事物，如《国语·郑语》载："以土与金、木、水、火杂，以成百物。"

　　五行一词，最早见于《尚书·洪范》："五行：一曰水，二曰火，三曰木，四曰金，五曰土。水曰润下，火曰炎上，木曰曲直，金曰从革，土爰稼穑。"对五行的特性从哲学高度作了抽象的概括，已从木、火、土、金、水五种具体物质中抽象出来，上升为哲学的理性概念，实现了具体事物到抽象概念的升华过程，形成了五行哲学上的概念。

（二）五行学说的基本概念

五行学说，是指古人运用抽象出来的五行特性，采用取象比类和推演络绎的方法，研究五行的概念、特性、归类方法及生克制化规律并用以阐释自然界万物相互关系和运动变化的古代哲学说理工具。认为任何事物或现象都不是孤立的、静止的，而是在不断地生克运动中维持着协调平衡。因此，五行学说是以木、火、土、金、水五种物质的特性及其相互作用来认识世界、解释世界和探求宇宙变化规律的一种世界观和方法论。

五行学说应用于医学领域，从整体观念的角度来阐释人体局部与局部、局部与整体、体表与内脏的有机联系以及人体与外在环境的统一性。从而说明人体的生理、病理，指导临床诊断和防治，成为中医理论体系的重要组成部分。

二、五行学说的基本内容

（一）五行的特性

五行的特性是古人在对木、火、土、金、水五种物质朴素认识基础上，进行抽象升华而形成的理论概念，是用以识别各种事物的五行属性的基本依据。《尚书·洪范》所载"水曰润下，火曰炎上，木曰曲直，金曰从革，土爰稼穑"，对五行特性作了经典性概括。

（1）木曰曲直。"曲"，屈也，弯曲；"直"，伸也，伸直。曲直，是指树木的生长状态具有向上、向外、柔和、舒展、条达的特性，引申为凡具有向上、向外、柔和、舒展、条达等性质或作用的事物和现象，归属于木。

（2）火曰炎上。"炎"，炎热、光明之意；"上"，上升、蒸腾。炎上，指火具有炎热、光明、上升的特性，引申为凡具有炎热、光明、上升等性质或作用的事物和现象，归属于火。

（3）土爰稼穑。"爰"，通"曰"；"稼"，播种之意；"穑"，收获之意。稼穑，泛指播种和收获农作物等农事活动都是以土为基础。引申为凡具有生化、承载、受纳等性质或作用的事物和现象，归属于土。故有"土载四行""万物土中生""万物土中灭"和"土为万物之母"说。

（4）金曰从革。"从"，顺从；"革"，变革。《易经·革》孔颖达疏："革者，改变之名也。"金具有刚柔并济、变革、肃杀的特性，引申为凡具有肃杀、收敛、沉降、清洁等性质或作用的事物和现象，归属于金。

（5）水曰润下。"润"，滋润、濡润；"下"，向下、下行。润下，指水具有滋润、向下的特性，引申为凡具有滋润、下行、寒凉、闭藏等性质或作用的事物和现象，归属于水。

由此可知，五行学说中五行特性，不是木、火、土、金、水五种物质本身，而是对五种物质不同属性的高度概括。

（二）事物的五行归属

五行学说依据五行的特性，运用取象比类和演绎推理的方法，对自然界的事物和现象进行归类，从而构建五行系统。

（1）取象比类。从事物的性质、作用、形态中，找出能反映其本质的特有征象，并与五行各自的抽象特性相比较，以确定其五行归属的归类方法。事物或现象的某一特征与木的特性相类似，就将其归属于木；与水的特性相类似，就将其归属于水；余者以此类推。如：以方位配五行：日出东方，与木升发特性相似，故东方归属于木；南方炎热，与火特性相类似，故南方归属于火；日落西方，与金之沉降相似，故西方归属于金；北方寒冷，与水特性相类似，故北方归属于火；中原地区土地肥沃，万物繁荣，与土的特性相类似，故中央属土。又如以五脏配五行：肝气主升而归属木，心阳温煦而归属火，脾主运化而归属土，肺气主降而归属金，肾主水而归属水。

（2）演绎推理。根据已知某些事物的五行属性，推演归纳与此事物相关的其他事物的五行属性。如肝属木，由于肝合胆、主筋、其华在爪、开窍于目，由此可演绎推理胆、筋、爪、目皆属于木；心属火，小肠、脉、面、舌与心相关，故亦属于火；脾属土，胃、肌肉、唇、口与脾相关，故亦属于土；肺属金，大肠、皮肤、毛发、鼻与肺相关，故亦属于金；肾属水，膀胱、骨、发、耳、二阴与肾相关，故亦属于水。

五行学说依据五行特性，运用取象比类和演绎推理的方法，将自然界纷繁复杂、千变万化的各种事物和现象分别归属木、火、土、金、水五大系统。中医对人体及自然界事物五行属性的归类，见表3-2。

表3-2　事物的五行属性归类表

自然界							五行	人体						
五音	五味	五化	五色	五气	五方	五季		五脏	五腑	五官	五液	五志	五声	五变
角	酸	生	青	风	东	春	木	肝	胆	目	泪	怒	呼	握
徵	苦	长	赤	暑	南	夏	火	心	小肠	舌	汗	喜	笑	忧
宫	甘	化	黄	湿	中	长夏	土	脾	胃	口	涎	思	歌	哕
商	辛	收	白	燥	西	秋	金	肺	大肠	鼻	涕	忧	哭	咳
羽	咸	藏	黑	寒	北	冬	水	肾	膀胱	耳	唾	恐	呻	栗

（三）五行的生克乘侮关系

五行学说的内容包括五行的相生、相克、制化、相乘、相侮和母子相及。五行的相生、相克，代表自然界事物或现象之间的正常关系；五行制化，是五行系统中自我协调平衡机制。相乘、相侮及母子相及，代表自然界事物或现象之间协调平衡失调的异常状态。

（1）五行相生。相生，即资生、助长、促进之意。五行相生，是指木、火、土、金、水之间存在着有序的递相资生、助长、促进的关系。五行相生次序为：木生火，火生土，土生金，金生水，水生木。依次递相资生，循环不休。

（2）五行相克。克，即克制、制约之意。五行相克，是指木、火、土、金、水之间存在着有序的递相克制、制约的关系。五行相克次序为：木克土，土克水，水克火，火克金，金克木。依次递相克制，循环不休。在五行相克关系中，任何一行都具有"克我"和"我克"两方面关系。

（3）五行制化。五行制化，是指五行之间既相互资生，又相互制约的对立统一关系，维持平衡协调，推动事物间稳定有序的变化与发展。属于五行相生与相克相结合的自我调节。

五行制化，源于《素问·六微旨大论》"亢则害，承乃制，制则生化"。五行间的生克制化，说明五行的生克是不可分割的：没有生，就没有事物的发展与成长；没有克，事物之间协调平衡状态就失衡。因此，必须生中有克，克中有生，相反相成，才能维持事物间的平衡状态，促进事物稳定有序的变化发展。故张介宾《类经图翼·运气上》曰："盖造化之机，不可无生，亦不可无制。无生则发育无由，无制则亢而为害。"

五行制化的规律（图 3-1）：以火行为例，木能生火，火生土，土生金，而金克木，生中有克，防止木对火的过度资生而导致火旺；水能克火，但火能生土，土又能克水，克中有生，可以防止水对火的过度克制而导致火衰。从上述的生克制化关系可知，五行中的任何"一行"与其他各行，都存在"生我""我生"和"克我""我克"的关系。

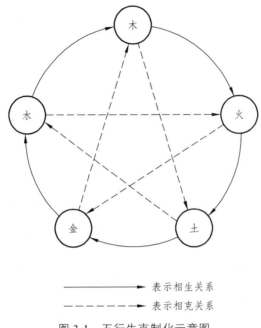

表示相生关系

表示相克关系

图 3-1　五行生克制化示意图

（4）五行相乘。即以强凌弱、克制太过之意。是指五行中的一行对所胜的过度制约或克制。又称"倍克"。五行相乘的次序与相克一致，即木乘土，土乘水，水乘火，火乘金，金乘木。

导致五行相乘的原因有"太过"和"不及"两种情况。太过导致的相乘，是指五行中的某一行过于亢盛，对其所胜一行过分抑制，导致其所胜一行的虚弱。从而使五行之间的协调关系失常。如木气过于亢盛，对土克制太过，导致土的不足。这种由于木的亢盛而引起的相乘，称为"木旺乘土"。

不及所致的相乘，是指五行中某一行过于虚弱，导致所不胜一行正常的克制相对太过，从而使其更加虚弱。如土气不足，木虽是对土正常的克制，土仍难以承受而导致土更加虚弱。这种由于土的不足而引起的相乘，称为"土虚木乘"。

相乘与相克虽在次序上相同，但本质上是有区别的。相克是正常情况下五行之间的制约关系，相乘则是五行之间的异常制约现象。在人体，相克表示生理现象，相乘表示病理现象。

（5）五行相侮。侮，欺侮、凌侮之意。相侮是指五行中的一行对其所不胜的反向制约和克制，又称"反克"。五行相侮的次序是：木侮金，金侮火，火侮水，水侮土，土侮木。

导致五行相侮的原因，包括"太过"和"不及"两种情况。太过导致的相侮，是指五行中的某一行过于强盛，其所不胜不仅不能克制它，反而受到它的反向克制。如：木气过于亢盛，其所不胜金不仅不能克木，反而受到木的欺侮，出现"木侮金"的反克现象，称为"木亢侮金"。

不及所致的相侮，是指五行中某一行过于虚弱，不仅不能制约其所胜一行，反而受到其所胜行的反向克制。如：金克木，木克土，当木过度虚弱时，不仅金乘木，土也会侮木，称为"木虚土侮"。

总之，五行的相乘和相侮，都是异常的克制现象，两者之间既有区别又有联系。相乘与相侮的主要区别：前者是按五行的相克次序发生过度的克制，后者是与五行相克次序发生相反方向的克制现象。两者之间的联系是：发生相乘时，也可同时发生相侮；发生相侮时，也可同时发生相乘。如：木过于强时，木既可以乘土，又可以侮金；金虚时，既可以受到木侮，又可以受到火乘。因而相乘与相侮之间存在密切的联系。《素问·五运行大论》："气有余。则制己所胜而侮己所不胜；其不及，则己所不胜，侮而乘之，己所胜，轻而侮之。"

（6）五行的母子相及。包括母病及子和子病及母两种情况，均属于五行相生关系异常变化。

母病及子是指五行中的一行异常，从而累及其子行，导致母子两行皆异常。母病及子一般是母行虚弱，引起子行亦不足，导致母子两行都异常。如：水生木，水为母，木为子。若水不足，不能生木，导致木亦虚弱，终致水竭木枯，母子俱衰。

子病及母是指五行中的某一行异常，影响到其母行，终致子母两行皆异常。子行太过，引起母行亢盛，导致子母两行皆亢盛。如：火为子，木为母，火旺引起木亢，导致木火俱亢，称之为"子病犯母"；子行不足，累及母行，引起母行亦不足，导致子母两行俱不足，如木为子，水为母，木不足引起水亏，导致水木俱不足，称为"子盗母气"。

三、五行学说在中医学中的应用

五行学说与中医学相结合，以五行的特性构建以五脏为中心的人体五大系统，并以五行间生克乘侮来阐释人体五脏在生理上的相互联系、病理上的相互影响，以此来判断疾病的预后，指导疾病的治疗和防治。因此，五行学说在指导中医临床实践中具有重要的意义。

（一）说明脏腑的生理功能及相互关系

五行学说在生理方面的应用，体现在构建天人一体的五脏系统，阐释脏腑的生理功能、特性和脏腑之间的相互关系。

1. 说明五脏的生理功能

五行学说采用"取象比类"方法，来阐释五脏的生理功能与特性，如前所述，按照木火土金水各自的特性来归属五脏。

2. 构建天人合一的五脏系统

中医学与五行学说结合，以五行特性类比五脏的生理特点，来确定五脏的五行属性。还以五脏为中心，推演络绎整个人体的各种组织结构与功能，将人体的形体、官窍、精神、情志等分归于五脏，构建以五脏为中心的生理病理系统。同时又将自然界的五方、五气、五色、五味等与人体五脏相联系。如以肝为例："东方生风，风生木，木生酸，酸生肝，肝生筋……肝主目"（《素问·阴阳应象大论》），"东方青色，入通于肝，开窍于目，藏精于肝，其病惊骇，其味酸，其类草木……是以知病之在筋也"（《素问·金匮真言论》）。将人体与自然界相联系起来，体现了天人相应的整体观念。

3. 说明五脏的相互关系

五脏之间并不是孤立的，在功能上是相互联系的。以五脏间的生克制化来密切脏腑之间的内在关系。五行相生理论阐释五脏相互资生关系：水生木，肾（水）藏精以养肝；木生火，肝（木）藏血以济心；火生土，心（火）阳可以温脾；土生金，脾（土）化生水谷精微以充肺；金生水，肺（金）清肃下行以助肾水。五行相克理论阐释五脏相互制约关系：金克木，肺（金）清肃下降，可以抑制肝阳上亢；木克土，肝（木）气的条达，以疏泄脾土的壅滞；土克水，脾（土）气的运化，可以制约肾水泛滥；水克火，肾（水）阴的上济于心，使心火不亢；火克金，心（火）阳热，可以制约肺金清肃太过。

（二）说明脏腑间的病理影响

五行学说不仅能阐释五脏生理联系，而且也能说明脏腑间在病理上的相互影响。一脏有病，可以影响他脏；他脏有病亦可传至本脏，称为脏腑间传变。脏腑病按五行关系传变，遵循一定规律，如《素问·金匮真言论》所言："五藏受气于其所生，传之于其所胜，气舍于其所生，死于其所不胜。病之且死，必先传行至其所不胜，病乃死。"

1. 相生关系的传变

包括"母病及子"和"子病及母"两个方面。"母病及子"即疾病由母脏传至子脏病理过程。如肾属水，肝属木，水能生木，故肾为母脏，肝为子脏，临床上肾阴不足引起肝阴的不足，最终导致肝肾阴虚；还有肝火亢盛引起心火上炎，形成心肝火旺的病理表现。

"子病及母"即疾病由子脏传至母脏的病理过程。包含两种病理传变：子病犯母和子盗母气。子病犯母：因心火旺盛引起肝火亢盛，最终导致心肝火旺的病理变化；子盗母气：子亏母亦亏，肝属木，心属火，木能生火，故木为母脏，火为子脏，临床上因心血不足累及肝血亏虚而致心肝血虚。

2. 相克关系的传变

包括"相乘"和"相侮"两个方面。"相乘"是相克太过而致病。其形成原因有二：一是某脏过亢，过分克制其所胜之脏。如肝气郁结影响脾胃正常功能而出现胸胁苦满、脘腹胀痛、泛酸、泄泻等症状，称为"木旺乘土"；二是某脏虚弱，不能耐受其所不胜之脏正常的克制，而致相对太过。如脾胃虚弱，不能耐受肝气克制，而出现头晕乏力、纳呆嗳气、胸胁胀满、腹痛泄泻等表现，称为"土虚木乘"。

"相侮"是反克而致病。其成因亦有二：一是某脏过于亢盛，反克其所不胜之脏。如暴怒肝火亢盛，肺金不但不能克制肝木，反遭肝火反向克制，临床表现为急躁易怒，面红目赤，甚则咳逆上气，咯血等症状，称为"木火刑金"；二是某脏虚弱，其所胜之脏趁机反克的病理现象。如脾虚不能制约肾水，导致水湿泛溢全身，称为"土虚木侮"。

五行学说认为，五脏间按照相生规律传变时，母病及子病情轻浅，子病及母病情较重，如清徐大椿《难经经释》"邪挟生气而来，则虽进而易退""受我之气，其力方旺，还而相克，来势必甚"。遵循相克规律传变时，相乘病情较深，相侮病情较浅。

虽五脏病变的相互影响，可用乘侮和母子相及规律来阐释，但是难以完全概括五脏间复杂的病理影响。因此临床不能单纯拘于五行间病理变化，而应遵从实际把握疾病传变。

（三）用于诊断和治疗疾病

人体是一个有机整体，内在脏腑功能失调而发生病理改变时，与其相对应的器官组织，会在色泽、声音、形态、脉象等诸方面出现异常变化，即"有诸内者，必形诸外"（《孟子·告子下》）。五行学说将人体与自然界构建了天人合一的五大系统，因而可以通过四诊所得信息，根据事物属性的五行归类及生克乘侮，确定病变脏腑，指导疾病的防治。即所谓"视其外应，以知其内脏"（《灵枢·本藏》）。

1. 确定病变部位

五行学说以事物五行归类和生克乘侮规律确定五脏病变部位，包括以色、味、脉来诊断五脏病变。如面青、喜酸、脉弦，可以诊为肝病；面赤，口苦，脉洪，是心火亢盛。若脾虚病人，而面见青色，为木来乘土，是肝气乘脾；心脏病人，而面见黑色，是水来乘火，多见于肾水上凌于心等等。

2. 推测疾病顺逆，判断疾病预后

五行学说根据五色之间的生克关系来推测病情，判断预后。内脏功能的变化，也可从面部色泽异常改变体现出来。以五行的生克关系，依据主色（五脏本色）和客色（应时之色）来推测病情顺逆。"主色"胜"客色"为逆；反之，"客色"胜"主色"为顺。还依据色脉关系判断疾病，一般色脉相符，提示病情较轻，预后较好，如肝病色轻而脉弦；若色脉不符，则以色脉间生克关系来推测顺逆。如肝病不见弦脉反见浮（肺）脉，为相胜之脉，即金克木，为逆，病重，预后较差。若见沉脉，为相生之脉，即水生木，为顺，病轻，预后较好。

3. 控制疾病的传变

根据五行生克乘侮理论，五脏中一脏有病，可传及其余四脏，如脾病可影响到心、肺、肝、肾等脏。因此，临床在诊疗疾病时，除对本脏进行治疗，

还需根据传变规律治疗别脏，以防止疾病传变。如肝气太过，则木旺乘土，病将及脾胃，此时除了平肝疏肝外，还应培固脾气，使肝气条畅，脾气得健，则防止肝病传于脾脏。《难经·七十七难》"见肝之病，则知肝当传之于脾，故先实其脾气"，即在治疗肝病基础上补脾、健脾。

因此，在临床诊疗疾病，要掌握疾病在发展过程中的传变规律，切断疾病的传变途径，可有效防患于未然。

4. 确立治则和治法

根据五行相生和相克规律，来确定相应的治疗原则和方法。

（1）根据五行相生确立的治则和治法。运用相生规律治疗疾病的原则是补母和泻子，即"虚则补其母，实则泻其子"。补母是指一脏之虚证，不仅要补益本脏使之恢复，而且还要依据五行相生的次序补益其母脏，通过相生作用使其恢复。适用于母子关系虚证。如肝血不足，除补益肝血之外，还要补肾益精，通过肾阴滋养肝血，使其恢复。

泻子是指一脏之实证，除了泻除本脏亢盛之气外，还要依据五行相生次序，泻其子脏，通过"气舍于其所生"的机理，消除母脏亢盛之气。适用于母子关系的实证。如肝火炽盛，在治疗时，除了清肝泻火外，还需清泻心火，通过"心受气于肝"，"肝气舍于心"五行相生的机理，以清泻肝火。

依据五行相生机理，临床常用的治疗方法有滋水涵木法、益火补土法、培土生金法、金水相生法四种。

滋水涵木法是滋肾阴以养肝阴的方法，又称滋肾养肝法、滋补肝肾法或乙癸同源法。适用于肾阴亏损而肝阴不足，甚则肝阳上亢之证。临床可见头晕目眩，眼干目涩，颧红耳鸣，五心烦热，腰膝酸软，男子遗精，女子月经不调，舌红，脉细数等症。

益火补土法是温肾阳以补脾阳的方法，又称温肾健脾法、温补脾肾法。适用于肾阳衰微而致脾阳不振之证。临床常见形寒肢冷，面色㿠白，腰膝酸软，腹中冷痛，久泻久痢，五更泄泻，下利清谷，或小便不利、肢体浮肿，甚则腹胀如鼓；或见小便频数，余沥不尽，或夜尿频多。舌淡胖或边有齿痕，舌苔白滑。脉沉细无力。

培土生金法是用补脾益气而达到补益肺气的方法，又称补脾益肺。适用于脾胃虚弱不能滋养肺气而致脾肺虚弱之证，临床常见咳嗽日久、痰多清稀，兼见食欲减退、大便溏、四肢无力、舌淡脉弱等肺虚脾弱的证候。

金水相生法，即滋养肺（金）肾（水）阴虚的治疗方法，又叫补肺滋肾法、滋养肺肾法。适用于肺虚不能输布津液以滋肾，或肾阴不足，精气不能上滋于肺，而致肺肾阴虚病证。临床常见咳嗽气逆，干咳或咳血，音哑，骨蒸潮热，盗汗，遗精，腰膝酸软，身体消瘦，口干，舌红少苔，脉细数等症。

（2）根据五行相克确立的治则和治法。临床上运用五行相克规律治疗疾病，其基本治疗原则是抑强扶弱。人体五脏相克关系异常出现的相乘、相侮等病理变化的原因，包含"太过"和"不及"两种原因。"太过"者属强，表现为功能亢进；"不及"者属弱，表现为功能衰退。因此治疗需同时采取抑强扶弱的治疗原则，并侧重于制其强盛，使弱者易于恢复。另一方虽强盛而尚未发生克伐太过时，亦可利用这一原则，培固其所胜，防止疾病传变。

抑强适用于相克太过引起的相乘和相侮。如肝气横逆犯脾胃，出现肝脾不调、肝胃不和之证。称为"木旺乘土"，治疗宜平肝疏肝为主。犹如木本克土，若土气壅滞，或脾胃湿热，或寒湿阻滞脾胃，脾胃不但不受肝制约，反而侮木，称为"土壅木郁"，治疗应以运脾祛邪除湿为主。消其过亢，其所胜易于恢复。

扶弱适应于相克不及引起的相乘和相侮。如脾胃虚弱，肝气乘虚而入，导致肝胃不和之证，称为"土虚木乘"或"土虚木贼"，治疗应以健脾益气为主。又如土本制水，但由于脾气虚弱，不仅不能制水，反被肾水所侮而致水湿泛滥，称为"土虚水侮"，治疗应以健脾为主。补其不足，增强实力，有助于恢复脏腑正常功能。

根据五行相克规律确定的治法，常用的有抑木扶土法、培土制水法、佐金平木法、泻南补北法四种。

抑木扶土法是疏肝健脾或疏肝和胃以治疗肝脾不调或肝胃不和病证的治法，又称疏肝健脾法、调理肝脾法。适用于木旺乘土或土虚木乘之证。临床可见胸胁胀闷，不思饮食，腹胀肠鸣，大便溏泄，或见脘痞胀痛，嗳气，矢气等症。在确定治法时应依据实际情况对抑木和扶土有所侧重。如木旺乘土则以抑木为主，扶土为辅；若用于土虚木乘之证，则应以扶土为主，抑木为辅。

培土制水法是通过温运脾阳、或健脾温肾，用于治疗水湿不运，停聚体内的病证。又称健脾温肾利水法、敦土利水法。适用于脾虚不运或脾肾阳虚，水湿泛滥而致的水肿胀满证候。

佐金平木法是通过清肃肺气以抑制肝火亢盛的治疗方法。又称泻肝清肺法、滋肺清肝法。适用于肝火亢盛，灼伤肺金，影响肺气清肃的肝火犯肺证候。临床可见胁痛，口苦，咳嗽咯血，或痰中带血，急躁烦闷，脉弦数等症。

泻南补北法，即泻心火，补肾水以治疗心肾不交病证的方法。又称泻火补水法或滋阴降火法。心属火，属南方；肾主水，属北方，故称泻南补北法。心火独亢于上不能下达于肾，应泻心火；肾水不足，不能上济于心，应以滋肾水为主。适用于肾阴不足，心阳偏亢，水火失济，心肾不交病证。应指出，肾为水火之宅，肾阴亏虚亦可导致相火偏旺或妄动，也称为水不制火，此时出现性功能亢奋，可见梦遗、耳鸣、喉痛、咽干等症。属于肾脏本身阴阳失调而形成的病证，不能与五脏水不克火相混淆。

总之，以五行生克规律指导临床诊疗时，不应机械、教条，临床并非所有疾病都可以用五行规律来阐释，因此既要正确掌握五行生克规律，又要根据病情进行辨证论治。

第三节　小儿的生理特点

（一）脏腑娇嫩，形气未充

脏腑娇嫩是指小儿机体各个系统和器官的发育不全和脆弱。形气未充是指小儿形态和功能均未发育完善。脏腑娇嫩和形体未充概括了小儿生理特点的一个方面。在这一方面，历代医学家有较多的论述。如《灵枢·逆顺肥瘦》提出小儿体质特点说："婴儿者，肉脆血少气弱。"《小儿药证直诀》说："五脏六腑，成而未全……全而未壮。"陈文中《小儿病源方论》说："小儿一周之内，皮毛、肌肉、筋骨、脑髓，五脏六腑、营卫、气血皆未坚固。"吴鞠通《温病条辨·解儿难》说："小儿稚阳未充，稚阴未长者也。"以上都是对小儿生理特点的看法，可以归纳为：脏腑娇嫩，气血未充；脾胃薄弱，肾气未充；肌肤柔嫩，腠理疏松；神气怯弱，筋骨未坚。

（二）生机旺盛，发育迅速

生机旺盛，发育迅速是小儿生理的另一个特点，这和脏腑娇嫩，形气未充是一个问题的两个方面。由于脏腑娇嫩，形气未充，所以在生长发育过程中，其体格、智力及脏腑功能，均不断向完善成熟全面发展。年龄越小，生长发育的速度也越快，古代医家对小儿的这种生理现象称为"纯阳"。《颅囟经·脉法》首先提出"凡孩子三岁以下，呼为纯阳，元气未散"。《温病条辨·解儿难》也说："古称小儿纯阳，此丹灶家言，谓其未曾破身耳，非盛阳之谓。"所谓"纯阳"，是指小儿在生长过程中，表现为生机旺盛，蓬勃发展，好比旭日之初生，草木之方荫，蒸蒸日上，欣欣向荣之势，并非说正常小儿是有阳无阴，阳亢阴亏之体。

总之，我国历代儿科医学家通过长期的观察和临床实践，关于"稚阴稚阳"和"纯阳"之体的两个理论观点，概括了小儿生理特点的两个方面。前者是指小儿机体柔弱，阴阳两气均较幼稚不足；后者则是指小儿在生长发育过程中，生机蓬勃，发育迅速，与成人迥然不同。

第四节　小儿的病理特点

（一）发病容易，传变迅速

小儿在生理方面脏腑娇嫩，形气未充，机体的物质和功能均未发育完善，这决定了他们体质嫩弱，御邪能力不强，不仅容易被外感、内伤诸种病因伤害而致病，而且一旦发病，病情变化多又迅速。由于小儿稚阴稚阳的生理特点在年龄越幼小的儿童中表现越突出，所以年龄越小，发病率也越高，病情变化也越多。小儿发病容易，尤其突出表现在易于发生肺、脾、肾三系疾病及时行疾病方面。

肺本为娇脏，难调而易伤。小儿肺常不足，包括肺的解剖组织结构未能完善，生理功能活动未能健全，加之小儿寒温不能自调，家长护养常有失宜，故形成易患肺系疾病的内因、外因。肺为呼吸出入之门，主一身之表，六淫外邪犯入，不管从口鼻而入还是从皮毛而入，均先犯于肺。所以，儿科感冒、咳嗽、肺炎喘嗽、哮喘等肺系疾病占儿科发病率的首位。

脾为后天之本，气血生化之源。小儿脾常不足，包括脾胃之体成而未全、脾胃之用全而未壮，乳食的受纳、腐熟、传导与水谷精微的吸收、转输功能均显得和小儿的迅速生长发育所需不相适应。加之小儿饮食不知自调，家长喂养常有不当，就形成了易患脾系疾病的内因、外因。饮食失节，喂养不当，食物不洁，病从口入，犯于脾胃，则发生呕吐、泄泻、腹痛、食积、厌食、疳证等脾系疾病，这类病证目前占儿科发病率的第二位。

肾为后天之本，小儿生长发育，以及骨骼、脑髓、发、耳、齿等的形体与功能均与肾有着密切的关系。小儿先天禀受之肾精须赖后天脾胃生化之气血不断充养，才能逐步充盛；小儿未充之肾气又常与其迅速生长发育的需求显得不相适应，因而称"肾常虚"。儿科五迟、五软、解颅、遗尿、尿频、水肿等肾系疾病在临床上均属常见。

小儿腠理不密，皮毛疏松，肺脏娇嫩，脾脏薄弱，各种时邪易于感触。邪从鼻入，肺卫受邪，易于发生流行性感冒、麻疹、痄腮、水痘等时行疾病；邪从口入，脾胃受邪，易于发生痢疾、霍乱、肝炎、小儿麻痹症等时行疾病。时行疾病一旦发生，又易于在儿童中互相染易，造成流行。

小儿不仅易于发病，而且病后还易于传变。小儿发病后传变迅速的病理特点，主要表现为寒热虚实的迅速转化，即易虚易实、易寒易热。

虚实是指人体正气的强弱与致病邪气的盛衰而言。"邪气盛则实，正气夺则虚"，小儿患病，邪气易盛而呈实证，正气易伤而呈虚证，因正不敌邪或素体正虚而易于由实转虚，因正盛邪却或复感外邪又易于由虚转实，也常见虚实夹杂之证。例如，小儿不慎受外邪而患感冒，可迅速发展而成肺炎喘嗽，皆属实证，若邪热壅盛，正气不支，可能产生正虚邪陷，心阳虚衰的虚证变证。又如阴水脾肾阳虚证，若是不慎感受外邪，可在一段时间内表现为阳水实证证候，或者本虚标实的虚实夹杂证候等，均属临证常见。

寒热是两种不同性质的疾病证候属性。小儿由于"稚阴未长"，故易见呈阴伤阳亢，表现为热证；又由于"稚阳未充"，故易见阳气虚衰，表现为寒证。寒热和虚实之间也易于兼夹与转化。例如，风寒外束之寒实证，可迅速转化成风热伤卫，甚至邪热入里之实热证。若是正气素虚，又易于转成阳气虚衰的虚寒证或者阴伤内热之虚热证。湿热泻、暴泻不止易于产生热盛阴伤之变证，迁延不愈又易于转为脾肾阳虚之阴寒证等。

认识小儿易虚易实、易寒易热的病理特点，要在临床上充分意识到小儿发病后证情易于转化和兼夹的特性，熟悉常见病证的演变转化规律，特别是早期预见和发现危重病证的出现，防变于未然，才能提高诊断的正确率与治疗的有效率。

（二）脏气清灵，易趋康复

在小儿疾病的发展过程中，由于其生机旺盛，发育迅速，活力充沛，患病以后容易恢复，这是有利条件。小儿的病理有寒热虚实易变，病情易转恶化的一面；但其生机蓬勃，组织再生和修补的过程较快，且病因比较单纯，在疾病过程中又少七情影响，所以轻病容易治愈，重病只要及时治疗，护理得宜，比成人好转得快，容易恢复健康。即使出现危重症候，只要以分秒必争，全力以赴的精神，积极进行各种综合措施的抢救，预后也往往是比较好的。如小儿肺脾疾病及感染性疾病虽为多见，但大都病程短，恢复得快；又如病程较长的疳证（干疳），皆由脾气虚致全身衰弱，形体消瘦，如皮包骨，经健其脾胃，调其饮食，适其寒热后，患儿大多可体重不断增加，慢性病也能早日恢复健康。再如同样的疾病，如肝炎、肾炎等，其恢复的时间较成人为快，正如《景岳全书·小儿则》所载"且其脏气灵，随拨随应，但能确得其本而取之，则一药可愈，非若男妇损伤积痼痴顽者之比，余故谓其易"，是对儿科生理、病理及治疗特点的概括。

第五节　苗医小儿推拿的归经施治

治则即治疗的基本法则，小儿推拿的治则就是怎样在辨证的基础上选用穴位（穴部）和运用手法。苗医小儿推拿的临床经验，总结了归经施治的治则。

归经施治，是根据各类疾病的不同症状、不同病因，将临诊时一系列疾病的症状归属到某一经脉进行治疗，或用相表里的经脉进行治疗的总称。临证时，一般采用脏腑辨证分证归经，但还必须辨其寒热虚实，而后采用补、消、汗、吐、下、和、温、清等治疗法则，列出处方，进行治疗。

苗医小儿推拿治病，首先必须按五脏进行病候归类，以确立主病之脏，抓住了主病之脏就抓住了主要矛盾，据此才能确定苗医推五经的主次关系，如脾病主推脾经，肺病主推肺经等。为了正确地运用归经施治的治则，苗医小儿推拿将各类疾病的主要症状按五脏归经分类如下：

咳嗽，流涕鼻塞，呼吸不利，气喘痰鸣，发热等，归属于肺经；

呕吐，腹痛，泄泻，痢疾，便秘，食欲不振，食谷不化等归属于脾经；

心悸，怔忡，蛇舌（吐舌），神乱不安，高热昏迷，直视等属于心经；

烦躁易怒，颈项强直，四肢抽搐，胸胁疼痛，气逆不利，口苦咽干，弄舌等属于肝经；

腰痛不适，下肢萎软，小便短涩，尿频、尿急，遗尿，盗汗等属于肾经。

由于肺与大肠、脾与胃、心与小肠、肝与胆、肾与膀胱，互为表里，生理上相互为用，病理上相互影响，运用归经施治的治则推治时，亦常用表里兼治之法，或归经施治。

第六节　苗医小儿推拿的五经相助与相制理论

苗医五经相助与相制理论是根据五行相生与相克的关系而定的，并以此作为推治时取穴的依据，是五行学说在苗医小儿推拿中的具体运用，简称苗医五经助制理论。五经助制的关系，是指导推治中主补、主泻或兼治的依据，可指导医者根据这些关系对疾病进行治标或治本，从而达到良好的推拿治疗效果。

（一）五经相助与相制的关系

（1）脾助肺，肺助肾，肾助肝，肝助心，心助脾。
（2）脾制肾，肾制心，心制肺，肺制肝，肝制脾。

（二）五经助制理论在五脏病证中的应用

五经推拿（简称推五经）是苗医小儿推拿体系中的核心部分，主要用于治疗小儿五脏病证（包括相应腑病）。五经是指与五脏相应的五个小儿推拿特定穴。五经配五脏，五脏配五行。为了提高苗医推五经的补泻效果，必须按五行生克关系和苗医五经助制理论确立推五经的补泻方案。从而确立补母、泻子，或以补为主，或以泻为主，或补泻兼施的具体治法，确定适度的手法次数与疗程，对五脏进行系统调控，使疾病向愈，是苗医五经推拿的特色所在。

例如脾病的虚证，应主补脾，脾属土，心属火，火能生土，故补脾应补心，称"补母实子"法；肺属金，据"实子益母"法，故补脾亦当补肺，同时，肝属木，脾虚恐肝木乘之，故又当清肝以抑制肝木。补脾、补心、补肺、抑肝共称"补三抑一法"。另外，肾为先天之本，温肾亦可实脾，称"补先天而实后天"，故脾虚亦可补肾经穴。又如脾病实证，应主清脾经，据"实则泻其子"，肺经应用清泻法；火为土之母，清脾又可清心，称"泻母抑子法"；土壅则木郁，清脾又当清肝，土壅制水，肾经则属当补之列。故脾实之证五经推治方案为主清脾，次清肺，再清心，兼清肝，并补肾，共称"清四补一法"。

余脏依此类推，虚证主补主病之脏，并补其母其子之脏，清其"所不胜"之脏，对其"所胜"之脏，可用亦可不用。实证则主清主病之脏，并清其母其子之脏，对其"所胜"则当补，对其"所不胜"则当清之。以下是据五行相生相克原则和苗医五经助制理论确定的苗医推五经补泻方案一般规律。

（1）脾病。虚证：主补脾，兼补心、补肺、清肝，这样的治疗法则叫"补三抑一法"。实证：主清脾（清后易补法），兼清肺、清肝，稍清心，补肾，这样的治疗法则叫"清四补一法"。

（2）肝病。虚证：补肝（应补肾代之），稍补心，略清肺。实证：主清肝，次清心，稍补脾。

（3）心病。虚证：主补心（补后加清），次补肝，稍补脾，略补肾。实证：主清心，次清肝，稍清脾（清后加补），略清肺，补肾。

（4）肺病。虚证：主补肺，次补脾，再补肾，稍清心、兼清肝。实证：主清肺，兼清肝、清心、稍补脾经。

（5）肾病。虚证：主补肾，次补肺，稍清肝，略补脾。实证：主清肾（清后溪代之），次清肝。

（三）五脏病证补泻的运用要领

虽然五经属五脏，五脏病症可用苗医推五经治疗，但由于五脏各有其生理特性，故运用五经制助法则对五脏病症进行补或泻时，必须考虑五脏各自的生理特性，以防造成差错。一般而论，五脏之病，虚则补之，实则泻之，但在具体推五经时，却不尽然，有实证不能直接清泻者，有虚证不能直接温补者，有的清后要加补，有的补后要加清，等等，初学者常昧于此，推治就难以得到预期的效果。这也就是推五经运用要领的重点。

（1）脾宜补不宜清，清后应加补。脾为后天之本，气血生化之源，脾属阴土，脾气常虚，脾阳常不足，旋推脾经（拇指）有补脾气、温脾阳、助脾运化的作用，脾的虚证，当然应旋推补脾。直接清脾经有泻实清热之效，但脾乃阴土，阳常不足，故如寒湿困脾、宿食停滞等无热象的实证，是绝对不能直接而泻其实的；即使是脾胃湿热、大肠湿热等有明显热象的实证，直接清脾之后，亦应加旋推补脾以调之，犹如白虎汤之用粳米、甘草。这是由小儿脏腑娇嫩，脾胃最易受损的病理特点决定的。充分体现了刘开运教授注重固护后天之本的学术思想。

（2）清脾、补脾必清肝。脾与肝关系密切，脾虚恐肝木乘脾，故补脾必清肝；脾实则土壅木郁，故清脾亦当清肝。

（3）肝只清不补。肝为刚脏，体阴用阳，病理现象多呈现阳常有余，阴常不足的特点。直推（食指）清肝能泻火清热、舒肝解郁、镇肝潜阳、凉肝息风，而旋推肝经，性偏温补，有助火焚木、劫阴动风之虞，故肝经只可直推清泻，不可旋推温补。对心病虚证，补肝经有补母实子，调节心血、心气之功，但不可妄补，手次应予控制，且补后要用清法，以防肝风内盛。若遇肝血不足、肝阴亏虚之证，确须补肝时，据肝肾同源、精血互补的原理，以旋推小指"补肾经"代之，或者控制补肝经手次，且补后要用清法。

（4）心只清不补。心属火，犹如离照当空，阳热炽盛。旋推中指即是补心火，直推中指则能清心火，开心窍，宁心神。临床心病虽有气、血、阴、阳之虚，又有热陷心包，热（火）扰心神、痰迷心窍、瘀阻心脉等实证，推心经（中指）却只能直推，而不能旋推，即使是心气虚、心血虚，甚至是心阳不足的病证，旋推补心后常出现患儿烦躁啼哭，夜寐不宁等现象，所以旋推补心临床很少用。若须补心，常以旋推脾经代之。若非用旋推补心的，亦宜旋推之后再加直推以调之，单纯补心易动火，初学者谨识之。

（5）肺可清可补。肺为娇脏，不耐寒热，易虚易实，故肺经（无名指）可直推，亦可旋推。直推肺经有宣降肺气，清泻肺热，祛痰化饮等效应；旋推肺经有益气、固表、敛肺等作用。

（6）清肺补肺均须清心。肺与心同居胸中，两者之间有"所胜""所不胜"的关系，肺虚则火乘，故补肺须清心；而肺有实热常易逆传心包，故清肺亦须清心。如此则心火不亢，肺金得宁。

（7）肾只补不清。肾为先天之本，小儿形气未定，肾阴、肾阳、肾精、肾气都有待充实发展，故有"肾无实证"之说。所以肾经（小指）只宜旋推，不宜直推。肾的虚证，可用补肾、补肺、补脾法。旋推补肾的具体作用，决定于机体阴阳精气的虚衰状况，若肾阴虚而有虚热者，可用清后溪代之。

第七节　苗医小儿推拿的五脏治法

苗医小儿推拿认为，运用推拿法治疗疾病不要固守陈规，而是要注意整体观念进行辨证推治，只有在诊断正确的前提下，才能确立具体的治疗法则。治疗时还须慎重选穴，补泻适当，手法到功，才能收到较好疗效。切忌滥用穴位，操之过急，大肆补泻，超限突险，如若那样，不但无益，反而有损，故在证治过程中必须警惕。

一、脾病证

（一）脾气（阳）虚证

（1）证候分型。① 脾气虚：症见纳食欠佳，食后胀闷，身倦气短，大便稀薄，舌淡，指纹浅红，脉虚；② 脾阳虚：症见食谷难化，怠倦嗜卧，面黄肌瘦，大便稀塘或久泻不愈，甚则浮肿，舌淡白，指纹浅红或隐而不显，脉沉迟无力。

（2）苗医推五经方案。补脾经为主，兼补心经（补后要用清法），补肺经，稍清肝经，补肾经。补脾是指补脾经手法次数要多，约在 300～400 次之间。心经补后加清法，指心经施用补法后要稍用清法（泻法），手法次数为补法的 1/3，因心（火）脾（土）为母子关系，根据"虚则补其母"的治则，心经必补，但心为火脏，为防补之失度而致心火亢盛，故用补法后再用清法轻抑之，补泻手法次数之比为 150 : 50。肝经不用补法稍用清法（手法约 150 次），以防木（肝）乘（脾）土。再补肺（手法约 200 次），是为避免子盗母气而致脾气、脾阳更虚。

（二）脾胃实证

（1）证候分型。① 脾胃实热：症见高热气急，面红唇赤，烦渴大饮，大便燥结，尿赤，舌红、苔黄燥，指纹紫，脉数急；②湿热困脾：症见脘腹痞满，食欲不佳，身体困重，面目及身黄，尿赤、便溏，或低热，唇红，苔腻而黄，指纹红，脉滑数；③乳食积滞：症见腹胀痛拒按，食纳减少或不思饮食，暖隔酸馊，大便酸臭或夹有不消化食物，舌苔厚腻，指纹紫滞，脉数。

（2）苗医推五经方案。清脾经（清后易补法）为主，兼清肺经，次清肝经，稍清心经，略补肾经。脾胃之实证，按"实则泻之"，理当用清法，手法次数 300 次左右。清脾经是治疗脾病实证极为重要的手法，但清后要适当用补法（次数为清法 1/3），乃因小儿有脾常不足的生理特点，清（泻）后用补法，防清泻手法过数（手法次数是大致定数）和手法过重。若肆用清法或手法过重而不用补法抑之，恐有伤脾败胃之虞。兼清肺、肝、心，均为辅助清脾泻实之用，手法次数较清脾经为少，约 150～200 次；略补肾（手法约 200 次），以防土（脾）乘水（肾）。

（三）肝病证

（1）证候分型。①肝火上炎：症见头晕胀痛，面红目赤，急躁易怒，口苦咽干，尿黄便秘，舌红、苔黄，指纹红，脉弦数；②肝风内动（热极生风）：症见高热，大渴，躁动不安，抽搐，项强，目睛上吊，甚则角弓反张，神志昏迷，舌红、苔黄，脉弦数。

（2）苗医推五经方案。清肝经为主，清心经为辅，佐补脾经。清肝经意在降火邪，熄肝风，手法次数当多，不少于 300 次。母病及子，可致心胸烦乱，躁动不安，神志昏迷，故宜清心经，手法次数较清肝经为少（约 200 次）。稍补脾经（手法约 150 次），有扶脾（胃），防清泻肝经太过而伤脾败胃之意。（注：肝风内动证因证情险危，须配合其他治法。）

（四）心病证

（1）心病虚证。①心血虚：症见心悸，倦怠乏力，面白无华，目呆无神，眩晕，唇舌色淡，指纹色淡，脉细；②心阴虚：症见心悸、心烦，颧红，五心烦热，盗汗，舌红、少津，指纹色淡，脉细数；③心气虚：症见心悸，气短，活动时更甚，自汗，面白无华，体倦乏力，舌淡、苔白，指纹淡，脉虚细；④心阳虚：在心气虚基础上兼见肌肤不温，口唇发绀，舌淡胖或紫暗，指纹淡红不显，脉虚细。

（2）心病虚证苗医推五经方案。补心经为主，补肝经为辅，佐补脾经，略补肾经。心之虚证，当补心经，但手法次数勿过多，应控制在 200~250 次，且补后要用清法，以防心火亢盛；次补肝经，有补母实子，调节心血、心气之意（肝有疏泄气机、调节血液之功），但不可妄补，手法应控制在 150 次左右，且补后要用清法，以防肝风内盛。稍补脾经（手法约 200 次），有调补心气、心血功效。略补肾经（手法约 200 次），藉补先天以生精化血，或使心气、心阳渐旺，增肾水以降心之虚火。

（3）心火实证。①心火亢盛：症见心胸烦热，卧睡不安，面赤口渴，口舌生疮糜烂，舌尖红赤、苔黄，脉数；②痰火扰心：症见心烦意乱，狂躁妄动，谵语，面赤，气粗，喉间痰鸣，口苦，舌红、苔黄腻，指纹紫，脉数。

（4）心火实证苗医推五经方案。清心经为主，辅以清肝经，稍清脾经，略清肺经，补肾经。心之实火证，当清心经，手法次数不少于 300 次，以祛邪热；次清肝经（手法约 250 次），以防肝火及心火。稍清脾经（手法约 200 次，清后用补法，次数为清法 1/3），防脾气奎塞化火，致心火亢盛。略清肺经（手法约 150 次），以防肺气郁闭生火而致金侮火。补肾经（手法约 200 次），滋肾水而降心火。

（五）肺病证

（1）肺病虚证。①肺气虚：症见咳喘无力，动则气短，痰清稀，语声低微，倦怠乏力，面白少华，易感冒，舌淡，指纹色淡，脉虚细；②肺阴虚：症见干咳无痰，或痰少而勃，或痰中带血、咽干、声嘶，形体消瘦，午后潮热，五心烦热，盗汗，颧红，舌红、少津，指纹紫红，脉细数。

（2）肺病虚证苗医推五经方案。补肺经为主，次补脾经，再补肾经，稍清心经，兼清肝经。补肺经，即补肺气滋肺阴，据虚证不同而作用有别，手法次数在 200~300 次之间；次补脾经（手法约 200 次），此为补母实子。再补肾经（手法约 200 次），以助正气；稍清心经（手法约 120 次），防火乘金；兼清肝经（约 150 次），防木侮金。

（3）肺病实证。①风寒束肺：症见咳嗽声重浊，喘息气粗，痰稀色白，鼻塞流清涕，恶寒无汗，苔薄白，指纹色鲜红，脉浮紧；②风热犯肺：症见咳嗽，痰黄稠难咳出，咽痛，口渴，恶风发热，舌边尖红、苔薄黄，脉浮数；③燥邪犯肺：症见干渴无痰，或痰少而难咯出，鼻、咽、舌、唇皆干燥，或发热恶寒，舌红、苔薄黄，脉浮数或细数；④痰湿阻肺：症见咳嗽痰多，质稠易咯出，喉中痰鸣，气喘胸闷，舌淡、苔白腻，脉滑。

（4）肺病实证苗医推五经方案。清肺经为主，兼清肝、心经，稍补脾经。清肺经为主，以祛风、寒、痰、热，手法次数在 250~300 次之间；兼清肝经（手法约 200 次），以防肝火犯肺（木侮金）；清心经（手法约 150 次），以防火乘金；稍补脾经（手法约 200 次），以助肺祛痰除湿。

（六）肾病证

（1）证候分型。① 肾阳虚：症见形寒肢冷，头晕，神疲乏力，尿少浮肿，面色苍白，舌淡胖嫩，指纹沉而不露，脉沉弱；② 肾气不固：症见小便频数清长或遗尿，或小便失禁，或夜尿多，舌淡、苔白，脉沉弱；③ 肾不纳气：症见久病喘咳，呼多吸少，气不得续，动则喘甚，自汗神疲，声音低怯，舌淡，脉沉细无力；④ 肾精不足：症见发育迟缓，身材矮小，智力和动作迟钝，自门迟闭，肌骨痿软等；⑤ 肾阴虚：症见潮热盗汗，五心烦热，形体消瘦，咽干口燥，舌红、少苔，脉细数，指纹色红。

（2）苗医推五经方案。补肾经为主，次补肺经，稍清肝经，略补脾经。肾之虚证当补肾经为主，以调动肾之功能，根据不同证型分别补肾气，填阴精，充肌骨，降虚火，手法次数在 400 次左右；次补肺（手法约 250 次），为补母实子；稍清肝经（手法约 120 次），以防子盗母气；略补脾经（手法约 200 次），乃补后天实先天之意。

第八节　苗医小儿推拿的急救治则

急救是用于急重疾病的暂时性治疗措施，只能治其标。对推拿治法治疗不能取效或疗效欠佳的，应施用或配合其他疗法。

镇惊息风开窍醒神，主要适用于小儿惊风、抽搐、昏迷不醒等症，苗医小儿推拿常选用人中、老龙、肩井、申脉、仆参等穴，用较强的手法刺激，如掐、按、拿等法。如掐百会，掐印堂，掐人中，掐小天心，掐十宣，掐老龙，掐大敦，掐昆仑，掐太溪，掐仆参，拿承山，拿委中等。

第四章　苗医小儿推拿手法

第一节　基本手法

一、推法

推法是苗医小儿推拿临床的常用手法，根据操作方向的不同，可分为直推法、旋推法、分推法等，特点是推以通之，即开通关窍，疏通经络，祛除邪气，调节脏腑，适宜于小儿各种病症的治疗。频率一般为 200~300 次/min。

（一）直推法

用拇指外侧缘或拇指螺纹面或食、中两指螺纹面在穴（部）位上做直线推动，称为直推法（参见图 4-31、图 5-28、图 5-31）。

（二）旋推法

用拇指螺纹面在穴（部）位上做旋转移动，速度比运法快，用力比指揉法轻，这种推法称旋推法（参见图 5-30、图 5-34、图 5-36）。初学者最常见的错误动作是做成揉法。

（三）分推法

用双手拇指指面或桡侧缘，或用食、中指螺纹面自穴位或部位的中间向两旁做反向直线或弧线推动，称分推法（参见图 5-2、图 5-38）。

【手法要领】　推法操作要轻快连续，常配用适量推拿介质，以推后皮肤不发红为佳。"轻而不浮，快而着实"，指推时穴部有推移感，但不推动皮下组织，速度宜快。直推法操作时必须直线进行，不可歪斜。

【临床运用】　直推法适用于小儿推拿特定穴中的线状穴位和五经穴，重在祛邪，多为泻（清）法，常用穴（部）位有：天门、太阳、膻中、肺俞、七节、五经、三关、六腑；旋推法主要用于小儿推拿特定穴中的面状穴位，着重补虚，多用于虚证，常用的穴（部）位有脾经、肺经、肾经；分推法即分阴阳，重在调和阴阳，常用穴（部）位有：坎宫、手部阴阳、肺俞等。

二、揉法

用拇指指面或食指指面或食指、中指、无名指指面紧紧附着于穴位上做和缓回转的揉动。除用手指面外，还可运用掌根或鱼际部做揉法。由于所用部位不同，故分别称之为指揉法（参见图 5-5），掌根揉法（见图 4-1），鱼际揉法（见图 4-2）。成人推拿时，指揉法常用于点状穴位，鱼际揉法常用于头面部、胸腹部、胁肋部、四肢部，掌根揉法常用于腰背部、腹部及四肢部。小儿揉法有别于成人，运用指揉法最多。根据其操作形式不同，分为旋转揉和往返揉。旋转揉法，是做顺时针或逆时针方向的旋转揉动。往返揉法，即前后或上下往返揉动。

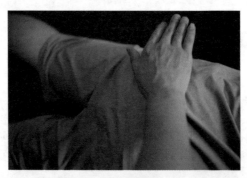

图 4-1　掌根揉法

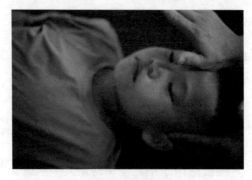

图 4-2　鱼际揉法

【手法要领】　柔而均匀，不要离开接触的皮肤，使该处的皮下组织随手指的揉动而转动，不要在皮肤上摩擦，速度宜快，频率约 200 次/min。

【临床运用】　本法轻柔缓和，刺激较小，适用于全身各部的穴位，也是苗医小儿推拿的主要手法。功能特点是揉以和散之，即有宽胸理气，消积导滞，活血散瘀，消肿止痛之功能，多用于胸腹胀满疼痛，食积，呕吐，泄泻，痢疾，便秘，咳喘等症。

临床上揉法除单独使用外，往往也与掐、按配合，形成复合手法。常用形式有三种：① 揉中加按法：往返或旋转揉数次后加按 1 次；② 揉按法：往返或旋转揉，边揉边按；③ 掐后加揉法：拇指甲掐后加揉法，以缓解掐法之不适。

三、拿法

用拇指指腹和食、中两指指腹或用拇指指腹与其余四指指腹相对用力；提拿一定部位和穴位，进行一紧一松的拿捏，称拿法（见图 4-3）。小儿推拿中，又将按法、掐法、捏法、揉法称之为拿。如《秘传推拿妙诀》记载"拿者，医人以两手或大指或各指于病者应拿穴处，或掐或捏或揉，皆谓之拿也"。《推拿指南》也说"按法，此法亦名拿法……用右手大中二指，相对着力合按之"。因此，拿法还具有较广泛的含义

【手法要领】　揉法在操作时，着力部分不能与患儿皮肤发生摩擦运动，也不能用力下压。拿法动作要缓和、有连贯性，不要断断续续；用力要由轻到重，不可突然用力，以防造成小儿啼哭不适。总之，要刚中有柔，刚柔相济。

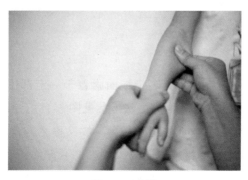

图 4-3　拿法

【临床运用】　拿法的刺激较强，有强心醒神，定惊止搐，发汗解表之功

效，即拿以强之。常配合其他手法用于颈项、四肢关节及肌肉酸痛，惊风，昏迷等病症。常用的穴（部）位有：肩井、合谷、风池、委中、承山等。

四、按法

用拇指指面、中指指面，或掌心，或掌根，或肘尖按压在一定的穴（部）位上的手法，称按法。由于按压所用的部位不同，分别可称之为指按法、掌按法、肘按法，苗医小儿推拿常用指按法。按法中指按法又称点法，取以指代针之意（见图 4-4）。

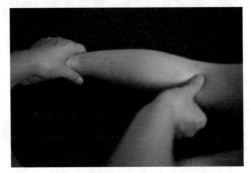

图 4-4　按法

【手法要领】　按而不动，逐渐向下用力按压，力量要适度，避免用力过猛而使患儿产生抵触及反抗。

【临床运用】　按法的功能特点是按以止之，即有止痛、止吐、止咳、止泻之功能。临床单独使用较少，常与揉法结合成复合手法，称之为按揉法。常用穴位有：肩井、委中、丰隆等穴。

五、摩法

用手掌面或食指、中指、无名指指面附着于一定部位上，以腕关节连同前臂做环形的有节律的抚摩，称为摩法（参见图 5-15）。所用部位不同又可分掌摩、指摩。前人在用摩法时常配以药膏，故又称之为膏摩。

【手法要领】　《石室秘录》记载"摩法，不宜急、不宜缓、不宜轻、不宜重，以中和之义施之"。摩法操作时，肘关节微屈，腕部放松，指掌自然伸直。指掌着力要随腕关节连同前臂做盘旋活动，用劲自然。摩动时要缓和协调，每分钟速度 120 次左右。指摩稍快，掌摩稍重缓。《厘正按摩要术》曰：
"急摩为泻，缓摩为补。摩法较推则从轻，较运则从重。"总之，摩法的要求
是"轻柔不浮，重而不滞"。揉法的动作与摩法颇为相似，需注意区别，揉法
着力相对较重，操作时要吸定，并带动皮下组织；而摩法着力相对较轻，操
作时仅在体表摩动，不带动皮下组织。

【临床运用】　摩法刺激轻柔缓和，是胸腹、胁肋的常用手法。功能特点
是摩以解之，即能和中理气，缓解疼痛，消积导滞，多用于治疗脘腹疼痛，
食积胀满，气滞及胸肋迸伤等症。

六、运法

用拇指指面或食指面或食指、中指、无名指面在穴（部）位上由此至彼
做弧形或环形移动，称运法（参见图 4-25、图 4-26）。此法实为推法变化运用。

【手法要领】　《保赤推拿法》谓"运者，医以指于儿经穴，由此往彼也。"
该法较直推法用力轻，仅在表皮运作，不带动深层组织，较旋推法幅度面积
为大。该法用力宜轻、宜缓，频率一般为每分钟 80 ~ 120 次为宜。

【临床运用】　运法的功能特点是运以祛之，即运正祛邪。苗医小儿推拿
多施于上肢部的穴（部）位，且往往与掐法相结合。如惊风目窜视者：从小
天心掐运至内劳，腹泻呕吐者，虎口至总筋。脾胃不和者：运脾（土）入肾
（水），运肾（水）入脾（土）。其他还有运八卦，运太阳等法。

七、搓法

用双手掌面夹住一定部位，相对用力做快速地搓转或搓摩，并同时做上
下往返移运，称为搓法（见图 4-5）。也可以手指指面在小儿经穴往来摩搓。

【手法要领】　双手用力要对称。搓动要快，频率一般为每分钟 120 次以
上，移动要慢，即"紧搓慢移"。搓法用于上肢时，要使上肢随手法略微转动；
搓法用于腰背、胁肋时，主要是搓摩动作，若在脐部用手往返摩搓，则叫搓脐。

【临床运用】　搓法适用于腰背、胁肋及四肢。一般常用作推拿治疗结束
手法。具有调气和血，疏通脉络，放松肌肉的作用。主治关节疼痛、麻木、
肿胀、屈伸不利等病症。

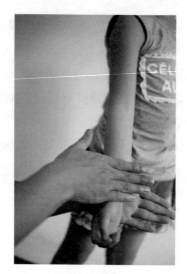

图 4-5　搓法

八、摇法

用左手扶住或托住肢体被摇关节近端，右手握住肢体远端做较大幅度转动或摆动的手法称摇法（见图 4-6）。

【手法要领】　动作宜缓不宜急，宜轻不宜重。医者两手协调配合，摇动的幅度由小到大，速度由慢到快，顺时针和逆时针方向均要摇动，须在关节生理功能和患儿耐受范围内操作，切勿使用暴力蛮力。

【临床运用】　摇法的功能特点是摇以活之，即活利关节，小儿推拿临床常用于颈项、肘、腕、踝等关节一些病症。摇肘关节又称运抖肘。《厘正按摩要术》有"寒证往里摇，热证往外摇，是法也，摇动宜轻，可以活经络，可以活气血，亦摩法中变化而出者"的说法。

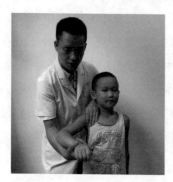
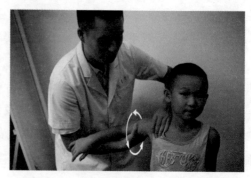

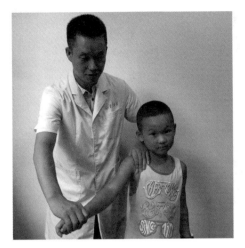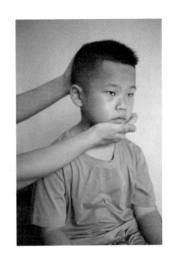

图 4-6　摇法

九、掐法

用手指指甲重刺穴位，称之为掐法（参见图 5-48、图 5-49、图 5-50、图 5-51）。

【手法要领】　手握空拳，拇指伸直，紧贴于食指桡侧缘。拇指指甲垂直用力按压重刺，既快又重，深透为止，不得抠动而掐破皮肤。

【临床运用】　掐法是强刺激手法之一，其功能特点是掐以醒之，止之，即强心醒神，止惊熄风。常用于高热、昏迷、抽搐等病症的治疗。常用穴位有：百会、人中、承浆、小天心、中冲、足三里、委中、涌泉等穴。临床上掐法往往与按、揉相伍，形成复合手法。掐法是强刺激手法，掐后轻揉局部，以缓解不适之感。

十、捏法

用拇、食两指或拇指、食指、中三指提捏某一部位，称捏法，因本法常用于背脊，且治疗多种疾病，故又称为"捏脊疗法"，俗称"翻皮法"。根据临床所需，操作时有两种形式。

（1）捏脊疗法（拇指在前）。操作方法：食指屈曲，用食指中节桡侧缘顶住皮肤。拇指端前按，拇指、食指夹住皮肤，并同时用力提捏，双手交替移动向前，由腰阳关起始沿着脊柱两旁捏至大椎穴旁（见图 4-7）。

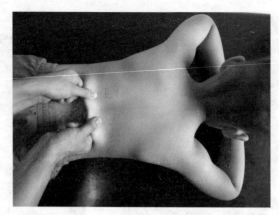

图 4-7　捏脊疗法（拇指在前）

（2）捏脊疗法（拇指在后）。操作方法：用拇指桡侧缘顶住皮肤，食、中指前节与拇指相对，并同时用力提捏。随提随捏，双手交替移动向前，从腰阳关起沿脊柱两旁捏至大椎穴旁（见图 4-8）。

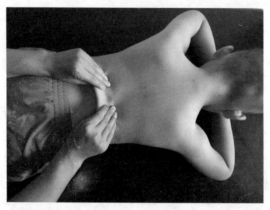

图 4-8　捏脊疗法（拇指在后）

【手法要领】　捏拿肌肤不宜过多，但也不宜过少。过多则不易向前推动，过少则皮肤较痛，且容易滑脱。捏拿时手法不宜过重，但也不宜过轻。过重则手法欠灵活，过轻则不易"得气"。捏拿时不宜拧转皮肤。操作时，当先捏住皮肤，随后依次提拿、捻动及推动，应注意随捏、随提、随放，向前推进要犹如波浪式，动作要协调。

【临床运用】　捏法主要用于脊柱骨穴，故称捏脊。又因主治疳积，所以又称捏积。因为该法能强健身体和防治多种病症，因而作为一种疗法，已被广泛应用。

十一、熨法

用双拇指螺纹面粘上桐油，在文火前加热后左右手交替直接熨穴位或部位，称熨法（见图4-9）。

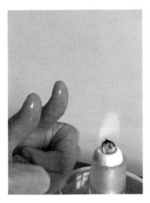

图 4-9　熨法

【手法要领】　熨时要紧贴皮肤左右手交替进行，可伴随揉法。一般操作3分钟左右。

【临床运用】　苗医小儿推拿常用双拇指粘（涂）桐油在火上烤热，在肛门上交替熨揉3分钟左右，称为熨肛门，可直接刺激局部，具有温中散寒、兴奋肛门括约肌神经、调节括约肌功能，从而达固摄和升提之功效，用于治疗脾气不升导致的小儿脱肛及腹泻等。

十二、捣法

用中指指端有节奏地叩击穴位，称捣法（参见图5-43）。

【手法要领】　捣击时肩肘关节放松，以腕关节屈伸为主。捣击穴位应准确，用力宜稳。

【临床运用】　本法相当于"指击法"，常用于小天心穴，以安神宁志。《推拿三字经》有"捣天心，翻上者，捣下良，捣者打也……翻下者，捣上强，左捣右，右捣左"的说法。

十三、擦法

用拇指外侧缘或食指、中指指面在体表来回摩擦；或用手掌、大鱼际、小鱼际等部擦之，分别称为指擦、掌擦、鱼际擦法（见图4-10）。

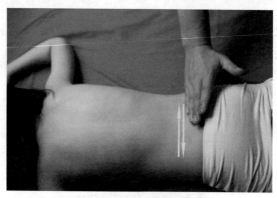

图4-10　擦法

【手法要领】　擦时不论是上下方向还是左右方向，都应直线往返，不可歪斜，往返距离要拉得长些。着力部分要紧贴皮肤，但不要硬用压力，以免擦破皮肤。用力要稳，动作要均匀连续，呼吸自然，不可屏气，一般速度为每分钟100~120次。使用擦法时要注意暴露治疗部位，并合理应用推拿介质，既可防止擦破皮肤，又可增高局部温度。使用擦法后，不要在该部再用其他手法，否则容易引起破皮。所以一般在治疗最后使用擦法。

【临床运用】　擦法的功能特点是"擦以温之"，即具有温经通络、行气和血、消肿止痛、和胃的作用，可以提高局部的体温，扩张血管，加速血液和淋巴液循环。苗医小儿推拿常应用擦法宣肺止咳，温肺化痰，也常用于治疗脾胃虚寒引起的脘腹疼痛、消化不良等病症，此外还用于酸痛、肢体麻木、伤筋等。三种方法可以配合变化使用，不必拘泥。

十四、刮法

用生姜断面，或用汤匙、钱币的光滑边缘，或用刮痧板，或用拇指外侧（桡侧）缘，紧贴着皮肤由上往下或向两旁用力移动的方法，称刮法。

【手法要领】　刮时要紧贴皮肤用力。刮至皮下充血，皮肤见紫红色即可。

【临床运用】　本法刺激较重，用时可隔一层绸绢或蘸取油类进行，以防破皮。本法的功能特点是刮以散之，即散发郁热，疏解外邪之功，常用于眉心、颈项、胸脊肋间、肘弯、膝弯等处。多适用于风热郁结之痧证。苗医小儿推拿常将鲜姜掰开，用其断面直接做刮法，常用于外感表证，称为姜刮法

（见图 4-11 ）。

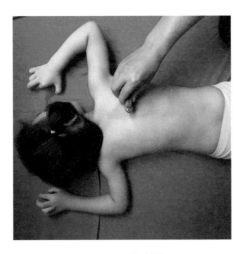

图 4-11　姜刮法

十五、击法

用指端、拳背、掌根、小鱼际或桑枝棒击打体表的手法，分别称为指击法、拳背击法、掌根击法、小鱼际击法或桑枝棒击法（见图 4-12 ）。

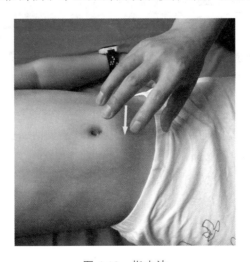

图 4-12　指击法

【手法要领】　肩、肘、腕放松，击打应垂直体表，迅速弹起，动作连续有节奏，含力蓄劲，收发灵活。苗医小儿推拿指击法的操作特色，非五指分开自然弯曲放松前提下，腕关节屈伸来指击，乃保持五指分开并齐前提下，腕关节内收外旋来操作。前者指击法似以石击水，可用于成人，后者指击法如雨打芭蕉，可用于小儿推拿。

【临床运用】　本法可疏经通络、行气止痛。拳背击法、掌根击法、小鱼际击法或桑枝棒击法多应用于成人推拿，小儿推拿多用指击法。苗医小儿推拿特色指击法，常用于腹部，治疗腹痛、便秘等，也可用于膀胱体表投影区，治疗遗尿等。苗医小儿推拿特色指击法，还常用于成人头部、面部等敏感部位。

十六、捻法

用拇指、食指螺纹面捏住足趾或手指各关节部位，做对称地搓转，称捻法（见图 4-13）。

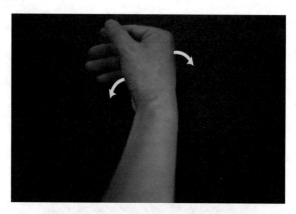

图 4-13　捻法

【手法要领】　捻动时用力要对称，捻动时要灵活、快速，不可呆滞，状如捻线，做到频率快、移动慢，即"紧捻慢移"。

【临床运用】　一般适用于四肢小关节。具有理筋通络、滑利关节、消肿止痛的作用，常配合其他手法，治疗指（趾）间关节的疼痛、肿或屈伸不利等症。

十七、㨰法

用小指掌指关节背侧吸定于体表，前臂主动旋转带动腕关节的屈伸，使手背近尺侧面持续不断地㨰动的手法，称㨰法（见图 4-14）。

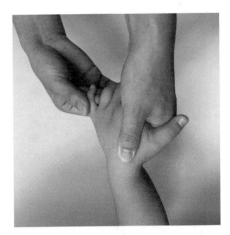

图 4-14　滚法

【手法要领】　沉肩，即肩关节放松，禁止耸肩，以腋下能容一拳为宜。垂肘，即肘关节放松，自然下垂。掌指关节及指间关节自然屈曲，手背呈一自然弧形，小指掌指关节背侧吸定于一定的部位，紧贴体表，不能拖动或跳动。向外滚动时，前臂外旋，逐渐屈腕；向内回滚时，前臂内旋，逐渐伸腕；外滚和回滚的力量之比约为 3∶1。腕关节屈伸的幅度约为 120°，即向外滚动（屈腕）约 80°，向内回滚（伸腕）约 40°。滚动的频率为每分钟 120～160 次，移动要慢，即"紧滚慢移"。

【临床运用】　滚法具有舒筋活络、解痉止痛、通调气血之功能。由于手法的接触面积较大，压力亦较强，适用于肩部、腰臀及四肢等肌肉较丰富的部位。对肢体麻木不仁，肢体瘫痪，运动障碍等疾患常用本法治疗，如小儿肌性斜颈，小儿麻痹后遗症等。

【功效】舒经活血，解痉止痛，松解粘连。

十八、拨法

以指端深按体表，进行单方向或往返的拨动的手法，称拨法（见图 4-15）。

【手法要领】　下压至一定的深度，使局部产生"得气"感时，再做与肌腱、韧带、肌纤维或经络成垂直方向的拨动。

【临床运用】　拨法可以解痉止痛、松解粘连。可用于小儿肌性斜颈，小儿麻痹后遗症等疾患的治疗。

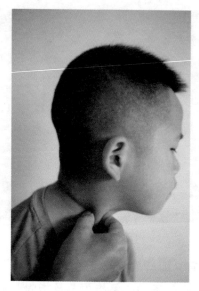

图 4-15　拨法

十九、拍法

用虚掌拍击体表的手法，称拍法（见图 4-16）。

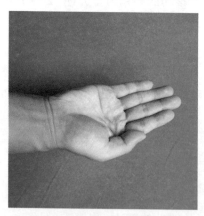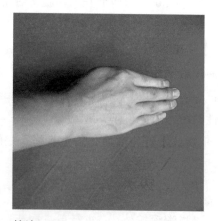

图 4-16　拍法

【手法要领】　五指自然并拢，掌指关节自然微屈，使掌心空虚。沉肩，垂肘，腕关节放松，肘关节主动屈伸，带动虚掌有弹性、有节奏地拍击。可单手操作，也可双掌交替拍击。

【临床运用】　拍法可以疏经通络、宣通气血。常用于小儿保健。

二十、振法

将指端或手掌紧贴体表，通过上肢肌肉持续收缩使治疗部位产生快速振动的手法，称振法（见图 4-17）。

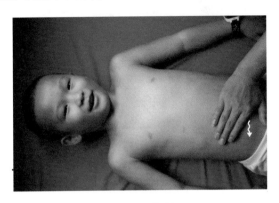

图 4-17　振法

【手法要领】　上肢强直性静止用力，注意力和力量集中于掌或指产生振动，应自然呼吸，不可屏气。振动幅度要小，频率要达到每分钟 600～800 次，使受术部位产生温热感、松动感。另有上肢肌肉绷紧并做主动颤动的"松振法"，频率为每分钟 200～300 次。

【临床运用】　振法可以镇静安神、行气消积。可用于小儿夜啼、腹痛等疾患的治疗以及小儿保健。

二十一、抖法

用双手或单手握住肢体远端，作连续、小幅度上下抖动的手法，称抖法（见图 4-18）。

【手法要领】　抖动上肢时，手握腕部牵引上肢，抖动从腕部经肘部传至肩部，频率在每分钟 200 次左右。抖动下肢时，先做 1～3 次较大幅度的抖动，产生较大幅度的波浪状运动，再做频率每分钟 80 次左右的抖动。应自然呼吸，不可屏气。

【临床运用】　抖法可以舒筋活络、滑利关节。对肢体麻木不仁，肢体瘫痪，运动障碍等疾患常用本法治疗，如小儿麻痹后遗症等。

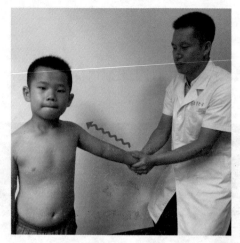

图 4-18　抖法

第二节　复式手法

复式手法是小儿推拿中用一种手法或几种手法在一个或几个穴位上按一定程序进行的特殊操作方法，既有特定的名称，又有规定的操作部位、顺序和方法，还有特定的主治作用，是小儿推拿特有的操作手法。复式手法的名称，有的根据其动作形象而定，如打马过天河等；有的根据主治功能而定，如飞经走气等；有的根据手法、穴位和操作要求而定，如运土入水、运水入土等。复式手法在历代著作中名称不一，如《窍穴图说推拿指南》称之为"大手术"，《小儿推拿秘诀》中称为"手上推拿法"。复式手法在历代著作中记载的操作方法也不尽相同，说法不一，有的名同法异，有的法同名异。苗医小儿特有的复式手法有苗医推胸法、苗医推腹法、苗医推背法等，与其他流派名同法异的复式手法有打马过天河、运土入水、运水入土等，与其他流派基本相同的复式手法有按弦走搓摩等。

一、苗医推胸法

【位置】　膻中穴，在胸骨中线，两乳头连线中点处，属任脉。

【操作】　用拇指或中指面按而揉之数十下，名揉按膻中；揉后再用两手中指或两大拇指从膻中左右分推数十下，名分推膻中；继用食指、中指、无名指由胸骨切迹往下推数十下，名直推膻中；接着用食指、中指分开由锁骨下一肋间起按压每个肋间，至第五肋间止，连按压 3～5 次，名按压肋间。以上诸法总称为"苗医推胸法"，亦称"苗医推膻中"（见图 4-19）。

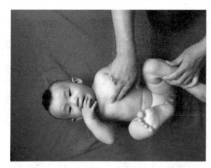

第一步：揉按膻中

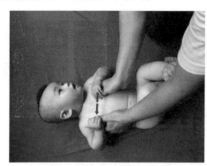

第二步：分推膻中

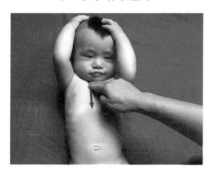

第三步：直推膻中

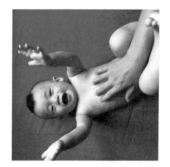

第四步：按压肋间

图 4-19　苗医推胸法

【作用】　宽胸理气，止咳化痰，降逆止呕。

【主治】　胸闷，吐逆，咳喘，痰鸣等。

【临床运用】　膻中穴为气之会穴，居胸中。胸背属肺，推揉之，能宽胸理气，止咳化痰。对各种原因引起的胸闷，吐逆，痰喘咳嗽均有效。治疗呕吐、嗳气常与推板门，分腹阴阳，运内八卦等合用；治疗哮喘常与推肺经，揉肺俞等合用；治疗痰吐不利常与揉天突，按揉丰隆等合用。

二、苗医推腹法

【位置】　中脘穴，在上腹部，脐中上 4 寸，前正中线上。

【操作】 用中指面做顺时针方向揉转数十次，名为调中安中法；先顺时针方向揉转数十次，接着由上往下直推，次数为揉转数的 1/2，为消导法；逆时针方向揉转数十下，名为补中健脾法。以上诸法总称"苗医推腹法"（见图4-20）。

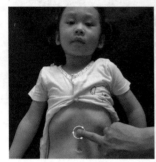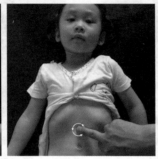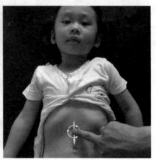

图 4-20　苗医推腹法

【作用】 健脾和胃，消食导滞。

【主治】 腹痛，胀满，积滞，呕吐，泄泻，食欲不振等。

【临床运用】 由于此穴有 3 种操作方法，作用有别，临床运用时应注意辨证，对证使用。如调中安中法有调和脾胃的功能，常用于脾胃不和的食欲不振等症；消导法有消食导滞作用，常用于乳食积滞之症；补中健脾法有补脾气、健胃气的功能，常用于胃脾虚弱之症。

三、苗医推背法

【位置】 肺俞穴，在背部，第 3 胸椎棘突下，后正中线旁开 1.5 寸。

【操作】 用拇指或中指面揉 20～30 次，称揉肺俞；两拇指分别自肩胛骨内缘从上向下呈"介"字形推 50～100 次，称推肺俞；用盐粉或姜汁分别自肩胛骨内缘从上向下擦之，以皮肤发红为度，称盐擦"八"字。以上诸法总称"苗医推背法"或称"苗医全推揉肺俞"（见图4-21）。

【作用】 宣肺止咳，化痰退热。

【主治】 喘咳，痰鸣，胸闷，胸痛，发热等。

【临床运用】 揉推肺俞有宣肺止咳，化痰退热的功能，临床多用于呼吸系统疾病，若加盐擦"八"字，效果更好。

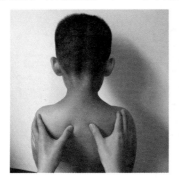

第一步：揉肺俞

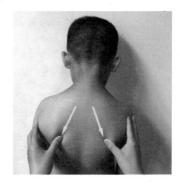

第二步：推肺俞推"八"字

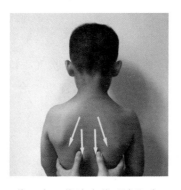

第三步：推肺俞推"介"字

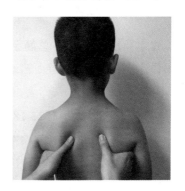

第四步：盐擦"八"字

图 4-21 苗医推背法

四、水底捞明月

水底捞明月又名水底捞月、水中捞月、苗医退烧手法。

【位置】 内劳宫周围。

【操作方法】 医者左手持小孩左手尺侧四指，掌心向上，用冷水滴入掌心，接着医者用右手中指在内劳宫周围旋运之，并结合吹气，边吹气，边旋运推之，速度宜慢不宜快，以不超过 18 口气为限（见图 4-22）。

【作用】 清热凉血，宁心除烦。

【主治】 高热烦躁，神昏谵语。

【临床运用】 此法大寒大凉，功能清热凉血，宁心除烦。临床上主治高热大热，对于高热烦躁，神昏谵语，属于邪入营血的各类高热实证，尤为适宜。

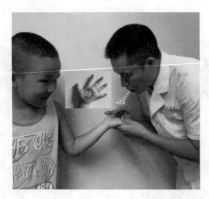

图 4-22　水底捞明月

五、大推天河水

【位置】　前臂正中，总筋至洪池（曲泽）成一直线。

【操作】　两食指、中指面沾水自腕推向肘，每推一次，结合吹气一口（按：另也有不结合吹气之说），称大推天河水。速度的移动宜慢不宜快。治疗以该处皮肤发凉为度，但以不超过 18 口气为限（见图 4-23）。

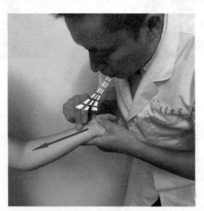

图 4-23　大推天河水

【作用】　清热，解表，泻火除烦。

【主治】　外感发热、潮热、高热，烦躁不安，口渴，弄舌，惊风等一切实热病症。

【临床运用】　大推天河水，性凉，较平和，能清热解表，泻火除烦。主要用来治疗热性病症，清热而不伤阴分，多用于五心烦热，口燥咽干，口舌生疮，夜啼等症；对于感冒发热，头痛，恶心，汗微出，咽痛等外感风热者，也常与推攒竹、坎宫，揉太阳等合用。

六、打马过天河

【位置】 前臂正中，总筋至洪池（曲泽）成一直线。

【操作】 用食指、中指沾水自总筋处，一起一落交互打如弹琴状，直至洪池，每拍打一番同时结合吹气一口，称打马过天河。速度的移动宜慢不宜快。治疗以该处皮肤发凉为度，总的原则：不超过 18 口气（见图 4-24）。

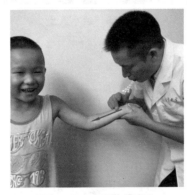

图 4-24　打马过天河

【作用】 清热，解表，泻火除烦。

【主治】 外感发热、潮热、高热，烦躁不安，口渴，弄舌，惊风等一切实热病症。

【临床运用】 打马过天河，清热之力大于大推天河水，多用于实热、高热等症。

七、运水入土

运水入土又名运肾入脾。

【位置】 用手掌面，小指根至拇指根，沿手掌边缘一条弧形曲线。

【操作】 医者左手拿住小儿尺侧四指，掌心向上，右手拇指端由小儿小指根推运起，经过掌小横纹，小天心至大拇根止，推运 20～100 次（见图 4-25）。

【作用】 健脾助运，润燥通便。

【主治】 泻痢，疳积，消化不良，便秘等。

【临床运用】常用于久病，虚证，如因脾胃虚弱引起的消化不良，食欲不振，便秘，疳积，泻痢等症。

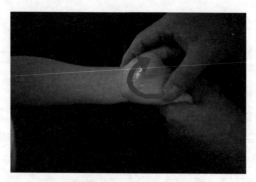

图 4-25　运水入土

八、运土入水

运土入水又名运脾入肾。

【位置】　用手掌面，拇指根至小指根，沿手掌边缘一条弧形曲线。

【操作方法】　医者左手拿住小儿尺侧四指，掌心向上，右手拇指端由小儿拇指根推运起，经小天心，掌小横纹至小指根（见图 4-26），推运 20 ~ 100 次。

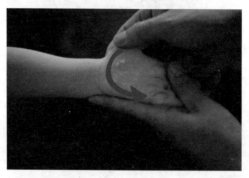

图 4-26　运土入水

【作用】　利尿，清湿热，补肾水。

【主治】　小便赤涩，尿频数，少腹胀满。

【临床运用】　常用于新病、实证，如因湿热内蕴而见少腹胀满，小便频数、赤涩等。

九、黄蜂入洞

黄蜂入洞又名为洗井灶、洗皂、宝瓶。

【位置】 两鼻孔即是此穴（相当于内迎香，为奇穴）。

【操作】 用食指、中指两指指端在小儿两鼻孔下缘揉按 10～20 次（见图 4-27）。

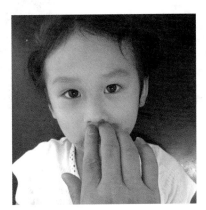

图 4-27 黄蜂入洞

【作用】 宣肺气，通鼻窍。

【主治】 鼻塞不通，发热无汗。

【临床运用】 鼻为肺之窍，穴居鼻孔。揉按之，能宣肺气，通鼻窍，用于感冒，慢性鼻炎等引起的鼻塞流涕，呼吸不畅，效果较好。多与清肺经、拿风池等合用。

十、鸣天鼓

【位置】 两耳。

【操作】 目前临床上有两种方法：一是术者一手掌罩住患儿耳廓，另一手中指屈曲，以中指端有节律地叩击罩住耳廓之手背，两耳交替；二是患儿坐位，术者立于患儿前面，用双手掌按压住两耳廓，使耳道相对通畅，两拇指夹住头之两侧，食指靠在中指背上，其余手指自然的伸展，围绕颈部，中指紧贴枕后部，食指靠在中指上，两指快速弹动，使食指指腹有节律地扣打枕后部。操作 20～40 次（见图 4-28）。

【作用】 通窍、醒脑、复聪、益肾。

【主治】 耳部诸疾：如耳鸣、耳聋、耳塞或湿热上犯；神识不清，反应迟钝；肾虚，如五迟、五软。

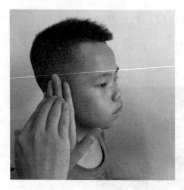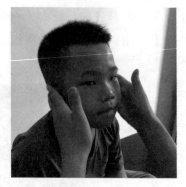

图 4-28　鸣天鼓

十一、猿猴摘果（桃）

【位置】　双耳。

【操作】　提耳：以双手食、中指侧面分别夹住患儿两耳尖向上提。摘果：再从下至上，用拇食指捏揉（捻）两耳部，最后拿住耳垂向下牵拉，如摘果状。向上提耳 3 ~ 5 次，依次向下捏揉并牵拉 3 ~ 5 次，可连续操作 5 ~ 10 遍（见图 4-29）。

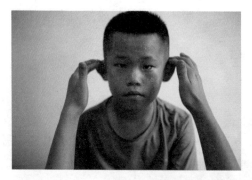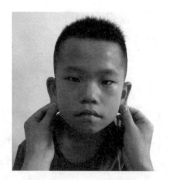

图 4-29　猿猴摘果

【作用】　利气化痰，健脾和胃。

【主治】　喘咳，痰鸣，食积，食少，腹胀，寒热往来，疟疾等病证。

十二、开璇玑

【位置】　在天突下 1 寸。

【操作方法】　首先从璇玑穴开始，两手拇指沿胸肋间隙自上而下向左右两旁分推，次则从鸠尾穴处向下直推脐部，然后再在神阙穴左右摩挪，最后再从脐中推至小腹各 50~100 次（见图 4-30）。

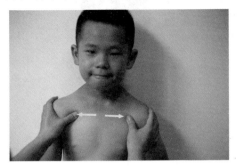
第一步（分推肋间）

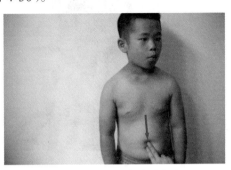
第二步（鸠尾直推脐部）

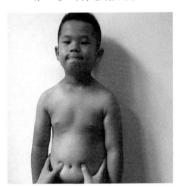
第三步（摩挪神阙）

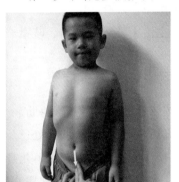
第四步（脐中推至小腹）

图 4-30　开璇玑

【作用】　宽胸理气，降逆止呕。

【主治】　胸闷痰喘，积食不化，呕吐，泄泻等症。

【临床运用】　开者开通，宣通之意。开璇玑法包括分推肋间、鸠尾直推脐部、摩挪神阙、脐中推至小腹等 4 个操作步骤，其能开通脏腑，因此临床上对于痰邪壅塞，食积不化引起的胸闷气促，咳痰不畅，夹食腹痛，呕吐泄泻等实热证均可运用。

十三、肃肺

【位置】　胸背部。

【操作】　术者双掌一前一后夹持患儿胸背，从上至下，依次轻快地搓揉。搓揉 5~8 遍，振 2~3 遍，拍 3~5 遍，推抹 5~8 遍（见图 4-31）。

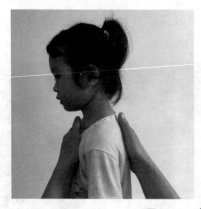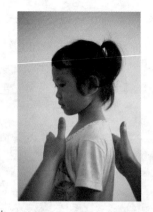

图 4-31　肃肺

【作用】肃肺，降肺气。

【主治】外感，身热、咳嗽、哮喘等。

十四、按弦走搓摩

按弦走搓摩又名搓摩胁肋。

【位置】　两腋下胁肋处。

【操作方法】　医者在小儿身后，用双手掌在小儿两腋下胁肋处自上而下搓摩，称按弦走搓摩，又称搓摩胁肋（见图 4-32），搓摩 50 ~ 100 次。

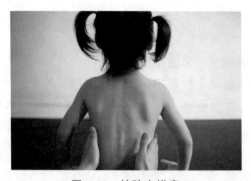

图 4-32　按弦走搓摩

【作用】　理气化痰。

【主治】　胸闷，气促，咳嗽，积滞等症。

【临床运用】　功能：理气化痰。主要用于积痰、积滞引起的胸闷痞积，咳嗽气急，痰喘不利诸症。手法自上而下，不可遗之。

第五章　苗医小儿推拿常用穴位

小儿推拿除了运用十四经及经外奇穴外，还有许多特定的穴（部）位，称为小儿推拿特定穴。小儿推拿特定穴多分布在头面及四肢（特别是在双手），正所谓"小儿百脉汇于两掌"。穴位形状不仅有"点"，而且有"线"和"面"。如三关、六腑、天河水等都是线状穴位，板门、腹等穴都是面状穴位。小儿推拿特定穴的名称和位置，有些和十四穴经穴及经外奇穴相似，有些则各家说法不一致，甚至在同一本书中有几种说法。本书谈及这些特定穴位时，主要根据湘西苗医刘氏（刘开运）小儿推拿流派目前临床运用而定。小儿推拿特定穴的命名根据有以下几种：

（1）根据人体部位而命名，如乳旁、肚脐、肚角等。

（2）根据脏腑之名而命名，如心、肝、脾、肺、肾经等。

（3）根据自然界物体而命名，如太阳、山根等。

（4）根据治疗作用而命名，如端正、精宁等。

（5）根据哲学名词而命名，如阴阳、八卦等。

（6）根据动物名称而命名，如老龙、龟尾等。

对于有些穴位虽然文献上有所记载，但因记载不详，现在又几乎不用，故仅按原载引出，不详加说明。

本节主要介绍小儿推拿穴位位置、操作及次数（或时间）、作用、主治及临床运用等，其中操作次数一般以治疗 3 岁左右的患儿为参考。临床运用时，要根据患儿年龄大小，体质强弱和病情轻重进行增减。

第一节　头面部穴位

一、天门（又名攒竹）

【位置】　在面部，从两眉中点（印堂）起，直上至前发际（神庭穴），成一直线。

【操作】　用两拇指螺纹面从印堂推至神庭穴，两手交替直推 24 次（见图 5-1）。此法名"开天门"，亦称"推攒竹"。

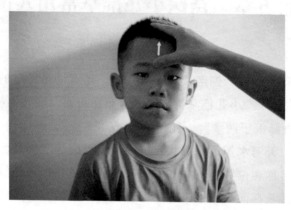

图 5-1　开天门

【功效】　祛风散寒，醒脑明目，镇惊安神。

【临床运用】　苗医小儿推拿将开天门，推坎宫，运太阳，按总筋等作为常例对待，于治疗前先采用上述诸法，然后随症施用其他各法。推攒竹能散风寒解表，醒脑明目，镇惊安神。常用于外感发热，头痛等症，多与推坎宫、揉太阳等合用；若惊惕不安、烦躁不宁，多与清心经、肝经等合用；若目赤肿痛，多与掐揉小天心、大推天河水，清肝经等合用。

【古籍参考】

"开天门法：凡推，皆用葱姜水，浸医人大指，若儿病重，次以麝香末粘医人指上用之。先从眉心向额上推，推二十四数，谓之开天门。"（《保赤推拿法》）

"推攒竹法，法治外感、内伤均宜。医用两大指，春夏蘸水，秋冬蘸葱姜，和真麻油，由儿眉心，交互往上直推。"（《厘正按摩要术》）

二、坎宫

【位置】　自眉头起至眉梢成一弧线上缘，左右两穴。

【操作】　用两拇指螺纹面从印堂穴处沿着眉头向眉梢分推 24 次，此推法名"推坎宫"，又名"头部分阴阳"（见图 5-2）。

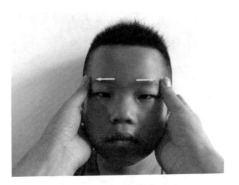

图 5-2　推坎宫

【功效】　祛风散寒，醒脑明目，止头痛。

【临床运用】　用于外感发热，头痛，多与推攒竹，揉太阳合用；若用于治疗目赤肿痛，多和清肝经、掐揉小天心、大推天河水等合用。

【古籍参考】

"推坎宫，医用两大指自小儿眉心分过两旁是也。"（《小儿推拿广意》）

"推坎宫法：法治外感内伤均宜。医用两大指，春夏蘸水，秋冬蘸葱姜和真麻油，由小儿眉心上，分推两旁。"（《厘正按摩要术》）

三、太阳

【位置】　在头部，眉梢与目外眦之间，向后约一横指的凹陷中，为奇穴。

【操作】

（1）推太阳：用拇指桡侧分别在左右两太阳穴处向后直推 24 次（见图 5-3）。

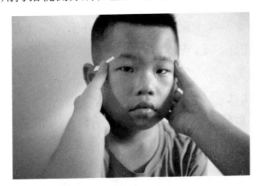

图 5-3　推太阳

（2）按揉太阳：用左手或右手的中指端，揉按太阳穴，向耳的方向揉转，揉中加按，即每揉 5 下按压 2 次，共 24 次左右。

（3）运太阳：用拇指或中指在太阳穴周围运转（见图 5-4）。

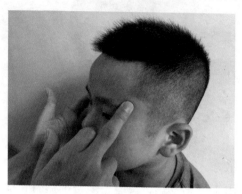

图 5-4　运太阳

【功效】　推太阳：祛风散寒，醒脑明目。按揉太阳：治外感头痛。运太阳：发汗解表，止汗（苗医小儿推拿认为男女有别。男，左太阳发汗为泻法，右太阳止汗为补法；女，左太阳止汗为补法，右太阳发汗为泻法）。

【临床运用】　推太阳或按揉太阳主要用于外感发热。若外感表实无汗，头痛，热厥，目赤肿痛，用泻法；若外感表虚有汗，或自汗等症用补法，用运太阳止汗。

【古籍参考】

"额角：左为太阳，右为太阴。"（《幼科推拿秘书》）

"分推太阴穴、太阳穴法：于开天门后，从眉心分推至两眉外梢。"（《保赤推拿法》）

"揉太阴法：治女，揉太阴穴发汗，若发汗太过，揉太阳穴数下以止之。治男，揉太阴穴反止汗。"（《保赤推拿法》）

"揉太阳法：治男，揉太阳穴发汗，若发汗太过，揉太阴穴数下以止之。治女，揉太阳穴反止汗。"（《保赤推拿法》）

"运太阳，往耳后转为泻，往眼转为补。"（《小儿推拿广意》）

"拿两太阳穴，属阳明经能醒。"（《推拿仙术》）

四、耳后高骨（又名耳后、耳背、高骨）

【位置】　两耳后，乳突后缘与后发际交界处，乳突后缘下凹陷中。

【操作】　用拇指或中指指面做按揉法，揉 5 次按 2 次，共计 24 次左右（见图 5-5）。

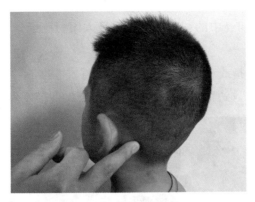

图 5-5　揉耳后高骨

【功效】　疏风解表，止咳化痰，安神除烦。

【临床运用】　用于治疗感冒头痛，多与推攒竹、坎宫、太阳等穴合用；若惊风，烦躁多与掐小天心、清心经、清肝经等合用；若咳痰多，多与推胸法、推乳旁，推肺俞等穴合用。

【古籍参考】

"拿耳后穴，属肾经能去风。"（《推拿仙术》）

"……耳背穴原从肾管，惊风痰吐一齐行。"

"运耳背骨图：医用两手中指、无名指揉儿耳后高骨二十四下毕，掐三十下。"（《小儿推拿广意》）

五、风池

【位置】　在颈后区，枕骨之下，胸锁乳突肌上端与斜方肌上端之间的凹陷中，属于足少阳胆经穴。

【操作】　用两中指端按两风池穴各 3～5 次，按后加揉 10～20 次；或用拇指、食指对称拿风池，称拿风池。

【功效】　发汗解表，祛风散寒，通窍明目。

【临床运用】　拿风池能发汗解表，祛风散寒。本法发汗效果较显著，若再配合推攒竹，掐揉二扇门等，发汗解表之力更强。多用于感冒头痛，发热无汗或项背强痛，鼻塞等症。常按揉风池可预防感冒。

六、天柱

【位置】 颈后发际正中至大椎穴，沿颈椎棘突成一直线。本穴属于小儿推拿特定穴，而十四经中的"天柱穴"属足太阳膀胱经，位置在哑门穴旁约1.3寸。

【操作】 用拇指或食、中两指自上向下直推，推 50～100 次，称推天柱（见图 5-6）。或用汤匙边蘸水自上向下刮，刮至皮下轻度瘀血即可。

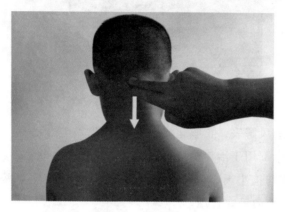

图 5-6 推天柱

【功效】 降逆止呕，祛风散寒，定惊。

【临床运用】 在天柱用推法、刮法可治疗呕恶，多与横纹推向板门（虎口）、揉中脘等合用；治疗外感发热，惊风，颈项强痛等症多与拿风池、掐揉二扇门等同用；单用刮法多以酒盅边沾姜汁或凉水自上向下刮，刮至局部皮下有轻度瘀血即可，治暑热发痧症。苗医小儿推拿还常将鲜姜掰开，用其断面直接做刮法，常用于外感表证，称为姜刮天柱法。

【古籍参考】

"天柱，即颈骨也。"（《幼科推拿秘书》）

七、百会

【位置】 在头部，前发际正中直上 5 寸，两耳尖直上连线中点，头顶正中点，属于督脉经穴。

【操作】 用拇指甲掐或用拇指端或中指端按揉，分别称为掐百会或按揉百会（见图 5-7），亦可用灸法。掐 3～5 次，按揉 5～10 次。

【功效】　镇惊安神，升阳举陷。

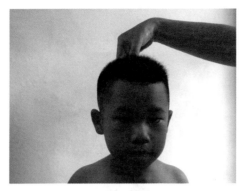

图 5-7　按揉百会

【临床运用】　百会为诸阳之会，按揉之能安神镇惊，升阳举陷。治疗惊痫，烦躁，肝阳头痛，多与清肝经，清心经，掐运小天心等合用，用于虚证之目眩，遗尿，脱肛。虚脱久泻可用按揉法，亦可用灸法救脱，常与补脾经、补肾经、推三关、揉丹田等合用。

【古籍参考】

"百会由来在顶心，此中一穴管通身，仆前仰后歪斜痫……腹痛难禁还泻血，亦将灸法此中寻。"（《幼科铁镜》）

"百会穴在头顶毛发中，以线牵向发前后，左右重。"（《幼科推拿秘书》）

八、印堂（又名眉心、大天心）

【位置】　在头部，两眉毛内侧端中间的凹陷中，属于督脉经穴。

【操作】　用拇指甲掐后，再加揉之。掐 3 ~ 5 次左右，揉 20 ~ 50 次（见图 5-8）。

【功效】　醒脑提神，祛风通窍。

【临床运用】　治疗感冒，头痛，常与推太阳，推攒竹，推坎宫等合用；若抽搐，昏厥多与掐小天心、掐老龙、按揉百会、清心经、清肝经等合用。

【古籍参考】

"慢惊风……掐住眉心良久……香油调粉推之。"（《小儿推拿方脉活婴秘旨全书》）

"大天心在眉中心。"（《万育仙书》）

"印堂青色受人惊,红白皆由水火侵,若要安然无疾病,镇惊清热既安宁。"(《小儿推拿广意》)

"印堂青,主惊泻……"(《厘正按摩要术》)

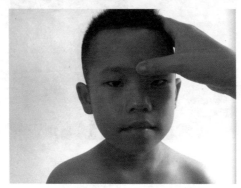

图 5-8　揉印堂

九、人中 (又名水沟)

【位置】　在面部,在人中沟的上 1/3 与下 2/3 交界处,属督脉经穴。

【操作】　用拇指指甲掐之,掐后加揉,掐 3 ~ 5 次,或掐之醒即止之。用于急救时不拘泥于是否掐破皮肤,但若掐破皮肤应注意防止感染 (见图5-9)。

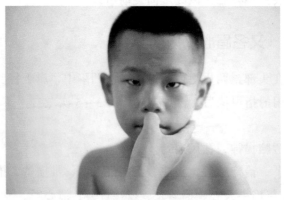

图 5-9　掐人中

【功效】　通关开窍,定惊安神。

【临床运用】　掐人中能通关开窍,镇惊息风。主要用于急救,对于人事不省,窒息,惊厥或抽搐者,掐之有效,多与掐十宣、老龙等合用。

【古籍参考】

"令爪其病人人中，取醒……"（《肘后备急方》）

"水沟：在准头下，人中是也。"（《幼科推拿秘书》）

十、承浆

【位置】　在面部，颏唇沟的正中凹陷中，属于任脉经穴。

【操作】　用拇指甲掐之，掐后加揉，掐 3 ~ 5 次（见图 5-10）。

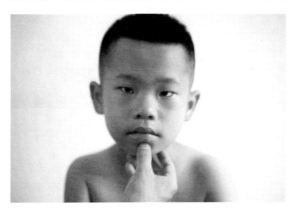

图 5-10　揉承浆

【功效】　止呕、止泻，开窍醒神。

【临床运用】　掐而醒之，掐承浆能醒神开窍，用于惊风昏迷，常与掐老龙合用；若高热，吐泻者，多与推板门、涌泉、大肠经，揉龟尾，推七节，揉足三里、中脘等合用。单用主要用于治疗流唾液。

第二节　胸腹部穴位

一、天突

【位置】　在颈前区，胸骨上窝中央，前正中线上，属任脉经穴。

【操作】　用中指端勾揉 10 ~ 20 次，配合按法，称为勾揉天突（见图 5-11）。

【功效】　化痰平喘，顺气止呕。

【临床运用】　勾揉天突能化痰平喘，顺气降逆，止呕。由于气机不利，痰涎壅盛或胃气上逆所致之痰喘、呕吐，多与推胸法、揉中脘、运内八卦等合用。用中指端微屈向下，向里按，动作宜快，可使其呕吐。

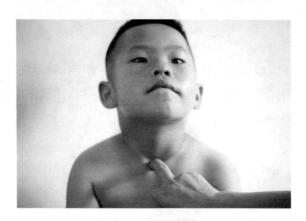

图 5-11　勾揉天突

二、中府

【位置】　在胸部，横平第 1 肋间隙，锁骨下窝外侧，前正中线旁开 6 寸，属于手太阴肺经穴。

【操作】　用中指端按揉 10 ~ 20 次。

【功效】　止咳化痰，宣肺平喘。

【临床运用】　按揉中府能宣降肺气以止咳，多与按揉云门、推胸法合用。

【古籍参考】

"中府、阳交，主喉痹，胸满塞，寒热。"（《千金方》）

三、云门

【位置】　在胸部，锁骨下窝凹陷中，肩胛骨喙突内缘，前正中线旁开 6 寸，属于手太阴肺经穴。

【操作】　用中指端按揉 10 ~ 20 次。

【功效】　止咳化痰平喘，宣降肺气。

【临床】　按揉云门能宣降肺气以止咳平喘，多于按揉中府、推胸法合用。

四、乳旁

【位置】　乳头外侧旁开 1 横指（0.2 寸），左右两穴。

【操作】　用拇指或中指端按揉 20 次左右（见图 5-12）。

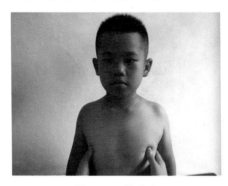

图 5-12　揉乳旁

【功效】　理气宽胸，止咳平喘，降逆止呕。

【临床】　揉乳旁治疗肺系疾患之咳喘，常与乳根、膻中、肺俞、天突合用；若呕吐者，多与推板门等穴合用。

【古籍参考】

"拿奶旁穴，属胃经能止吐。"（《推拿仙术》）

"……及至奶旁尤属胃，去风止吐力非轻。"（《小儿推拿广意》）

"奶旁，奶旁即乳旁，用右手大指按之治咳嗽，止呕吐，左右同。"（《厘正按摩要术》）

"此治咳嗽呕吐，奶旁即两乳之旁，用右大指头按之，男左女右"《推拿抉微》

五、乳根

【位置】　在胸部，第 5 肋间隙，前正中线旁开 4 寸，属于足阳明胃经穴。

【操作】　用中指或拇指的指端按揉 10～20 次（见图 5-13）。

【功效】　宽胸理气，止咳平喘。

【临床运用】　见乳旁穴。

【古籍参考】

"乳根穴：在两乳下。"（《幼科推拿秘书》）

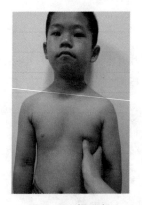

图 5-13 揉乳根

六、腹部

【位置】 上腹部。

【操作】 沿肋弓角边缘向两旁分推，称分推腹阴阳。或自中脘至脐，向两旁分推，是苗医小儿推拿分推腹阴阳的另外一种操作方法（见图 5-14）；掌或四指摩，称摩腹（见图 5-15）。分推 50~200 次；摩 2~5 分钟。

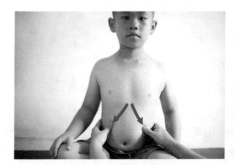
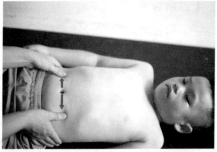

图 5-14 分推腹阴阳

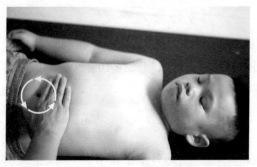

图 5-15 摩腹

【功效】　健脾和胃，理气消食。

【临床运用】　摩腹、分推腹阴阳主要治疗脾胃疾患。对于小儿腹泻、呕吐、恶心、便秘、腹胀、厌食等消化功能紊乱效果较好，常与捏背，按揉足三里合用，作为小儿保健手法。

【古籍参考】

"摩腹，用掌心团摩满腹上，治伤乳食。"（《厘正按摩要术》）

七、肚脐（又称神阙、气舍）

【位置】　在脐区，脐中央，为任脉经穴。

【操作】　用中指端揉转数十次，加按3～5次，称揉按肚脐（见图5-16）；指摩或掌摩，称摩脐。

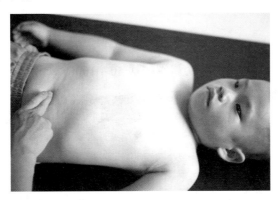

图 5-16　揉按肚脐

【功效】　温阳散寒，健脾和胃，消食导滞，涩肠固脱。

【临床运用】　揉脐，摩脐法对脾胃肠疾患疗效尤佳。它多用于腹泻，便秘，腹痛，积滞等症。临床上揉脐，摩腹，推上七节，揉龟尾常配合应用，简称"龟尾七节，摩腹揉脐"，治疗腹泻效果较好。

【古籍参考】

"脐上，运之治肚胀气响，如症重，则周围用灯火四焦。"（《小儿推拿广意》）

"神阙揉此止泻痢。"（《幼科推拿秘书》）

"揉脐及鸠尾……身热重者，必用此法……寒掌热指，乃搓热手心揉脐也。"（《幼科推拿秘书》）

"揉脐及龟尾并擦七节骨，此治泻痢之良法也……自龟尾擦上七节骨为

补，水泻专用补。若赤白痢，必自上七节骨擦下尾为泄……若伤寒后，骨节痛，专擦七节骨至龟尾。"（《幼科推拿秘书》）

"摩神厥，神厥即肚脐。以掌心按脐并小腹，或往上，或往下，或往左，或往右，按而摩之，或数十次，数百次。治腹痛，并治便结。"（《幼科推拿秘书》）

"推肚脐，须蘸汤往小腹下推则泻，由小腹往脐上推则补。"（《厘正按摩要术》）

"治头痛，应揉脐及阳池、外劳宫。"（《推拿捷径》）

"补脐法，此法能泻，用两大指面交互由脐向小腹下推之。"（《推拿指南》）

"摩脐法：此法治腹痛便结。脐，一名神厥穴，又名气舍穴，用右掌心向上下左右按而摩之。"（《推拿指南》）

八、天枢

【位置】　在腹部，横平脐中，前正中线旁开 2 寸，属于足阳明胃经穴。

【操作】　用食指、中指的指端按揉 50～100 次（见图 5-17）。

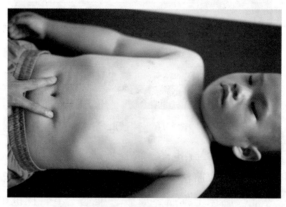

图 5-17　揉天枢

【功效】　调理胃肠，消积导滞。

【临床运用】　天枢为大肠之募穴，能疏调大肠，消积导滞。常用于治疗急、慢性胃肠炎及消化功能紊乱引起的腹泻，呕吐，食积，腹胀，便秘等症。临床上天枢与脐同时操作时，可以用中指按脐，食指与无名指各按两侧天枢同时揉动。

【古籍参考】

"揉天枢，天枢穴在腹中两旁两乳之下，揉此以化痰止咳，其揉法以我大、食指八字，按而揉之。"(《幼科推拿秘书》)

九、丹田

【位置】　即关元穴，在下腹部，脐中下3寸，前正中线上，属于任脉经穴。

【操作】　或揉、或摩、或推，分别称为揉丹田，或摩丹田，或推丹田（见图5-18）。揉200~300次，摩3~5分钟，推为揉数的一半。

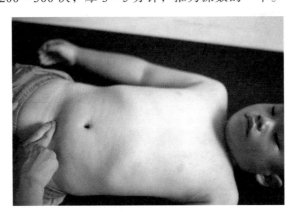

图 5-18　揉丹田

【功效】　培肾固本，温补下元，分清别浊。

【临床运用】　揉、摩、推丹田能培肾固本，温补下元，分清别浊。揉后加推上丹田，多用于小儿先天不足，寒凝少腹及腹痛，疝气，遗尿，脱肛等症，常与补肾经，推三关，揉外劳宫等合用，单用揉按丹田对尿潴留有一定效果，也可与清后溪等合用。

【古籍参考】

"摩丹田：丹田在脐下，以掌心由胸口直摩之，得八十一次，治食积气滞。"(《厘正按摩要术》)

"搓脐下丹田等处，以右手周围搓摩之，一往一来，治膨胀腹痛。"(《厘正按摩要术》)

十、肚角

【位置】　脐下2寸（石门），旁开2寸，大筋处。

【操作】 用双手拇指、食指、中指三指做拿法，称拿肚角（见图 5-19）；或用中指端按，称按肚角。拿或按 3~5 次。

【功效】 止痛，止泻。

【临床运用】 按拿肚角是止腹痛的要法，对各种原因引起的腹痛均可应用，特别是对寒痛，伤食痛效果更好。本法刺激较强，一般拿 3~5 次即可，不可拿得时间太长，为防止患儿哭闹影响手法的进行，可在诸手法完毕后，再拿此穴。

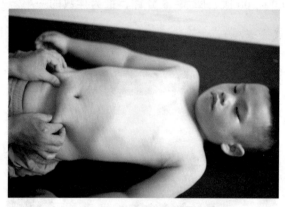

图 5-19 拿肚角

【古籍参考】

"肚角穴：止泻止肚痛，往上推止泻，往下推泄。"（《推拿仙术》）

"肚角止泄泻。"（《小儿推拿广意》）

"肚痛太阴脾胃络，肚痛泄泻任拿停……"（《小儿推拿广意》）

"肚角穴，腰下两旁往丹田处也。"（《幼科推拿秘书》）

"按肚角，肚角在脐之旁；用右掌心按之，治腹痛亦治泄泻。"（《厘正按摩要术》）

十一、中极

【位置】 在下腹部，脐下 4 寸，前正中线上，属于任脉经穴。

【操作】 用食指、中指的指端按揉 50~100 次。

【功效】 止痛，除胀满，止遗。

【临床运用】 按揉中极可止腹痛，多与按揉天枢，摩腹合用；灸中极可治疗小儿遗尿症，达到益肾固元的作用。

十二、急脉

【位置】　在下腹部，耻骨联合下旁开 2.5 寸，腹股沟股动脉搏动处。

【操作】　用食指、中指的指端按揉 50 ~ 100 次（见图 5-20）。

【功效】　修复腹股沟斜疝。

【临床运用】　苗医小儿推拿流派在临床中发现，急脉穴正处于腹股沟管深环处，按揉之可使腹股沟斜疝患儿内环闭合，疝气消失。

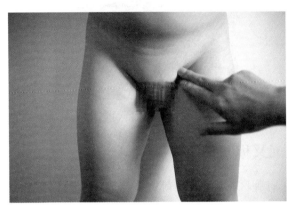

图 5-20　按揉急脉

第三节　肩背腰骶部穴位

一、大椎

【位置】　第 7 颈椎棘突下凹陷中，后正中线上，属督脉经穴。

【操作】　用拇指指甲掐或指端按，继加揉，共约 20 ~ 50 次（见图 5-21），分别称为掐大椎或按大椎。

【功效】　退热解表

【临床运用】　掐或按大椎有清热解表的作用，继加揉法起缓解前法引起的不适，本穴主要用于感冒、发热、项强等症。此外用提捏法，以屈曲的食指、中指两指蘸清水在穴位上提捏，至局部皮下出现轻度瘀血为止，对百日咳有一定的疗效。

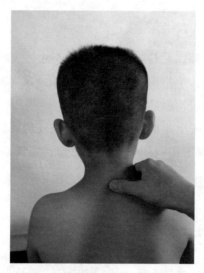

图 5-21 揉大椎

二、肩井（又称膊井）

【位置】 在肩胛区，第 7 颈椎棘突下与肩峰最外侧点连线中点的筋肉处，属足少阳胆经穴。

【操作】 用拇指与食指、中指两指对称用力提拿肩井，称拿肩井（见图 5-22）。用指端按其穴称按肩井。拿或按 3 ~ 5 次。

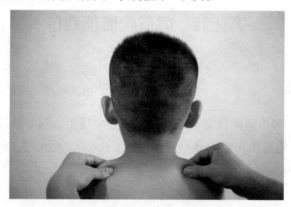

图 5-22 拿肩井

【功效】 宣通气血，发汗解表。

【临床运用】 按拿肩井能宣通气血，发汗解表。苗医小儿推拿临床上将拿肩井用于治疗结束的总收法（苗医关窍手法），也可用于治感冒、惊厥及肩背部疼痛等症。

【古籍参考】

"肩井穴是大关津,掐此开通血气行,各处推完将此掐,不愁气血不周身。"(《幼科铁镜》)

"按肩井:肩井在缺盆上,大骨前半寸。以三指按,当中指下掐中是,用右手大指按之,治呕吐发汗。"(《厘正按摩要术》)

"……肩井肺经能发汗,脱肛痔漏总能遵。"(《小儿推拿广意》)

"掐肩井穴法:此穴在颈两旁。靠肩旁骨窝处,不拘何症,推拿各穴毕,掐此能周通一身之血气。"(《保赤推拿法》)

"此法能发汗止吐,肩井穴一名膊井,在肩上掐中。用右大指按之,男左女右。"(《推拿指南》)

"马蹄惊……天心掐之,心经掐之,用灯火断两掌心并肩井各一焦。"(《小儿推拿方脉活婴秘旨全书》)

"总收法:诸症毕,以此法收之,久病更宜用此,永不犯。"(《幼科推拿秘书》)

三、定喘

【位置】　在脊柱区,横平第 7 颈椎棘突下,后正中线旁开 0.5 寸,属于经外奇穴。

【操作】　用两拇指或中指指端按揉 20 ~ 30 次(见图 5-23)。

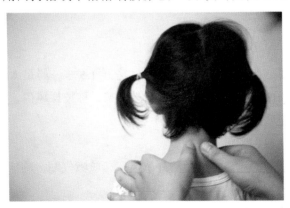

图 5-23　揉定喘

【功效】　止咳平喘。

【临床运用】 按揉定喘穴能止咳平喘，常用于外感内伤之咳喘，临床常与揉肺俞、风门等穴合用。

四、创新

【位置】 第1胸椎棘突旁开2横指处，左右各1穴。此穴为刘开运教授的经验穴，故名创新。

【操作】 用拇指或中指指端揉按20~30次（见图5-24）。

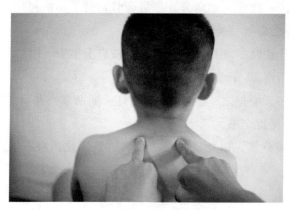

图 5-24　揉创新

【功效】 止咳平喘。

【临床运用】 揉按创新，能止咳平喘。常用于外感咳嗽，哮喘，临床多与天突、膻中、肺俞等合用。

五、风门

【位置】 第2胸椎棘突下，后正中线旁开1.5寸，属足太阳膀胱经穴。

【操作】 用两拇指或食指、中指指端揉按，称按揉风门，揉按20~30次。

【功效】 止咳，平喘。

【主治】 感冒，咳嗽，气喘。

【临床运用】 揉风门主要用于外感风寒，咳嗽气喘。临床上多与清肺俞，推揉膻中等配合使用。

【古籍参考】

"咳嗽揉之，取热。"（《幼科推拿秘书》）

六、心俞

【位置】　第5胸椎棘突下，后正中线旁1.5寸，属足太阳膀胱经穴。

【操作】　用拇指或中指的指端按揉20～50次。

【功效】　养心安神，止咳平喘。

【临床】　心为君主之官，五脏六腑之大主，主神明，心神得养，则五脏安，按揉心俞可安神除烦，用于小儿夜啼。

【古籍参考】

"主泻五脏之热。"（《类经图翼》）

"主呕吐不下食，健忘。"（《针灸大成》）

七、肝俞

【位置】　第9胸椎棘突下，后正中线旁开1.5寸，属足太阳膀胱经穴。

【操作】　用拇指或中指的指端按揉20～50次。

【功效】　养肝明目，利胆退黄。

【临床】　按揉肝俞能清泻肝胆，养肝明目，疏通气机，多用于实证。

八、脾俞

【位置】　第11胸椎棘突下，后正中线旁开1.5寸，属足太阳膀胱经穴。

【操作】　用揉法，称揉脾俞，揉50～100次（见图5-25）。

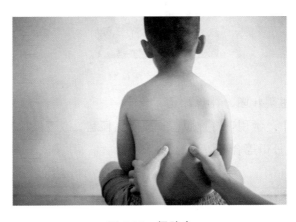

图 5-25　揉脾俞

【功效】　健脾胃，助运化，祛水湿。

【临床运用】　揉脾俞能健脾胃，助运化，祛水湿，常治疗脾胃虚弱，乳食内伤，消化不良等症，多与揉胃俞、推脾经、按揉足三里等合用。

九、胃俞

【位置】　第 12 胸椎棘突下，后正中线旁开 1.5 寸，属足太阳膀胱经穴。

【操作】　用拇指或中指的指端按揉 30 ~ 50 次。

【功效】　健脾胃，消积滞。

【临床运用】　揉胃俞有健脾胃，消积滞的功能。常用于治疗脾胃虚弱，乳食积滞，消化不良等症，常与揉脾俞、推脾经、揉按足三里等合用。

十、肾俞

【位置】　第 2 腰椎棘突下，后正中线旁开 1.5 寸，属于足太阳膀胱经穴。

【操作】　用拇指或中指的指端按揉 30 ~ 50 次（见图 5-26）。

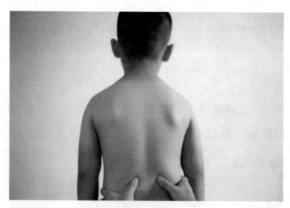

图 5-26　揉肾俞

【功效】　滋阴壮阳，补益肾元。

【临床运用】　常用于肾虚腹泻，或阴虚便秘，或下肢瘫痪等，多与推肾经、补脾经、揉丹田等合用。

十一、腰俞

【位置】　在骶区，正对骶管裂孔，后正中线上，属于督脉经穴。

【操作】　用拇指或中指的指端按揉 20～30 次。

【功效】　通经络，止泄泻。

【临床运用】　多用于腰痛、下肢瘫痪、泄泻等症。

【古籍参考】

"腰俞穴旋推止泄。"(《推拿仙术》)

十二、膀胱俞

【位置】　在骶部，横平第 2 骶后孔，骶正中嵴旁开 1.5 寸，属足太阳膀胱经穴。

【操作】　用拇指或中指的指端按揉 20～50 次。

【功效】　止泻，止遗。

【临床运用】　按揉膀胱俞能固精止遗，用于小儿遗尿，多与按揉肾俞、中极等合用。

十三、大肠俞

【位置】　第 4 腰椎棘突下，后正中线旁开 1.5 寸，属足太阳膀胱经穴。

【操作】　用拇指或中指的指端按揉 20～50 次。

【功效】　止痛，润肠通便。

【临床运用】　大肠为传导之官，主津，按揉大肠能润肠生津通便，用于肠燥津枯之便秘，多与推下七节，消食导滞法合用。

十四、脊柱骨

【位置】　大椎至长强成一直线。

【操作】　用食指、中指面至大椎直推至骶椎（长强），推 50～200 次，称"推脊"（见图 5-27）。自上而下依次按揉 3～5 遍，称"按脊"。

【功效】　清热镇惊。

【临床运用】　推脊能清实热，常用于实热证及急惊风等症，临床多与清河水、退六腑、掐按大椎等合用。按脊多与揉肾俞、拿委中、拿承山等同用，用于治疗腰背强痛、角弓反张、下焦阳气虚弱等病症。

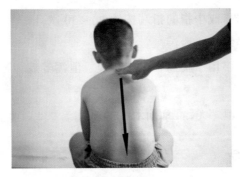

图 5-27　推脊

【古籍参考】

"……取其脊骨皮，深取痛引之，从龟尾至顶乃止。未俞更为之。"(《肘后备急方》)

"伤寒骨节疼痛，从此用指一路旋推至龟尾。"(《推拿仙术》)

"推骨节，由项下椎直推至龟尾，须蘸葱姜汤推之，治伤寒骨节疼痛。"(《厘正按摩要术》)

十五、脊

【位置】　脊柱两旁，由肺俞至肾俞之间。

【操作】　用捏法，由肾俞处往上翻至肺俞，两侧各 5~8 次，此法俗称"翻皮"(参见捏法)。

【功效】　调阴阳，理气血，和脏腑，通经络，培元气。

【临床运用】　用捏脊法自下而上捏之，能调阴阳、理气血、和脏腑、通经络、培元气、具有强健身体的功能，是小儿保健常用主要手法之一。临床上多与补脾经、补肾经、推三关、摩腹、按揉足三里等配合应用，治疗先天和后天不足的一些慢性病症，均有一定的效果。本法单用，名捏脊疗法，不仅常用于小儿疳积，腹泻等病症，还可应用于成人失眠，肠胃病，月经不调等病症。本法操作亦旁及足太阳膀胱经脉，临床运用时可根据不同的病情，重提或按揉相应的背部俞穴，以加强疗效。

十六、七节骨

【位置】　位于腰骶正中，命门至尾骨端成一直线。

【操作】　用拇指侧面或食指、中指两指面自下向上或自上向下直推，分别称推上七节骨和推下七节骨[见图 5-28（1）（2）]。推 60～200 次。

【功效】　推上七节骨能温阳止泻，推下七节骨能泻热通便。

【临床运用】　推上七节骨能温阳止泻。多用于虚寒腹泻、脱肛、久痢、久滑泄等症，临床上常与按百会、揉丹田、补脾经等合用治疗气虚下陷的脱肛、遗尿等症；若属实热证，则不宜用本法，因为用后多令小儿腹胀或出现其他变证。推下七节骨能泄热通便，多用于肠热便秘或痢疾等症。若腹泻属虚寒者，不可用本法，恐防滑泄。

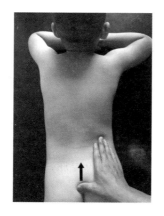 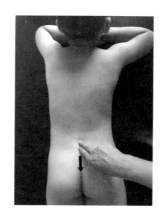

图 5-28（1）　推上七节骨　　　图 5-28（2）　推下七节骨

【古籍参考】

"七节骨：水泻，从龟尾向上擦如数，立刻即止，若痢疾，必先从七节骨向下擦至龟尾，以去肠中热毒，次日方自下而上也。"（《幼科推拿秘书》）

"便秘者，烧酒在肾俞推下龟尾……若泄泻亦要逆推，使气升而泄可止。"（《小儿推拿广意》）

十七、龟尾（又名尾闾、长强、尾尻）

【位置】　在会阴区，尾骨下方，尾骨端与肛门连线的中点处，属于督脉经穴。

【操作】　用拇指端或中指端揉按，分别称揉龟尾或按揉龟尾（见图 5-29）。按揉 20～50 次。

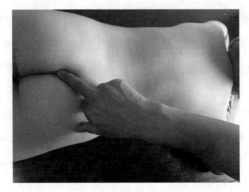

图 5-29　揉龟尾

【功效】　止泻，固脱，通便。

【临床运用】　揉之能通调督脉经气，调理大肠。穴性平和，能止泻，也能通便。多与揉脐、推七节骨配合使用，可治腹泻、脱肛、便秘等症。

【古籍参考】

"掐龟尾：掐龟尾并揉脐，治小儿水泻、乌痧、膨胀、脐风、月家盘肠等症。"（《小儿按摩经》）

"揉龟尾并揉脐，治水泻、乌痧、膨胀、脐风……等症。"（《小儿推拿方脉活婴秘旨全书》）

"龟尾，揉之止赤白痢泄泻之症。"（《小儿推拿广意》）

"龟尾灸久痢。"（《幼科铁镜》）

"龟尾即尾闾穴，旋推止泻。"（《推拿仙术》）

"龟尾者，脊骨尽头，闾尾穴也……"（《幼科推拿秘书》）

"龟尾：长强……"（《增图故释推拿法》）

第四节　上肢部

一、脾经

【位置】　拇指末节螺纹面。

【操作】　用拇指螺纹面贴在小儿拇指螺纹面上做旋推为补脾经（见图5-30）；直推为清脾经（见图 5-31）。推 100～500 次。

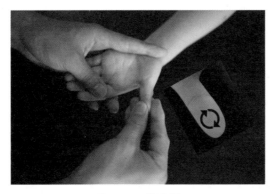

图 5-30　补脾经

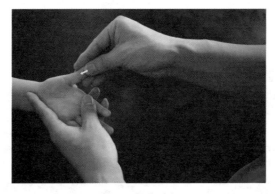

图 5-31　清脾经

【功效】　健脾胃，补气血，清湿热，止吐泻。

【临床运用】　补脾经法能健脾胃，补气血。用于脾胃虚弱，气血不足而引起的食欲不振、消化不良等症。清脾经法能清热利湿，止呕止吐。用于湿热内蕴、恶心呕吐、腹泻痢疾及热结便秘等。脾为后天之本，以补为主，但亦可清之，或根据需要在一次操作中清补并用。

【古籍参考】

"掐脾土：曲指左转为补，直推之为泻，饮食不进，人瘦弱，肚起清筋，面黄四肢无力用之。"（《小儿按摩经》）

"将小儿拇指屈曲，向里推为补；将小儿拇指伸直，向里向外来回推为平补平泻（又称清法）。"（《小儿推拿学概要》）

二、肝经

【位置】　食指末节螺纹面。

【操作】 旋推为补，称补肝经；直推为清，称清肝经（见图 5-32）。推
100 ~ 500 次。

【功效】 平肝息风，开郁除烦。

【临床运用】 清肝经能平肝泻火，熄风镇惊，解郁除烦。常用于急惊风、
抽搐、烦躁不宁、目赤、口苦、咽干等症。补肝经能补益肝肾，常用于慢惊
风，但肝经宜清不宜补，因肝为阴中之阳脏，稍有不慎，易动肝风。故若肝
虚应补时，则需补后加清，或以补肾经代之，称滋肾养肝法。

【古籍参考】

"推肝木：肝木即食指端，蘸汤，侧推之直入虎口，能和气生血。"（《厘
正按摩要术》）

"肝穴在食指端，为将军之官，可平不可补，补肾即补肝。"（《推拿三字经》）

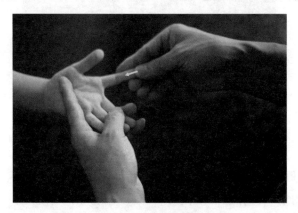

图 5-32 清肝经

三、心经（又名心火）

【位置】 中指末节螺纹面。

【操作】 旋推为补，称补心经；直推为清，称清心经（见图 5-33）。推
100 ~ 500 次。

【功效】 清心除烦，补益气血。

【临床运用】 本穴宜用清法，不宜用补法，恐动心火之故。清心经能清
热退心火。常用于心火旺盛而引起的高热神昏、面赤、口疮、小便短赤等，
多与大推天河水，清后溪等合用。若有气血不足而面色无华，心烦不安，睡
卧露睛等症，需用补法时，可补后加清或以补脾经代之。

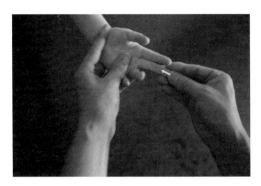

图 5-33　清心经

【古籍参考】

"掐心经，二掐劳宫，推上三关，发热出汗用之。如汗不来，再将二扇门揉之，掐之，手心微汗出。"（《小儿按摩经》）

"心火，推之退热发汗，掐之通利小便。"（《小儿推拿广意》）

"推心火，凡心火动，口疮弄舌，眼大小眦赤红，小便不通，皆宜推而清之。至于惊搐，又宜清此，心经为一节。掐之止吐。"（《幼科推拿秘书》）

"心、膻中二穴在中指端，心血亏者，上节来回推之，清补乃宜，不可妄动，有火天河水代之，无虚不可补。"（《推拿三字经》）

四、肺经（又名肺金）

【位置】　无名指末节螺纹面。

【操作】　旋推为补，称补肺经（见图 5-34）；直推为清，称清肺经（见图 5-35）。补肺经和清肺经统称推肺经。推 100～500 次。

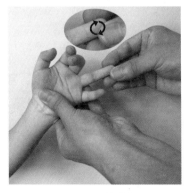

图 5-34　补肺经

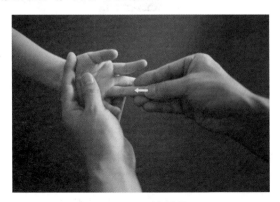

图 5-35　清肺经

【功效】　宣肺清热，化痰止咳，疏风解表，补益肺气。

【临床运用】　本穴可清可补。清肺经能宣肺清热，疏风解表，化痰止咳。用于感冒发热及咳嗽、气喘痰鸣等肺经实热证。补肺经能补益肺气。用于肺气虚损、咳嗽气喘、虚汗怕冷等肺虚之证。

【古籍参考】

"鼻流清水推肺经为主……"（《推拿仙术》）

"肺金：推之止咳化痰，性主温和。"（《小儿推拿广意》）

"推肺经……凡小儿咳嗽痰喘必推此，惊也必推此。"（《幼科推拿秘书》）

五、肾经（又名肾才）

【位置】　小指末节螺纹面

【操作】　旋推为补，称补肾经（见图 5-36）；直推为清，称清肾经。补肾经和清肾经统称推肾经。推 100～500 次。

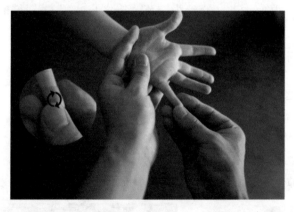

图 5-36　补肾经

【功效】　滋补肾阴，温养下元，清利下焦湿热。

【临床运用】　补肾经能滋肾阴，温下元。用于先天不足，久病体虚、肾虚、久泻、多尿、遗尿、虚喘等症。清肾经能清利下焦湿热。用于膀胱湿热，小便赤色等症。"肾为先天之本"，故苗医小儿推拿认为本穴一般多用补法，需用清法时，也多以清后溪代之。

【古籍参考】

"眼不开，气血虚，推肾水为主。"（《推拿仙术》）

"肾水：推之推肺脏腑之热，清小便之赤，如小便短，又宜补之。"(《小儿推拿广意》)

"小便赤黄，可清之。治宜清肾水，自肾指尖推往根下为清也。"(《小儿推拿广意》)

"治肾虚汗多，应推补肾水，汗即止。"(《推拿捷径》)

六、总筋

【位置】　位于手腕掌侧横纹的中点。

【操作】　用拇指指甲掐或指端按揉之，分别称掐总筋（见图 5-37）、按揉总筋。每次掐 24 次，按 24 次左右。

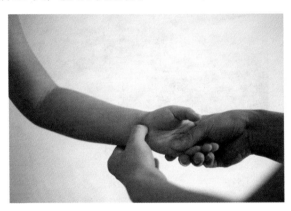

图 5-37　掐总筋

【功效】　清心经热，散结止痉，通调气机。

【临床运用】　按揉总筋，能清心经热，散结止痉，通调周身之气机。临床上多与大推天河水、清心经配合，治疗口舌生疮、潮热、夜啼等实热证。治疗惊风抽掣多用掐法，操作时手法宜快，并稍用力。此穴也作为推上肢的首推穴之一，是苗医小儿推拿的开窍手法之一。

【古籍参考】

"掐总筋，过天河水，能清心经，口内生疮，四肢常掣，遍身潮热，夜间啼哭，去三焦六腑五心潮热病……诸惊风，总筋可治。"(《小儿按摩经》)

"总筋穴，在大横纹下，指之脉络各皆总于此，中四指脉皆总于此。"(《幼科推拿秘书》)

七、阴阳（又名大横纹）

【位置】 位于总筋两旁，小指（尺）侧为阴，又称阴池，相当于"神门"，神门属手少阴心经（按：另有在大横纹桡侧端之说）。拇指（桡）侧为阳，又称阳池，相当于"太渊"，太渊属手太阴肺经（按：另有在大横纹尺侧端之说）。

【操作】 用两手拇指从总筋处向左右两边分推 20～30 次，称为"分阴阳"（见图 5-38）。

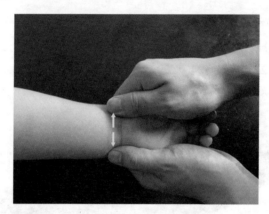

图 5-38　分阴阳

【功效】 调和阴阳。

【临床运用】 分推阴阳能平衡阴阳，调和气血，行气导滞。多用于阴阳不调，气血不和而致的寒热往来、烦躁不安、乳食停滞、腹胀、吐泻等症。此穴也作为推上肢的首推穴之一，是苗医小儿推拿的开窍手法之一。

【古籍参考】

"横纹两旁，乃阴阳二穴。就横纹上，以两大指中分，往两旁抹，分为阴阳。肚胀、腹膨胀、泄泻，二便不通，脏腑虚，并治。"（《小儿推拿方脉活婴秘旨全书》）

"就横纹上两指中分向两边抹，为分阴阳。治寒热往来，膨胀，泄泻，呕逆，脏腑结。"（《保赤推拿法》）

"凡男女有恙，俱由于阴阳寒热之失调也，故医者当先为之分阴阳；次即为之推三关，退六腑……"（《推拿仙术》）

"阴穴：太渊……阳穴：神门（兑中、中都、锐中）。"（《增图考释推拿法》）

八、板门

【位置】　从虎口经鱼际直至总筋之间的一条线即是此穴部。

【操作】　在大鱼际肌中点用食指端揉，称揉板门（见图 5-39）；用拇指推法自拇指根（即虎口）推向腕横纹，称板门推向横纹（见图 5-40）。揉推30 ~ 50次。

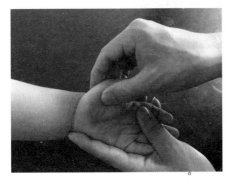

图 5-39　揉板门　　　　　　　　图 5-40　板门推向横纹

【功效】　止咳嗽，健脾胃，止吐泻。

【主治】　食积，腹胀，食欲不振，呕吐，腹泻，咳喘等。

【临床运用】　揉板门能健脾和胃，消食导滞，止咳平喘。多用于乳食停积、食欲不振、腹胀、咳喘等。板门推向横纹能止泻，横纹推向板门能止呕吐，若吐泻兼作，则板门推向横纹后加按揉数下，然后横纹推向板门。

【古籍参考】

"揉板门，除气促气攻，气吼气痛，呕吐用之。"（《小儿按摩经》）

"板门：在大指节下五分，治气促，气攻。板门推向横纹，主吐；横纹推向板门，止泻。"（《小儿推拿方脉活婴秘旨全书》）

"从板门推到横纹能止泻。"（《推拿抉微》）

九、后溪

【位置】　苗医小儿推拿特定穴的后溪穴，在手第 5 掌指关节尺侧赤白肉际处，从第五指指关节到第五掌骨中点成一直线。十四经穴中，后溪穴在手第 5 掌指关节尺侧近端赤白肉际凹陷中，属于太阳小肠经穴。

【操作】　用拇指面从第五指指关节向第五掌骨中点直推，称推后溪（见

图 5-41）。推 40 ~ 100 次。

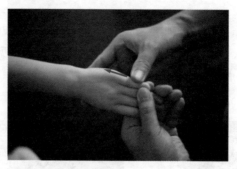

图 5-41　推后溪

【功效】　清热利尿。

【临床运用】　推后溪可清下焦湿热，常用于下焦湿热、小便短涩赤痛、癃闭等症。若肾有湿热，可用推后溪以清利湿热，以防直接清肾经而伤肾。

【古籍参考】

"（后溪）推往上是清肾利小便，推往下补肾。"（《幼科铁镜》）

"推后溪法，此穴在手背小指尽处靠外边，用大指外侧向上推能清小便闭赤，向下推，能补肾虚。"（《保赤推拿法》）

十、大肠（又名小三关，指三关）

【位置】　食指掌面桡侧缘，自食指尖至虎口成一直线。

【操作】　从食指尖直向虎口，称推大肠（见图 5-42）。推 30 ~ 100 次。

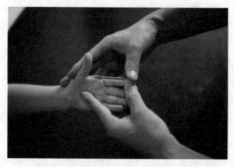

图 5-42　推大肠

【功效】　双向调节作用，即可涩肠固脱、温中止泻，又可清利大肠湿热、导积滞。

【临床运用】　用于虚寒腹泻、脱肛等病症，推大肠常与补脾经、补肾经、推三关、分腹阴阳、摩腹、揉脐、揉龟尾、推上七节合用；用于湿热泄泻、食积、便秘等病症，推大肠常与清天河水、退六腑、分腹阴阳、清脾经、清肺经、推下七节、揉龟尾等配合。大肠亦称指三关，可用于小儿望诊。

【古籍参考】

"大肠侧推到虎口，止泻止痢断根源。"（《小儿推拿方脉活婴秘旨全书》）

十一、小天心

【位置】　在内劳宫与总筋连线的上 1/3 与下 2/3 的交界处。

【操作】　用拇指指端或中指指端揉按称揉按小天心；用拇指甲掐，称掐小天心。治疗时揉按 20~30 次，掐 5~10 次。用中指尖或屈曲的指间关节捣 10~30 次，称捣小天心（见图 5-43）。

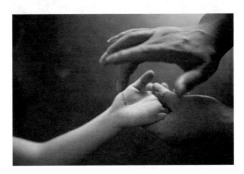

图 5-43　捣小天心

【功效】　揉按小天心可以清热、镇惊、利尿、明目。掐、捣小天心可以镇惊安神，清热除烦。

【临床运用】　揉按小天心能清热除烦，主要用于心经有热的烦躁不安或阴虚内热，久热不退之症。掐小天心能镇惊安神，主要用于惊风抽搐、夜啼、惊惕不安等症。若见惊风眼翻，斜视，可与掐老龙、掐人中、清肝经等合用；眼上翻握拳者，则由小天心掐运至内劳宫 5~10 次，能眼平手直；若眼往下翻，则由小天心掐运至总筋 5~10 次，掐运左右手均可。右斜视向左掐，左斜视则向右掐。

【古籍参考】

"掐小天心，天吊惊风，眼翻白偏左右，及肾水不通用之。"（《小儿按摩经》）

"儿眼翻上者,将大拇指甲在小天心向掌心下掐即平,儿眼翻下者,将大拇指在小天心向总筋上掐即平。"(《幼科铁镜》)

"小天心穴,在儿手掌尽处。"(《保赤推拿法》)

十二、内劳宫

【位置】 掌心中,握拳时中指端与无名指端之间中点,第2、第3掌骨之间。

【操作】 用掐、揉法,分别称为掐内劳或揉内劳宫（见图5-44），苗医小儿推拿常常掐后加揉20~30次。

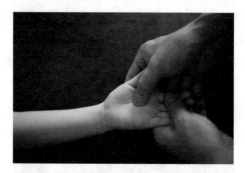

图 5-44 揉内劳宫

【功效】 清热除烦。

【临床运用】 揉内劳宫能清热除烦,用于心经积热而致的口舌生疮、发热、烦渴等症。掐内劳宫能发汗退热,常用于热厥,表实无汗者。

【古籍参考】

"揉劳宫,动心中之火热,发汗用之,不可轻动。"(《小儿按摩经》)

"点内劳……退心火甚效。"(《幼科推拿秘书》)

十三、内八卦

【位置】 掌心周围,以内劳宫为圆心,以内劳宫至中指根的2/3为半径所作圆周,在此圆周上的八个方位,按顺时针顺序分别为乾、坎、艮、震、巽、离、坤、兑,称为八卦穴。对小天心者为坎,对中指者为离,在拇指侧离至坎半圆的中心为震,在小指侧离至坎半圆的中心为兑（见图5-45）。

【操作】 用拇指面做运法,称运内八卦（见图5-46）；掐称掐八卦。治疗时运49次,或各掐7次。

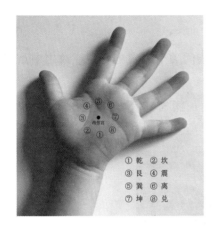

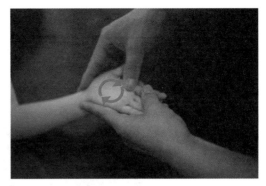

图 5-45　内八卦穴位分布图　　　　　　图 5-46　　运内八卦

【功效】　宽胸利膈，理气化痰，消食导滞。

【主治】　胸闷气逆，泄泻，呕吐。

【临床运用】　运内八卦能宽胸利膈，理气化痰，消食导滞。用于痰结喘嗽、乳食内伤、胸闷、腹胀、呕吐、泄泻等症，多与推脾经、推肺经、揉板门、揉中脘等合用。顺运止吐，逆运止泻。苗医小儿推拿除全运外，尚有一种分运方法，简要介绍如下：

（1）自乾经坎、艮至震；或自巽经离、坤至兑，掐运 7 次，有镇静、安神作用。

（2）自离经坤、兑至乾，掐运 7 次有止咳作用。

（3）自坤经兑、乾至坎，掐运 7 次有清热作用。

（4）自坎经艮、震至巽，掐运 7 次有止泻作用。

（5）自巽经震、艮至坎，掐运 7 次有止吐作用。

（6）自艮经震、巽至离，掐运 7 次有发汗作用。

（7）单操做"艮"有健脾消食作用。

【古籍参考】

"运八卦，除胸肚膨闷呕逆气吼、噎，饮食不进用之。"（《按摩经》）

"运内八卦法：从坎至艮左旋推，治热亦止吐。从艮到坎右旋推，治凉，亦止泻。掌中：离南，坎北，震东，兑西，乾西北，巽东南，坤西南。男女皆推左手。"（《保赤推拿法》）

十四、四横纹

【位置】 掌面食、中、无名、小指第1指间关节横纹处。四横纹之中点为"四缝"，属于经外奇穴。

【操作】 用拇指甲掐。各掐4~5次，继加揉5~6次（见图5-47）。也可揉50~100次。

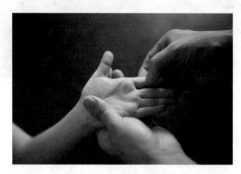

图 5-47 掐揉四横纹

【功效】 行气导滞，清热除烦。

【临床运用】 掐揉四横纹能理气导滞，清热除烦，临床上多用于疳积、腹胀痛、烦热、消化不良、腹泻等症。常与推脾经，揉中脘等合用。也可用点刺四缝穴，挤黄色液体或出血以治疗疳积，效果较好。

【古籍参考】

"推四横纹，和上下之气血，人事瘦弱，奶乳不思，手足常掣，头偏左右，肠胃湿热，眼目翻白者用之。"（《小儿按摩经》）

"推四横，以大指往来推四横纹，能和上下之气，气滞腹痛可用。"（《小儿按摩经》）

"四横纹：掐之退脏腑之热，止肚痛，止口眼歪斜。"（《小儿推拿广意》）

"……痰壅喘，横纹上（重揉四横和血顺气，而喘止矣），左右揉，久去恙……"（《推拿三字经》）

十五、十宣（又称十王）

【位置】 手指十指尖端，距指甲游离缘0.1寸，左右共十穴，属于经外奇穴。

【操作】 用掐法，称掐十宣（见图5-48）。10个指尖各掐5次，或醒后即止。

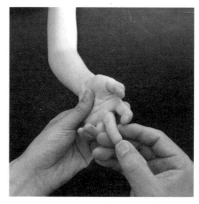

图5-48 掐十宣

【功效】 清热，醒神，开窍。

【临床运用】 掐十宣主要用于急救，有清热、醒神、开窍的作用，多与掐老龙、掐人中、掐小天心等合用。

【古籍参考】

"十王穴：掐之则退热。"（《小儿推拿广意》）

十六、老龙

【位置】 中指甲根正中后1分处。

【操作】 用掐法，称掐老龙（见图5-49）。

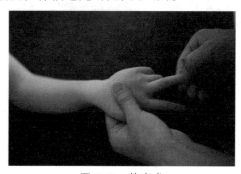

图5-49 掐老龙

【功效】 开窍醒神。

【临床运用】 掐老龙主要用于急救，有醒神开窍的作用。若小儿急惊暴死，或高热抽搐，掐之知痛有声者，较易治，不知痛而无声者，一般难治。

【古籍参考】

"掐老龙穴法：此穴在中指背靠指甲处，相离如韭叶许，若小儿急惊暴死，对拿精灵、威灵二穴不醒，即于此穴掐之，不知疼痛难救。"（《保赤推拿法》）

十七、精宁

【位置】　手背第 4、5 掌骨间隙近心端，属于手少阳三焦经穴。

【操作】　用掐法，称掐精宁（见图 5-50）。3 ~ 5 次。

【功效】　行气、破结、化痰。

【临床运用】　掐精宁能行气、破结、化痰。多用于痰食积聚、气吼痰喘、干呕、疳积等症。本法于体虚者慎用，如必须应用时则多与补脾经、推三关、捏脊等同用，以免克削太甚，元气受损。苗医小儿推拿常在掐后继用拇指按揉数次，以和血顺气。

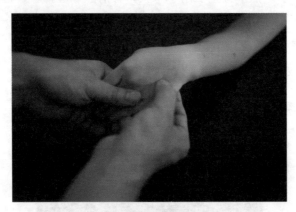

图 5-50　掐精宁

【古籍参考】

"掐精宁穴，气吼痰喘、干呕痞积用之。"（《按摩经》）

"掐精宁，治气喘、口歪眼偏、哭不出声、口渴。"（《小儿推拿广意》）

"掐精宁穴，治气急食积，痰壅。"（《万育仙书》）

十八、端正

【位置】　中指甲根两侧赤白肉际处，桡侧称左端正，尺侧称右端正。

【操作】 用拇指甲掐或拇指螺纹面揉分别称掐、揉端正（见图 5-51）。掐 3 ~ 5 次，揉 30 ~ 50 次。

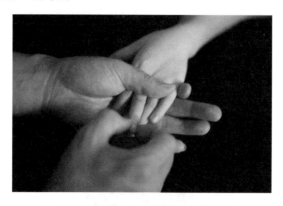

图 5-51 掐端正

【功效】 降逆止呕，升提止泻，镇惊，止衄。

【临床运用】 揉右端正能降逆止呕，主要用于胃气上逆而引起的恶心呕吐等症；揉左端正能升提，主要用于水泻、痢疾等症。掐端正多用于治疗小儿惊风，常与掐老龙、清肝经等配合。同时本穴对鼻衄有效，方法为用细绳由中指第 3 节横纹起扎至指端（不可太紧），扎好后患儿静卧即可。

【古籍参考】

"眼左视，掐右端正穴。右视，掐左端正穴，中指中节外边是。"（《小儿推拿广意》）

"掐端正，端正在左者，中指端左侧，掐之止泻。端正在右者，中指端右侧，掐之止吐。"（《厘正按摩要术》）

十九、二扇门

【位置】 二扇门又称左、右扇门，一扇门，三扇门，位于手背第 3 掌骨掌指关节两旁赤白肉际凹陷处。

【操作】 拇指、食指甲掐之（掐后加揉）称掐二扇门；拇指偏峰按揉，或用食指、中指端按揉，称按揉二扇门（见图 5-52）。掐 5 次，按揉 40 ~ 100 次。

【功效】 发汗，退热，镇惊止搐。

【临床运用】 掐揉二扇门能发汗退热，镇惊止搐，常用于急惊抽搐，身热无汗。揉按时要稍用力，速度宜快，多用于风寒外感。若口眼向左歪斜则掐右手穴，若向右歪斜则掐左手穴。

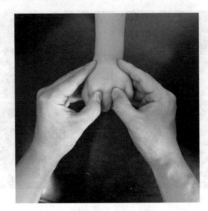

图 5-52　按揉二扇门

【古籍参考】

"掐两扇门，发脏腑之汗；两手掐揉，平中指为界，壮热汗多者揉之即止。又治急惊，口眼歪斜。左向右重，右向左重。"（《小儿按摩经》）

"揉掐二扇门发汗用之。"（《推拿仙术》）

"二扇门为发汗效穴，如高烧无汗，操作 1～2 分钟，即可立见汗出；如操作时间稍长（3～4 分钟），多致大汗淋漓。如体虚患儿须用本穴时，必须先固表，而后再用汗法（固表以补脾、肾，揉肾顶为主，各穴 1～2 分钟即可），揉本穴宜稍用力，速度宜快。"（《小儿推拿学概要》）

"掐二扇门，用大指分掐揉之，治急惊口眼歪斜，左向右重，右向左重，又治热不退，汗不出。"（《万育仙书》）

二十、二人上马（又名上马、二马）

【位置】　手背第 4 掌指关节的后方，第 4、第 5 掌骨间凹陷处，相当于少阳三焦经穴"中渚"穴处。

【操作】　用拇指端揉或指甲掐称揉上马或掐上马（见图 5-53）。掐 20～30 次，揉 100～150 次。

【功效】　滋阴补肾，顺气散结，利尿通淋。

【临床运用】　揉上马为补肾滋阴的要法。主要用于阴虚阳亢、潮热烦躁、牙痛、小便赤涩淋沥等症。

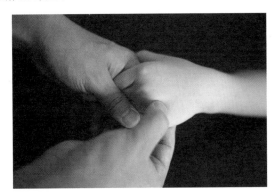

图 5-53　揉上马

【古籍参考】

"揉掐二人上马，清补肾水用之，并治眼吊。"（《推拿仙术》）

"本穴治小便闭塞，疗效明显，对肺部有干性啰音久不消失者，用之最效。"（《小儿推拿学概要》）

"掐二人上马，能补肾，清神顺气，苏醒沉疴，性温和。"（《小儿按摩经》）

二十一、外劳宫

【位置】　在手背，与内劳宫相对处。

【操作】　用拇指端或中指端揉按，称揉外劳宫（见图 5-54），用指掐，称掐外劳宫。掐 3 ~ 5 次，揉按 40 ~ 100 次。

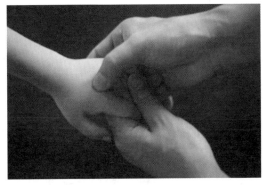

图 5-54　揉外劳宫

【功效】　温阳散寒，升阳举陷，发汗解表。

【临床运用】 本穴性温，为温阳散寒，升阳举陷之佳穴，兼能发汗解表。临床上用揉法为多，揉外劳宫主要用于一切寒证，不论外感风寒、鼻塞流涕还是脏腑积寒、完谷不化、肠鸣腹泻、寒痢腹痛、疝气等症皆宜，且能升阳举陷，故临床上也多配合补脾经、补肾经、推三关、揉丹田等治疗脱肛，遗尿等症。

【古籍参考】

"掐外劳宫，和脏腑之热气。遍身潮热，肚起青筋揉之效。"（《小儿按摩经》）

"外劳宫止泻用之，拿此又可止头痛。"（《小儿推拿方脉活婴秘旨全书》）

"掐外劳宫穴法……脏腑积有寒风热气，皆和解，又治遍身潮热。肚起青筋，粪白不变，五谷不消，肚腹膨胀。"（《保赤推拿法》）

"头痛肚痛外劳宫，揉外劳宫即见功。"（《幼科铁镜》）

"掐外劳宫……掐而揉之，治粪白不变，五谷不消，肚腹泄泻，内外齐掐，去痢疾。"（《万育仙书》）

二十二、外八卦

【位置】 掌背外劳宫周围，与内八卦相对。

【操作】 用拇指做运法，称运外八卦。

【功效】 开胸理气，通利血脉。

【临床运用】 运外八卦能宽胸理气、通滞散结。临床上多与摩腹、推揉膻中等合用，治疗胸闷、腹胀、便结等症。

【古籍参考】

"运之能通一身之气血，开五脏六腑之闭结。"（《保赤推拿法》）

二十三、合谷（又名虎口）

【位置】 在手背，第1、第2掌骨间，第2掌骨桡侧的中点处，属手阳明大肠经穴。

【操作】 用右手拇指、食指两指甲对称掐之，或相对拿捏，分别称为掐合谷、拿合谷。掐拿3～5次。

【功效】 发汗解表，开窍醒神。

【临床运用】　掐拿合谷能发汗解表，开窍醒神。常用于风寒感冒、牙痛、急惊昏迷等症。临床多配合掐人中、老龙等穴治疗急惊昏迷。若牙痛，多与二马、牙关等配合使用。

二十四、少商

【位置】　拇指桡侧指甲角旁约 0.1 寸（见图 5-55），属手太阴肺经。

【操作】　用指甲掐之，称为掐少商。掐 3～5 次。

【功效】　清热利咽，开窍醒神。

【临床运用】　掐少商常用于治疗发热、咽喉肿痛、心烦、昏迷等。少商穴也常用于点刺放血。

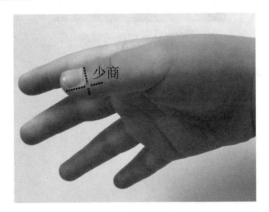

图 5-55　少商定位图

二十五、一窝风（又名外一窝风）

【位置】　位于手背腕横纹正中凹陷处。

【操作】　用中指端按揉，称按揉一窝风（见图 5-56）。按揉约 100 次。

【功效】　祛风散寒，温中行气，止疼痛，利关节。

【临床运用】　揉一窝风能温中行气。常用于受寒、食积等原因引起的腹痛等症，多与揉脐、推三关、揉中脘等合用。本法亦能祛风散寒，止痹痛，利关节，对感冒风寒、寒滞经络引起的痹痛及风邪所致瘙痒等病也有较好效果。

【古籍参考】

"一窝风：在掌根尽处腕中，治肚痛极效。"（《推拿方脉活婴秘旨全书》）

"揉掐一窝风，肚痛翻白眼，一哭一死用之。"（《推拿仙术》）

"肚痛擦一窝风为主，并拿肚角穴。"（《秘传推拿妙诀》）

"掐一窝风，治久病腹痛，并慢惊及发汗。"（《万育仙书》）

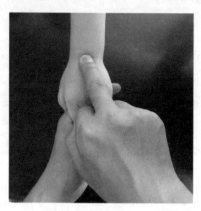

图 5-56　按揉一窝风

二十六、阳池

【位置】　在手背腕上横纹陷中上约 2 分处。

【操作】　用拇指掐 3~5 次，按揉约 100 次，分别称为掐阳池、按揉阳池（见图 5-57）。

【功效】　止头痛，利尿，通便。

【临床运用】　掐、按揉阳池主要用于风痰头痛，外感头痛，多与揉耳后高骨、丰隆、一窝风配合用。若尿赤，小便不利，多与后溪配合用。大便秘结，常与推六腑、推下七节等配合用。

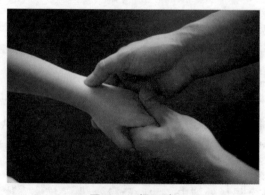

图 5-57　揉阳池

【古籍参考】

"掐阳池，止头痛，清补肾水，大小便闭塞或赤黄，眼翻白，又能出汗。"（《按摩经》）

"阳池穴在一窝风下，腕下寸余窝内，与前天河水，正中相对，专治头痛，揉数不拘，以愈为止。"（《推拿三字经》）

"治眉眼不开，宜揉阳池穴。"（《推拿捷径》）

二十七、三关（又名大三关）

【位置】　位于前臂桡侧，阳溪至曲池成一直线（手阳明大肠经走向）。

【操作】　用拇指桡侧面或食指、中指面自腕背推向肘，称推上三关（见图 5-58）；用食指、中指面自肘推向腕背，称推下三关（见图 5-59）。推约 100 次。苗医小儿推拿认为男女患儿操作有别：男，三关推上；女，三关推下。

【功效】　补气行气，温阳散寒，发寒解表。

【临床运用】　推三关性温热，主治一切虚寒病症，对非虚寒病症慎用。临床上治疗气血虚弱、命门火衰、下元虚冷、阳气不足引起的四肢厥冷、面色无华、食欲不振、疳积、吐泻等症，多与补脾经、补肾经、揉丹田、捏脊、摩腹等合用。对感冒风寒，怕冷无汗或疹出不透等症，多与清肺经、推攒竹、掐揉二扇门等合用。苗医小儿推拿常将推三关与退六腑配合应用，比例一般为 3∶1，属于反佐取穴。

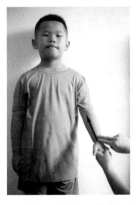
图 5-58　男性患儿推上三关

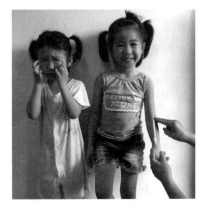
图 5-59　女性患儿推下三关

【古籍参考】

"三关：男左三关推发汗，退下六腑谓之凉；女右六腑推上凉，退下三关

谓之热。"(《小儿推拿广意》)

二十八、六腑

【位置】 前臂尺侧缘，阴池（神门）至肘（少海）成一直线（手少阴心经走向）。

【操作】 用拇指面或食指、中指面自肘推向腕或自腕推向肘，称退六腑或推六腑。推 100～300 次，或推至该处皮肤发凉为度。苗医小儿推拿认为男女患儿操作有别：男，推下六腑（见图 5-60）；女，推上六腑（见图 5-61）。

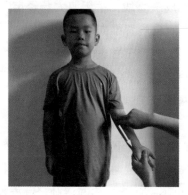
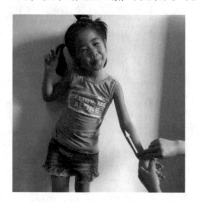

图 5-60　男性患儿推下六腑　　　　图 5-61　女性患儿推上六腑

【功效】 清热，凉血，解毒。

【临床运用】 退六腑性寒凉，能清热，凉血，解毒。对温病邪入营血，脏腑郁热积滞，壮热烦渴，腮腺炎及肿毒等实热证均可应用。若患儿平素大便溏或脾虚腹泻者，本法慎用。

本法与推三关均为大凉大热之法，可单用，亦可合用。若患儿气虚体弱，畏寒怕冷，可单用推三关；如高热烦渴，发斑，可单用退六腑。苗医小儿推拿认为两穴合用能平衡阴阳，防止大凉大热，伤其正气。如寒热夹杂，以热为主，或里证（脏腑之病），则可以退六腑三次，推三关一次；若以寒为主或表证者，则可以推三关三次，退六腑一次。

【古籍参考】

"六腑凡做此法，先掐心经，点劳宫。男退下六腑，退热加凉，属凉；女反此，推上为凉也。"(《小儿按摩经》)

"推下六腑法：六腑在肱正面，男向下推之为加凉，女向下推之反为加热。"

（《保赤推拿法》）

"六腑专治脏腑热，遍身潮热大便结，人事昏沉总可推，去病犹如汤泼雪。"《小儿推拿方脉活婴秘旨全书》

第五节　下肢部穴位

一、箕门

【位置】　大腿内侧，膝盖上缘至腹股沟成一直线。

【操作】　用食、中两指自膝盖内上缘至腹股沟部做直线推法，称推箕门（见图 5-62）。每次治疗推 100 ~ 300 次。

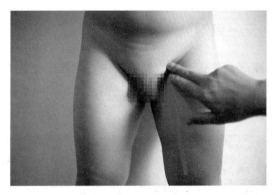

图 5-62　推箕门

【功效】　利尿通淋。

【临床运用】　推箕门性平和，有较好的利尿作用，用于尿潴留，多与揉丹田，按揉三阴交等合用；用于小便赤涩不利，多与清后溪等合用。

二、百虫（又名血海、百虫窝）

【位置】　在股前区，髌底内侧端上 3 寸，属于经外奇穴。

【操作】　用拿法，称拿百虫（见图 5-63）。每次拿约 5 次。

【功效】　通经络，止抽搐。

【临床运用】　按拿百虫能通经络，止抽搐，多用于下肢瘫痪及痹痛等症，常与拿委中，按揉足三里等合用。若用于惊风、抽搐，手法刺激宜重。

【古籍参考】

"拿百虫穴：属四肢，能止惊。"(《推拿仙术》)

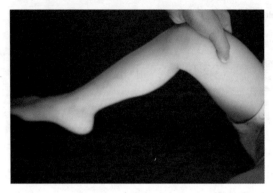

图 5-63 拿百虫

三、膝眼（又名鬼眼）

【位置】 在膝部，髌骨下缘，髌韧带内外侧凹陷处的中央。

【操作】 用按揉法，称按揉膝眼（见图 5-64）。用拿法，称拿膝眼或拿鬼眼。拿 5 ~ 10 次。

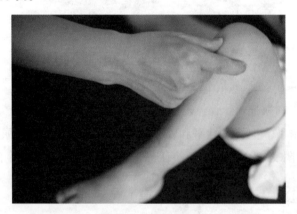

图 5-64 按揉膝眼

【功效】 通经络，止抽搐。

【临床运用】 按膝眼能通经络，止抽搐，多用于下肢瘫痪及痹痛等症，常与拿委中，按揉足三里，拿百虫等合用。若用于惊风、抽搐，手法刺激宜重或用掐法。

四、足三里

【位置】　在小腿外侧，犊鼻穴下3寸，胫骨前嵴外1横指处，属于足阳明胃经穴。

【操作】　用拇指或中指端按揉，称按揉足三里（见图5-65）。按揉50～100次。

【功效】　调理脾胃，强壮身体。

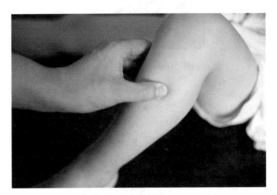

图5-65　按揉足三里

【临床运用】　本穴属足阳明胃经，能健脾和胃。多用于消化系统疾病。常与推天柱骨、分腹阴阳、推板门等配合治疗呕吐；与推上七节骨、补脾配合主治脾虚腹泻；且常与捏脊、摩腹等配合应用，作为小儿保健。

【古籍参考】

"三里属胃，久揉止肚痛，大人胃气痛者通用。"（《小儿推拿广意》）

五、前承山

【位置】　前承山穴又名中臁、子母、条口。在小腿外侧，犊鼻穴下8寸，犊鼻与解溪连线上，属于足阳明胃经穴。

【操作】　用掐揉或拿法，称掐揉前承山或拿前承山（见图5-66）。掐、拿3～5次，揉约30次。

【功效】　解痉止搐。

【临床运用】　掐揉本穴主治抽搐，常与拿委中、按百虫、掐解溪、仆参等合用，治疗角弓反张，下肢抽搐。

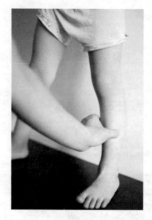

图 5-66　掐揉前承山

六、丰隆

【位置】　在小腿外侧，外踝尖上 8 寸，条口外，距胫骨前缘二横指。

【操作】　拇指或中指端揉按，称揉按丰隆（见图 5-67）。揉按 50～100 次。

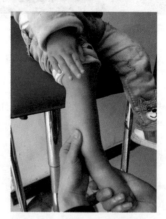

图 5-67　揉按丰隆

【功效】　化痰止咳，平喘。

【临床运用】　揉丰隆和胃气，化痰湿。主要用于痰涎壅盛、咳嗽气喘等症。常与揉膻中、推揉肺俞等合用。

七、三阴交

【位置】　在小腿内侧，内踝尖上 3 寸，胫骨内侧缘后际，属于足太阴脾经穴。

【操作】　用拇指或食指、中指端揉按，称揉按三阴交（见图 5-68）。揉按 50 ~ 100 次。

【功效】　通脉活络，清利湿热，补脾助运。

【临床运用】　按揉三阴交能通血脉，活经络，疏下焦，利湿热，通水道，亦能健脾胃，助运化。主要用于泌尿系统疾病，如遗尿、癃闭、尿赤涩不利等，常与揉丹田、推箕门等合用，亦常用于下肢痛、瘫痪等。

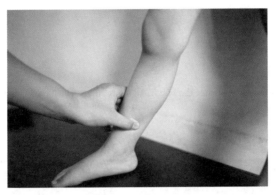

图 5-68　揉按三阴交

八、解溪（又名鞋带）

【位置】　在踝区，踝关节前面中央凹陷中，拇长伸肌腱与趾长伸肌腱之间，属于足阳明胃经穴。

【操作】　用拇指甲掐或拇指端揉，称掐解溪或揉解溪（见图 5-69）。每次治疗掐 3 ~ 5 次，揉 50 ~ 100 次。

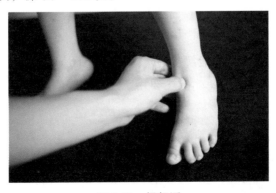

图 5-69　揉解溪

【功效】　解痉通络，止吐止泻。

【临床运用】　掐揉解溪能解痉通络，止吐止泻，用于惊风抽搐或踝关节屈伸不利，多与掐前承山、昆仑、仆参等穴合用。若吐泻，多与揉中脘、揉脐、推七节、龟尾等合用。

【古籍参考】

"解溪穴：又惊，又吐，又泻，掐此即止。"（《小儿推拿方脉活婴秘旨全书》）

"掐解溪穴法：此穴在足上腿下之弯，结鞋带处，儿惊风吐泻，往后仰，在此穴掐之。"（《保赤推拿法》）

九、大敦

【位置】　大敦穴又名三毛，在足趾，大趾末节外侧，趾甲根角侧后方 0.1 寸，属于足厥阴肝经穴。

【操作】　用拇指指甲掐，称掐大敦。掐 3～5 次（见图 5-70）。

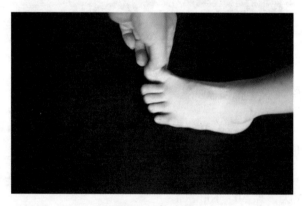

图 5-70　掐大敦

【功效】　解痉，开窍。

【临床运用】　掐大敦能解痉开窍。主要用于惊风抽搐、昏厥等症。常与仆参、解溪、老龙等合用，本穴主要用于急救，神醒时应马上停止操作。

十、委中

【位置】　在膝后区，腘横纹中点，属于足太阳膀胱经穴。

【操作】　用拇指指甲掐 3～5 次，或用拿法 3～5 次，分别称掐委中或拿委中。

【功效】　解痉，通络。

【临床运用】　本穴用于急惊抽搐及下肢痿软无力。常与掐大敦、承山、足三里、膝眼等穴合用。

【古籍参考】

"小儿往前仆者，委中掐之。亦能止大人腰背痛。"（《小儿推拿广意》）

"惊时若身往前仆，即将委中穴向下掐住，身便直。若身后仰，即将膝上鬼眼穴向下掐住，身便即正。"（《幼科铁镜》）

十一、后承山（又名承山、鱼肚、后水）

【位置】　在小腿后区，腓肠肌两肌腹与肌腱交角处，当伸直小腿或足跟上提时，腓肠肌肌腹下出现的尖角凹陷处，属于足太阳膀胱经穴。

【操作】　用拇指指面揉按，称揉按承山；用拿法，称拿承山。每次治疗按 20~30 次，拿 3~5 次。

【功效】　止抽搐，通经络。

【临床运用】　拿后承山能止抽搐，通经络，常与拿委中等配合治疗惊风抽搐、下肢痿软、腿痛转筋等。

【古籍参考】

"后承山穴，一名后水穴，如鱼肚一般，名鱼肚穴。"（《幼科推拿秘书》）

"拿承山……拿此穴，小儿即睡；又治喘，掐之即揉。"（《幼科推拿秘书》）

"便秘……推下承山……若泄泻亦要逆推，使气升而泄泻可止。"（《小儿推拿广意》）

"……倘热急吼喘，即诸穴未推之先，在承山推下数遍为妙。"（《小儿推拿广意》）

十二、昆仑

【位置】　在踝区，外踝尖与跟腱之间的凹陷处，属于足太阳膀胱经穴。

【操作】　掐此穴称掐昆仑，或与太溪穴对拿，称拿昆仑（见图 5-71）。拿、掐 3~5 次。

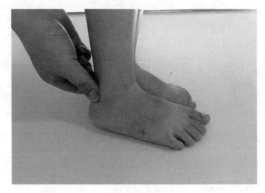

图 5-71 拿昆仑

【功效】 解痉，醒神。

【临床运用】 本穴为急救用，常与太溪穴对拿，掐老龙等穴配合，治惊风抽搐，昏迷不醒。

【古籍参考】

"昆仑：灸之治急慢惊风危急等症，咬之叫则治，不叫则不治。"《小儿推拿广意》

十三、仆参

【位置】 在跟区，昆仑直下，跟骨外侧，赤白肉际处，属于足太阳膀胱经穴。

【操作】 用拿法，称拿仆参；或用掐法称掐仆参（见图 5-72）。拿、掐3 ~ 5 次。

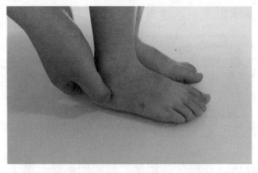

图 5-72 掐仆参

【功效】 开窍醒神。

【临床运用】　本穴属急救用穴，常与掐老龙、大敦等穴合用，治疗昏厥、惊风等病症。

【古籍参考】

"仆参穴：治脚掣跳，口咬，左转揉之补吐，右转补泻。又惊又泻又吐，掐此穴及脚中趾效。"（《小儿按摩经》）

"仆参穴：治小儿吼喘，将此上推下掐，必然苏醒。如小儿急死，将口咬之，则回生，名曰老虎吞食。"（《小儿推拿方脉活婴秘旨全书》）

十四、申脉

【位置】　在踝区，外踝尖直下，外踝下缘与跟骨之间的凹陷中，属于足太阳膀胱经穴。

【操作】　掐或按，分别称为掐申脉、按申脉（见图5-73）。掐、按3～5次。

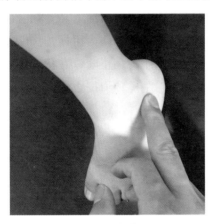

图 5-73　按申脉

【功效】　开窍醒神，镇静安神。

【临床运用】　同"仆参"。

十五、涌泉

【位置】　在足底，屈足卷趾时足心最凹陷中（足底第2、第3指蹼缘与足跟连线的前1/3与后2/3的交点处），属于足少阴肾经穴。

【操作】　用揉法或揉按法，分别称揉涌泉、揉按涌泉（见图5-74）。揉50～100次。

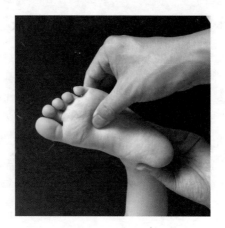

图 5-74　揉涌泉

【功效】　清热除烦，止吐止泻。

【临床运用】　揉涌泉能引火归元，退虚热。主要用于五心烦热、久热不退、烦躁不安等症，常与按揉内劳宫、揉上马等配合应用。配合退六腑、大推天河水亦能退实热。苗医小儿推拿认为用揉按法能止吐、止泻，但临床运用时有男女之别。男：左揉转加按之止吐；右揉转加按之止泻；又吐又泻则左右用相等的揉转加按。女：左揉转加按之止泻；右揉转加按之止吐；吐泻兼作，则以左右相等的揉转加按。

【古籍参考】

"涌泉穴擦之，左转止吐，右转止泻，女反。"（《推拿仙术》）

"掐涌泉，治痰壅上，重则灸之。"（《小儿推拿广意》）

"揉涌泉：久揉亦能治眼病……左揉止吐，右揉止泻。"（《幼科推拿秘书》）

"涌泉引热下行。"（《幼科推拿秘书》）

"揉涌泉穴法：此穴在足心，男左旋揉之。"（《保赤推拿法》）

"涌泉穴：男左转揉之吐即止，右转揉之泻即止，左转不揉主吐，右转不揉主泻，女反是。"（《幼科铁镜》）

第六章 常见病证的苗医小儿推拿治疗

第一节 感 冒

感冒是小儿时期常见的外感性疾病之一，临床以发热恶寒、头痛鼻塞、流涕咳嗽、喷嚏为特征。感冒又称伤风。感冒可分为两种，普通感冒为冒受风邪所致，一般病邪轻浅，以肺系症状为主，不造成流行；时行感冒为感受时邪病毒所致，病邪较重，具有流行特征。

本病发病率占儿科疾病首位，除了4~5个月以内小儿较少发病外，可发生于任何年龄的小儿。一年四季均可发病，以冬春多见，在季节变换、气候骤变时发病率高。小儿患感冒，因其生理病理特点，易于出现夹痰、夹滞、夹惊的兼夹证。

现代医学将感冒分为普通感冒和流行性感冒，后者即相当于中医学时行感冒。

一、病因病机

小儿感冒的病因有外感因素和正虚因素。主要病因为感受外邪，以风邪为主，常兼杂寒、热、暑、湿、燥等，亦有感受时行疫毒所致。外邪侵犯人体，是否发病，还与正气之强弱有关。当小儿卫外功能减弱时遭遇外邪侵袭，则易于感邪发病。

感冒的病变脏腑在肺，随病情变化，可累及肝脾；外邪经口鼻或皮毛侵犯肺卫。肺司呼吸，外合皮毛，主腠理开合，开窍于鼻。皮毛开合失司，卫阳被遏，故恶寒发热，头痛身痛。咽喉为肺之门户，外邪上受，可见鼻塞流涕，咽喉红肿；肺失清肃，则见喷嚏咳嗽。风为百病之长，风邪常兼夹寒、热、暑、湿等病因为患，病理演变上可见兼夹热邪的风热证、兼夹寒邪的风寒证及兼夹暑湿的湿困中焦等证。

　　肺脏受邪，失于清肃，津液凝聚为痰，壅结咽喉，阻于气道，加剧咳嗽，此即感冒夹痰。小儿脾常不足，感受外邪后往往影响中焦气机，减弱运化功能，致乳食停积不化，阻滞中焦，出现脘腹胀满、不思乳食，或伴呕吐、泄泻，此即感冒夹滞。小儿神气怯弱，感邪之后热扰肝经，易导致心神不宁，生痰动风，出现一时性惊厥，此即感冒夹惊。

　　体禀不足，卫外功能不固之小儿，稍有不慎则感受外邪，久之肺脾气虚、营卫不和，或肺阴不足，更易反复感邪，屡作感冒、咳嗽、肺炎等病症，称为反复呼吸道感染儿。

二、辨证推治

（一）风寒感冒

　　主症：恶寒发热，无汗，头痛，鼻塞流涕，喷嚏，咳嗽，喉痒，舌偏淡，苔薄白，脉浮紧。

　　证候分析：风寒外束，卫表不和。肌表为寒邪所束，经气不得宣畅，故发热无汗，恶寒头痛；风邪犯肺，肺气失宣，故喉痒，喷嚏咳嗽；苔薄白，脉浮紧为风寒征象。

　　辨证要点：发热无汗，恶寒头痛，鼻塞流涕。见表 6-1。

表 6-1　风寒感冒的推拿治疗

治法		疏风散寒
推拿处方	苗医小儿推拿开窍手法	开天门、推坎宫、推太阳各 72 次，按总筋、分阴阳各 24 次
	苗医小儿推拿"推五经"	清肺经 300 次，先清脾经 200 次，再补脾经 100 次，清肝经 250 次
	辅助推拿手法	黄蜂入洞 10 次，自艮经震、巽至离，掐运内八卦 7 次，掐二扇门 5 次，按揉二扇门 40 次，揉外劳宫 60 次，推三关 150 次，推六腑 50 次，勾揉天突 10 次，苗医推胸法 120 次，苗医推背法，拿风池 5 次
	苗医小儿推拿关窍手法	按肩井 2～3 次

推拿方义：开天门、推坎宫、推太阳各 72 次，按总筋、分阴阳各 24 次，为苗医小儿推拿开窍手法。开天门、推坎宫、推太阳又能疏风解表，通鼻窍，配揉外劳、掐运内八卦（自艮经震、巽至离）、推三关加强解表发汗；推六腑与推三关反佐合用，能平衡阴阳，防止大热伤其正气；重清肺经，苗医推胸法、苗医推背法能宣发肺气、止咳化痰；黄蜂入洞善于宣肺气，通鼻窍；清脾经以祛湿，再补脾经，既能防止清后伤脾，又能助脾运；清肝经以防侮金。勾揉天突能顺气降逆利咽，拿风池，掐、按揉二扇门疏风散寒。按肩井关窍。

（二）风热感冒

主症：发热重，恶风，有汗或无汗，头痛，鼻塞流脓涕，喷嚏，咳嗽，痰黄黏，咽红或肿，口干而渴，舌质红，苔薄白或黄，脉浮数。

证候分析：风热外袭，肺卫不利。感受风热或寒从热化，腠理开泄，发热重而有汗出；风热上乘，肺气失宣故咳嗽流涕，痰黏，咽红或肿；热易伤津，口干而渴；舌红苔薄黄，脉浮数皆风热征象。

辨证要点：发热重，恶风，鼻塞流脓涕。见表 6-2。

表 6-2　风热感冒的推拿治疗

治法		疏风清热
推拿处方	苗医小儿推拿开窍手法	开天门、推坎宫、推太阳各 72 次，按总筋、分阴阳各 24 次
	苗医小儿推拿"推五经"	清肺经 300 次，先清脾经 300 次，再补脾经 100 次，清肝经 250 次
	辅助推拿手法	黄蜂入洞 10 次，揉耳后高骨 24 次，自坤经兑、乾至坎，掐运内八卦 7 次，推六腑 150 次，推三关 50 次，大推天河水（以该处皮肤发凉为度，但以不超过 18 口气为限），勾揉天突 10 次，苗医推胸法 120 次，苗医推背法，拿风池 5 次
	苗医小儿推拿关窍手法	按肩井 2~3 次
临床经验		喘咳痰鸣者，揉耳后高骨、猿猴摘果、揉迎香配合应用，利气化痰；表热证候明显者，推大肠 30 次，通腑泻热；咳嗽症状较重者，揉按创新 20 次止咳

推拿方义：开天门、推坎宫、推太阳各 72 次，按总筋、分阴阳各 24 次，

为苗医小儿推拿开窍手法。开天门、推坎宫、推太阳又能疏风解表，通鼻窍；掐运内八卦（自坤经兑、乾至坎）、推六腑有清热作用；推三关与推六腑反佐合用，能平衡阴阳，防止大凉伤其正气；重清肺经，苗医推胸法、苗医推背法能宣发肺气、止咳化痰；黄蜂入洞善于宣肺气，通鼻窍；清脾经以清热祛湿，再补脾经，既能防止清后伤脾，又能助脾运；清肝经以防侮金。勾揉天突能顺气降逆利咽，拿风池配合揉耳后高骨可疏风清热、镇静安神。大推天河水清热解表，泻火除烦。按肩井关窍。

（三）暑邪感冒

主症：发热无汗，头痛鼻塞，身重困倦，咳嗽不剧，胸闷泛恶，食欲不振，或有呕吐泄泻，舌质红，苔黄腻，脉数。

证候分析：暑邪夹湿，束表困脾。暑邪外袭，卫表失宣则见高热、无汗；湿遏肌表则身重困倦；暑湿困于中焦，故胸闷泛恶，食欲不振，或呕吐泄泻；舌红苔腻为暑湿之征象。

辨证要点：发热无汗，头痛鼻塞，身重困倦，胸闷泛恶。见表6-3。

表6-3 暑邪感冒的推拿治疗

治法	解表化湿	
推拿处方	苗医小儿推拿开窍手法	开天门、推坎宫、推太阳各72次，按总筋、分阴阳各24次
	苗医小儿推拿"推五经"	先清脾经100次，再补脾经300次，清肺经200次，清肝经250次
	辅助推拿手法	扫散头部1分钟，自坤经兑、乾至坎，掐运内八卦7次，推六腑50次，推三关50次，大推天河水（以该处皮肤发凉为度，但以不超过18口气为限），苗医推背法
	苗医小儿推拿关窍手法	按肩井2~3次
临床经验	泛恶呕吐者，苗医推腹法用调中安中法50次，分推腹阴阳50次，以调和脾胃、化湿和中	

推拿方义：开天门、推坎宫、推太阳各72次，按总筋、分阴阳各24次，为苗医小儿推拿开窍手法。开天门、推坎宫、推太阳又能发汗解表，通鼻窍；

清脾经以清热祛湿，再补脾经，既能防止清后伤脾，又能健脾助运；清肺经、苗医推背法能宣发肺气；清肝经以防乘脾侮金。扫散头部以清利头目、祛风醒脑；掐运内八卦（自坤经兑、乾至坎）、退六腑、大清天河水能清热解暑；推三关与推六腑合用，能平衡阴阳，祛暑利湿。按肩井关窍。

（四）时行感冒

主症：全身症状较重，壮热嗜睡，汗出热不解，目赤咽红，肌肉酸痛，或有恶心呕吐，或见疹点散布，舌红苔黄，脉数。

证候分析：疫毒侵袭，火热燔炽。疫毒袭表，故壮热嗜睡，肌肉酸痛；上焦热炽，故目赤咽红；邪伏中焦故恶心呕吐；舌红苔黄、脉数均为热盛之象。

辨证要点：全身症状较重，壮热嗜睡，目赤咽红。见表6-4。

表6-4 时行感冒的推拿治疗

治法		疏风清热解毒
推拿处方	苗医小儿推拿开窍手法	开天门、推坎宫、推太阳各72次，按总筋、分阴阳各24次
	苗医小儿推拿"推五经"	清肺经300次，先清脾经300次，再补脾经100次，清肝经200次
	辅助推拿手法	扫散头部1分钟，拿风池5次，推大肠200次，自坤经兑、乾至坎，掐运内八卦7次，推六腑150次，推三关50次，水底捞月（以该处皮肤发凉为度，但以不超过18口气为限），大推天河水（以该处皮肤发凉为度，但以不超过18口气为限），清后溪100次，苗医推腹法用消导法50次
	苗医小儿推拿关窍手法	按肩井2~3次

推拿方义：开天门、推坎宫、推太阳各72次，按总筋、分阴阳各24次，为苗医小儿推拿开窍手法。开天门、推坎宫、推太阳又能发汗解表，通鼻窍；火热燔炽，故重清肺经、苗医推背法能宣发肺气，清肺泄热；清脾经以清热，清后再补防止伤脾；清肝经以防乘脾侮金。拿风池以疏风，扫散头部以清利头目、祛风醒脑；掐运内八卦（自坤经兑、乾至坎）、推六腑、水底捞月、大清天河水能清热发散；推三关与推六腑反佐合用，能平衡阴阳，防止大凉伤其正气；推大肠、清后溪、消导法通利二便泻火。按肩井关窍。见表6-5。

（五）兼证

表 6-5 感冒兼证的推拿治疗

	临床表现	证候分析	手法加减
夹痰	感冒兼见咳嗽较剧，咳声重浊，喉中痰鸣，苔滑腻，脉浮数而滑	咳嗽多痰、痰白清稀或有泡沫为风寒，痰黄黏稠为风热	揉乳旁 20 次，揉乳根 20 次，揉丰隆 50 次，按弦走搓摩 50 次
夹滞	感冒兼见脘腹胀满，不思饮食，呕吐酸腐，口气秽浊，大便酸臭，或腹痛泄泻，或大便秘结，舌苔垢腻，脉滑	食滞中焦则脘腹胀满；升降失司则呕恶、纳呆、泄泻；积滞化腐则口气秽浊，大便酸臭；苔垢腻、脉滑为内有积滞之象	苗医推腹法用消导法 50 次，揉板门 30 次，掐揉四横纹 50 次，分推腹阴阳，揉按肚脐 50 次，捏脊 3 遍，按揉足三里 50 次
夹惊	兼见惊惕啼叫，夜卧不安、磨牙，甚则惊厥抽风，舌尖红，脉弦	小儿神气怯弱，筋脉未盛，感受外邪，心神失宁，故见惊惕啼叫，夜卧不安、磨牙，甚而惊厥抽风，舌尖红，脉弦为心肝热象	揉印堂 20 次，揉按小天心 20 次，捣小天心 10 次，掐精宁 3 次，按揉精宁 10 次

三、预防与护理

注意体格锻炼，多做户外活动，增强体质。勿长期衣着过暖，注意随气候变化增减衣服，尤其气温骤变时。冬春感冒流行时，少去公共场所，避免交叉感染。

推拿对于服药困难的感冒患儿尤为合适。患病期间，多饮开水，给予易消化食物。高热患儿及时物理降温。做好口腔护理。

第二节　发　热

发热是多种疾病的常见症状。高热在临床上属于危重症范畴。小儿正常体温常以肛温 36.5～37.5 ℃，腋温 36～37 ℃ 衡量。通常情况下，腋温比口温（舌下）低 0.2～0.5 ℃，肛温比腋温约高 0.5 ℃ 左右。肛温虽比腋温准确，但因种种原因常以腋温为准。若腋温超过 37.4 °C,且一日间体温波动超过 1 °C 以上，可认为发热。发热分为低热（37.5~38 °C）、中度发热（38.1~39 °C）、高热（39.1~40 °C）、超高热（41 °C 以上）。发热时间超过两周为长期发热。

发热是机体的一种防御反应。发热可使吞噬细胞活动性增强，抗体生成增多，白细胞内酶的活力及肝脏的解毒功能增强，抵御疾病的侵袭，促进机体恢复。因此，如发热不是太高，一般情况尚好，不应盲目或急于降温治疗。但是发热过久或高热持续不退，对机体有一定危害性。可使代谢加快，耗氧量增加，脂肪代谢发生紊乱而致酮血症，发生自身蛋白质的破坏而致消瘦，脑皮质兴奋、抑制功能失调，消化液分泌减少，消化酶活力降低，胃肠功能紊乱等，出现一系列严重症状，加重病情，影响机体恢复，因此应尽快查明原因。

一、病因病机

（一）发热机制

人体体温调节中枢位于下丘脑。其前部为散热中枢，后部为产热中枢，这两种调节中枢机能彼此相互制约，保持动态平衡，维持体温相对稳定。小儿年龄愈小，体温调节中枢机能愈不完善，可致体温升高。新生儿汗腺发育相对不足，通过汗液蒸发散热受到限制，故天气炎热时，也可致体温增高。

发热与病情轻重有时不一定平行。婴幼儿对高热耐受力较强，即使体温高达 40 °C，一般情况仍相当好，热退后很快恢复。相反，体弱儿、新生儿即使感染很严重，体温也可不高甚或不升。年长儿体温较稳定，若体温骤然升高，全身情况较差，常常反映有严重疾病存在。

（二）中医辨证

发热以体温异常升高者而称之，但亦有体温正常而用手触摸体表有灼热感，或伴有其他发热征象而诊为发热者。

（1）外感发热。由于小儿体质弱，抗邪能力不足，加之冷热不知调节，家长护理不周，易为外邪所侵，邪气侵袭体表，卫外之阳被郁而致发热。

（2）肺胃实热。多由于外感失治或误治，以致热邪由表入里，或寒邪入里化热，或乳食内伤，造成肺胃壅实，郁而化热。

（3）阴虚内热。小儿体质素弱，先天不足或后天营养失调，或久病伤阴而致肺肾不足，阴液亏损引起日久发热不退。

【链接：高热的诊断步骤】

发热是许多疾病的常见症状，故对发热病人须多方面调查分析，才能查明病因。一般须从以下几方面进行。

（一）详细准确采集病史

注意年龄、发病季节、流行病史，传染病接触史，预防接种史，起病缓急，病种长短和伴随的主要症状。

新生儿可有脱水热。婴幼儿于南方夏季酷热时可发生暑热症。冬春季以呼吸道感染、流行性脑脊髓膜炎、麻疹等多见；夏秋季以急性肠炎、菌痢、乙型脑炎、伤寒等较多见。传染病常有流行病学史，应仔细询问接触史等。

小儿呼吸道感染、急性传染病等常起病较急，病程较短。结核病、伤寒、血液病、风湿热、暑热症、细菌性心内膜炎等起病稍缓，病程较长，常超过两周。

询问发热的同时要注意询问各系统的特异性临床表现，如呼吸道感染常有咳嗽、气急。消化道感染常有恶心、呕吐、腹痛、腹泻。泌尿系统感染有尿频、尿急、尿痛等。中枢神经疾患，多有呕吐、惊厥、昏迷等。发热伴黄疸常见肝脏的细菌或病毒性炎症、肿瘤；伴多汗者常见于结缔组织病、败血症等；伴寒战者多为细菌感染如败血症、深部脓肿等。早期无特殊性明显临床表现和体征者，结合病史特点考虑伤寒、败血症、结核病等。

（二）全面仔细体格检查

检查要详细全面，结合病史及症状，再作深入检查。

在不少发热患儿中，常见有口腔病理改变。如扁桃体炎可见扁桃体红肿或有脓性分泌性；疱疹性咽炎在咽部等处可见疱疹及溃疡；麻疹早期颊黏膜有科氏斑；白喉可见咽及扁桃体有白色假膜等。

注意皮疹的分布与形态。全葡菌败血症、链球菌感染常见有猩红热样的皮疹；血液病、流行性脑脊髓膜炎、流行性出血热等皮肤可有出血点；风湿热可见环形红斑；病毒感染、结缔组织病、败血症、细菌性心内膜炎、组织细胞增生症、皮肤黏膜淋巴结综合征及许多药物使用都可出现皮疹，但其形态和出现规律各异。

高热时精神状态良好者，常轻度感染。如嗜睡、精神萎靡、神志不清，有脑膜刺激征者，提示颅内感染。婴儿颅内感染早期，脑膜刺激征常不明显，如遇神志淡漠、嗜睡、烦躁不安、囟门紧张或饱满等，须警惕颅内感染。

肝脾肿大常见于白血病、结缔组织病、肝胆系统的炎症、伤寒、败血症、疟疾、肿瘤等。周身淋巴结肿大可见于血液病、传染性单核细胞增多症、支原体感染、皮肤黏膜淋巴结综合征等。局部淋巴结肿大、压痛，应注意查找邻近部位有无炎性病灶。

（三）实验室检查

先作一般检查，根据一般性筛选结果，再决定进一步的检查项目，尽量避免无目的"撒网"式检查。

血、尿、粪常见检查为筛选的首选项目。白细胞总数和中性粒细胞分类增高，多考虑为细菌性感染；减低者则偏重于病毒或杆菌感染。若怀疑败血症、肠道及泌尿道感染，需分别送血、粪、尿培养。各种穿刺液除常规检查外，有时需送培养或涂片检查。如流行性脑脊髓膜炎患者皮肤瘀点及脑脊液涂片检查可找到脑膜炎双球菌，疟疾患儿血涂片可查找疟原虫，白喉伪膜涂片可检查白喉杆菌。

必要时检查肥达氏反应、外斐氏反应、嗜异性凝集试验、冷凝集试验等，有助于鉴别诊断。风湿热或类风湿病分别进行抗"O"或类风湿因子检查。疑病毒感染有条件者，可行免疫学方面的早期快速诊断检查。免疫缺陷病致反复感染者可作血清免疫球蛋白及细胞免疫与补体测定。血液病宜做骨髓像检查。怀疑结核病需进行结核菌素试验。怀疑胆道感染者做十二指肠引流液的检查与培养，经常可获得有意义的结果。总之，可按病情需要进行有关检查，但需注意，分析检查结果时要摒除由于取样或操作过程等误差与污染而致的假阳性或假阴性。

（四）X线及其他检查

胸部 X 线检查有助于肺与胸部疾病的诊断。其他如恶性肿瘤，可根据部位选作 CT、核磁共振、血管造影、放射性同位素、B 型超声波、活体组织等检查，也属必要。

二、辨证推治

（一）外感发热

主症：发热恶寒，头痛身疼，无汗，鼻塞，流涕，咳痰稀薄，苔薄白，指纹鲜红，为风寒；发热，微汗出，口干，咽痛，流黄涕，苔薄白或薄黄，指纹红紫，为风热。

证候分析：感受寒邪，寒邪侵犯肺卫，卫表失和，而出现发热恶寒；寒性收引，肌表腠理闭塞而无汗；寒邪犯肺，鼻窍不通，故出现鼻塞；流清涕，咳痰稀薄，苔薄白，均为寒象。热邪犯肺，肺卫失和，故见发热；毛孔失开阖，故见汗出；热邪灼伤津液，故见口干，咽痛；黄涕，苔薄黄，皆为热象。

辨证要点：风寒：发热，无汗，鼻塞，流涕，咳痰稀薄，苔薄白。

风热：发热，微汗，口干，咽痛，痰黄，苔薄黄。见表6-6。

表6-6　外感发热的推拿治疗

治法		解表宣肺，散寒或清热
推拿处方	苗医小儿推拿开窍手法	开天门、推坎宫、推太阳各72次，按总筋、分阴阳各24次
	苗医小儿推拿"推五经"	清脾经250次，清肝经200次，清心经100次，清肺经300次，补肾经150次
	辅助推拿手法	推三关90次，推六腑30次
	苗医小儿推拿关窍手法	按肩井2~3次
临床经验		风寒者加掐二扇门，拿风池穴4~5次；风热者加大推天河水约10次，推脊数10次，可点刺少商穴。若兼咳嗽、痰鸣气急者，加苗医推胸法、苗医推背法；兼见脘腹胀满，不思乳食，嗳酸呕吐者，加揉消食导滞法、摩腹，推板门，推天柱；兼见烦躁不安，睡卧不安，惊惕不安者，加按揉小天心等

推拿方义：开天门、推坎宫、推太阳、按总筋、分阴阳各24次，用以开窍，尤其开天门，推坎宫，推运太阳能疏风解表，发散外邪；推五经调理脏腑，以清肺经为主，宣肃肺气，以达解表止咳；推三关发汗解表，疏风散寒，

配六腑以防发散太过，又能清热；风寒者加掐二扇门，拿风池加强发汗解表，散风寒；风热者加推脊，大推天河水以清热解表。按肩井关窍，又能宣通气血，发汗解表。

（二）肺胃实热

主症：高热，面红唇赤，口干燥，口渴引饮，气息喘急，便秘尿黄，舌红苔燥，脉数实，指纹深紫。

证候分析：本证由于肺胃积热，故高热，面红唇赤，热邪灼伤津液，津液不能上呈于口，故见口干燥，口渴引饮，便秘尿黄；舌红苔燥，脉数实，均为热象。

辨证要点：高热，口干燥，口渴引饮，便秘尿黄，苔红，脉数实。见表6-7。

表6-7　肺胃实热的推拿治疗

治法		清解肺胃实热
推拿处方	苗医小儿推拿开窍手法	开天门、推坎宫、推太阳、按总筋、分阴阳各24次
	苗医小儿推拿"推五经"	清脾经400次，清肝经300次，清心经250次，清肺经350次，补肾经200次
	辅助推拿手法	推大肠120次，清后溪150次，推六腑150次，水底捞明月、推天河水各推20次
	苗医小儿推拿关窍手法	按肩井2~3次
临床经验		若高热不退，加推脊、打马过天河、掐大椎，可点刺少商穴；兼见腹胀大便秘结，加推下七节，摩腹

推拿方义：开天门、推坎宫、推太阳、按总筋、分阴阳各24次，用以开窍。重清脾经、肺经、清肺、清胃实热；配推大肠、后溪，以通利二便而泻火；水底捞明月、推天河水、退六腑清热除烦；按肩井关窍。

（三）阴虚内热

主症：发热不甚，午后潮热，五心烦热，或形体消瘦，盗汗，食欲减退，脉细数，指纹淡紫。

证候分析：肺热阴伤，阴虚而生内热，故发热不甚，午后潮热，五心烦热；消瘦、盗汗、脉细数均为阴虚之象。

辨证要点：发热不甚，午后潮热，五心烦热，盗汗，脉细数。见表6-8。

表6-8 阴虚内热的推拿治疗

治法		滋阴清热
推拿处方	苗医小儿推拿开窍手法	开天门、推坎宫、推太阳、按总筋、分阴阳各24次
	苗医小儿推拿"推五经"	补脾经300次，清肝经250次，清心经200次，补肺经350次，补肾经400次
	辅助推拿手法	揉上马、大推天河水、按揉涌泉各80次，揉按足三里60次，补中健脾法90次，按揉内劳宫100次
	苗医小儿推拿关窍手法	按肩井2~3次
临床经验		若食纳差，加掐四横纹，捏脊；盗汗、自汗，加运太阳

推拿方义：开天门、推坎宫、推太阳、按总筋、分阴阳各24次，为苗医小儿推拿开窍手法。推五经调理脏腑，重补肾经、肺经，揉上马滋肾肺，滋补阴液，配大推天河水、揉按内劳宫以清内热；补脾经、按揉足三里，补中健脾法健脾和胃，增进饮食；揉按涌泉，引热下行以退虚热；按肩井关窍。

三、预防与护理

推拿后24小时内一般可全部退热，但一般于当晚子时后2~3小时发热即可退除，如有余热未退者，次日再推拿1次。发热高且不退，可每日推拿2~3次。若为5岁以上小孩，则手次可适当增多50~100次。

对高热患儿应及时适当降温，以防惊厥及其他不良后果。物理降温方法：将患儿置放于环境安静、阴凉、空气流通处。用冷温毛巾或冷水袋敷头额、双腋及腹股沟等部位，或用布包裹的冰袋枕于头部或放置于上述部位。亦可用冷水（28~30℃）或酒精（30%~50%）于四肢、躯干两侧及背部擦浴。擦浴时如患儿出现皮肤苍白或全身皮肤发凉应立即停止。患儿发热超过38.5℃，可以考虑药物降温，如布洛芬混悬液等。

高热时不显性水分丢失增多，加之食欲减退，应及时补充水分和电解质。口服有困难者给予静脉补液，并注意热量的供给，使用1:4（含钠液:葡萄糖液）液，可适当予以钾盐等。加强护理，慎饮食，适寒热，避风邪，防外感。饮食有节，以免损害脾胃。病后注意营养，以免气血津液亏损。

对于由感染引起的高热，应根据病情选用有效抗生素治疗。因非感染性疾病所致的高热（暑热症、新生儿脱水热、颅内损伤、惊厥及癫痫大发作等）以及变态反应所致的高热（过敏，异体血清，疫苗接种反应，输液、输血反应等），也需根据不同病因采取相应的治疗措施。

第三节　咳　嗽

凡因感受外邪或脏腑功能失调，影响肺的正常宣肃功能，造成肺气上逆作咳，咯吐痰涎，即称"咳嗽"，相当于现代医学的急、慢性支气管炎。目前咳嗽在临床上发病率较高，冬春季节及寒温不调之时尤为多见，多发生于幼儿。咳嗽作为一个症状，可见于诸多疾病中，当咳嗽以突出主症出现时，方可称谓咳嗽，若是其他外感、内伤疾病中出现咳嗽症状，则不属于本病。

一、病因病机

形成咳嗽的病因主要是感受外邪，以风邪为主，肺脾虚弱是其内因。病位主要在肺，感受外邪主要为感受风邪。小儿冷暖不知自调，风邪致病，首犯肺卫。肺主气，司呼吸，肺为邪侵，壅阻肺络，气机不宣，肃降失司，肺气上逆，则为咳嗽。风为百病之长，常夹寒夹热，而致临床有风寒、风热之区别。风为阳邪，化热最速。故小儿风寒咳嗽，大多为时短暂。将因化热传里，出现痰热恋肺之象。

内伤病因小儿脾虚生痰，上贮于肺，致肺之清肃失司而发为咳嗽。或禀赋不足，素体虚弱，若外感咳嗽日久不愈，进一步耗伤气阴，发展为内伤咳嗽。

小儿咳嗽病因虽多，但其发病机理则一，皆为肺脏受累，宣肃失司而成。外感咳嗽病起于肺，内伤咳嗽可因肺病迁延，也可由他脏先病累及于肺所致，其病理因素主要为痰。外感咳嗽为六淫之邪，侵袭肺系，致肺气壅遏不宣；清肃之令失常，痰液滋生。内伤多为脾虚生痰，痰阻气道，影响肺气出入，致气逆作咳。若小儿肺脾两虚，气不化津则痰湿更易滋生。若痰湿蕴肺，遇感引触，转从热化，则可出现痰热咳嗽。小儿禀赋不足，素体虚弱，若外感咳嗽日久不愈，可耗伤气阴，发展为肺阴耗伤或肺脾气虚之证。

【鉴别诊断】

肺炎喘嗽以发热、咳嗽、痰壅、气急、鼻煽为主要症状，重者涕泪俱闭，面色苍白或面唇发绀，肺部听诊闻及细湿性啰音。哮喘可伴有咳嗽，但哮喘以反复发作性的哮鸣气喘为主症，典型发作时肺部可闻及呼气延长及哮鸣音。

二、辨证推治

（一）风寒咳嗽

主症：咳嗽频作，咽痒声重，痰白清稀，鼻塞流清涕，恶寒少汗，或有发热头痛，全身酸痛，舌苔薄白，脉浮紧，指纹浮红。

证候分析：风寒束肺，肺气失宣。肺主卫表，司开阖，风寒犯肺，肺气失宣，则见咳嗽频作，喉痒声重；风寒外束，腠理闭塞，故而发热恶寒；风寒外袭，经气不畅，见全身酸痛；舌苔薄白、指纹浮红为邪在表之象。

辨证要点：咳嗽痰稀，鼻流清涕，舌苔薄白，脉浮紧。见表6-9。

表 6-9　风寒咳嗽的推拿治疗

治法		疏风散寒，宣肺止咳
推拿处方	苗医小儿推拿开窍手法	开天门、推坎宫、推太阳各 72 次，按总筋、分阴阳各 24 次
	苗医小儿推拿"推五经"	先清脾经 200 次，再补脾经 100 次，清肝经 250 次，清肺经 300 次
	辅助推拿手法	揉外劳宫 60 次，推三关 150 次，苗医推胸法 120 次，苗医推背法，拿风池 5 次，掐二扇门 5 次，按揉二扇门 40 次
	苗医小儿推拿关窍手法	按肩井 2~3 次
临床经验		痰多喘咳，加揉乳旁、乳根、天突、丰隆

推拿方义：开天门、推坎宫、推太阳各 72 次，按总筋、分阴阳各 24 次，为苗医小儿推拿开窍手法。开天门、推坎宫、推太阳又能疏风解表，配揉外劳，推三关加强解表之功；重清肺经、苗医推胸法、苗医推背法能宣肺止咳化痰；清脾经以祛湿，再补脾经，既能防止清后伤脾，又能助脾运。拿风池，掐、按揉二扇门解散风寒。按肩井关窍。

（二）风热犯肺

主症：咳嗽不爽，痰黄黏稠，不易咯出，口渴咽痛，鼻流浊涕，伴有发热头痛，恶风，微汗出，舌质红，苔薄黄，脉浮数，指纹红紫。

证候分析：风热犯肺，肺失清肃。肺开窍于鼻，风热犯肺，肺失清肃，气道不宜，故咳嗽不爽，鼻流浊涕；肺主皮毛，风热束表，客于皮毛，疏泄失司，故发热头痛，恶风微汗出；肺热上熏于咽，则咽痛；舌苔薄黄、脉浮红，为风热邪在肺卫之象。

辨证要点：咳嗽有痰，痰黄黏稠，鼻流浊涕，舌红，苔薄黄，脉浮数。见表6-10。

表6-10　风热犯肺的推拿治疗

治法		疏风清热，宣肺止咳
推拿处方	苗医小儿推拿开窍手法	开天门、推坎宫、推太阳各72次，按总筋、分阴阳各24次
	苗医小儿推拿"推五经"	先清脾经200次，再补脾经100次，清肝经250次，清肺经300次
	辅助推拿手法	揉外劳宫60次，推三关150次，苗医推胸法120次，苗医推背法，大推天河水5次
	苗医小儿推拿关窍手法	按肩井2~3次
临床经验		痰多喘咳，加揉乳旁、乳根、天突、丰隆

推拿方义：开天门、推坎宫、推太阳各72次，按总筋、分阴阳各24次，为苗医小儿推拿开窍手法。开天门、推坎宫、推太阳又能疏风解表，配揉外劳，推三关加强解表之功；重清肺经以疏风清热肃肺，配合苗医推胸法、苗医推背法又能宣肺止咳化痰；清脾经以祛湿清热，再补脾经，既能防止清后伤脾，又能助脾运。大推天河水清热解表。按肩井关窍。

（三）内伤咳嗽

主症：久咳不止，咳嗽频作或阵作。尤以早晚为甚，或干咳少痰，或咯痰不爽，身微热，盗汗，或咳而无力，神疲气短，形体消瘦，食欲不振，面色白，自汗，唇舌淡红，指纹青蓝。

证候分析：肺热阴伤，阴虚灼津，肺失宣降，故干咳少痰，咯痰不爽；

阴虚生内热，故身微热，盗汗；久咳致肺气虚，故见咳而无力，神疲气短，消瘦，面色白，自汗。

辨证要点：久咳不止，干咳少痰，舌淡红。见表6-11。

表6-11　内伤咳嗽的推拿治疗

治法		养肺止咳，健脾益气
推拿处方	苗医小儿推拿开窍手法	开天门、推坎宫、推太阳、按总筋、分阴阳各24次
	苗医小儿推拿"推五经"	补脾经250次，清肝经200次，补肺经300次，补肾经150次
	辅助推拿手法	苗医推胸法120次，调中安中法120次，按揉足三里100次，苗医推背法
	苗医小儿推拿关窍手法	按肩井2~3次
临床经验		久咳体虚喘促，加捏脊，揉肾俞，补肾经手次加倍；阴虚咳嗽，加揉上马；痰吐不利，加揉丰隆、天突

推拿方义：开天门、推坎宫、推太阳、按总筋、分阴阳各24次，为苗医小儿推拿开窍手法。推五经调理脏腑，其中重补脾经、肺经，健脾养肺；清肝经以防止肝旺而伤脾肺，补肾经以助脾肺；苗医推胸法、苗医推背法，宽胸理气，宣肺止咳；调中安中法、按揉足三里健脾胃，助运化；按肩井关窍。

三、预防与护理

注意气候变化，防止受凉，特别是秋冬季节，注意胸、背、腹部保暖，以防外感。外邪未解之前，忌食油腻腥味；咳嗽未愈之前，忌食过咸、过酸食物。

注意保持室内空气流通，避免煤气、尘烟等刺激。适当休息，多饮水，饮食宜清淡。加强锻炼，增强抗病能力。

丁香、肉桂各3g，共为末。温水调敷肺俞穴，固定。每日换1次。用于风寒、气虚咳嗽。

第四节　肺炎喘嗽

肺炎喘嗽是小儿时期常见的肺系疾病之一，以发热、咳嗽、痰壅、气急、鼻煽为主要症状，重者涕泪俱闭、面色苍白发绀。本病全年皆有，冬春两季为多，好发于婴幼儿，一般发病较急，若能早期及时治疗，预后良好。本病相当于现代医学的支气管肺炎、间质性肺炎、大叶性肺炎等。

一、病因病机

引起肺炎喘嗽的病因主要有外因和内因两大类。外因主要是感受风邪，小儿寒温失调，风邪外袭而为病，风邪多夹热或夹寒为患，其中以风热为多见。小儿肺脏娇嫩，卫外不固，如先天禀赋不足，或后天喂养失宜，久病不愈，病后失调，则致正气虚弱，卫外不固，腠理不密，而易为外邪所中。

肺炎喘嗽的病变主要在肺。肺为娇脏，性喜清肃，外合皮毛，开窍于鼻。感受风邪，首先侵犯肺卫，致肺气郁闭，清肃之令不行，而出现发热、咳嗽、痰壅、气促、鼻煽等症。痰热是其病理产物，常见痰热胶结，阻塞肺络，亦有痰湿阻肺者，肺闭可加重痰阻，痰阻又进一步加重肺闭，形成宣肃不行，症情加重。

肺主治节，肺气郁闭，气滞血瘀，心血运行不畅，可致心失所养，心气不足，心阳虚衰的危重变证。亦可因邪热炽盛化火，内陷厥阴，出现高热动风证候。若影响脾胃升降，浊气停聚，大肠之气不行，可出现腹胀、便秘等腑实证候。

重症肺炎或素体虚弱之患儿，患病之后常迁延不愈，难以恢复，如体禀营虚卫弱者，可致长期不规则发热，或寒热往来，自汗；体禀阴液不足者，可形成发热，以夜间为甚，有手足心灼热，盗汗、夜寐不宁等症。

二、辨证推治

肺炎喘嗽可分为风寒闭肺、风热闭肺、痰热壅肺、阴虚肺热、肺脾气虚等五型。但由于小儿具有"风为阳邪，易从热化""六淫之邪，皆从火化"的病理特点，虽初感风寒，也极易化热，故风热闭肺型较多见。肺炎喘嗽病初与感冒相似，均为表证，但肺炎表证时间短暂，很快入里化热，主要特点为咳嗽、气喘。本病还应与咳嗽和哮喘相鉴别：咳嗽以咳嗽为主症，可见发热，但无气喘、鼻煽，肺部听诊可闻及干湿啰音或不固定的粗细啰音；哮喘以咳嗽气喘、喉间痰鸣、呼气延长、反复发作为主症，常不发热，肺部听诊以哮鸣音为主。

本病初起应分清是风热还是风寒，风寒者多恶寒无汗，痰多清稀，风热者则为恶寒轻发热重，咳痰黏稠。痰阻肺闭时应辨清热重、痰重，热重者高热稽留不退，面红唇赤，烦渴引饮；痰重者喉中痰鸣，痰声辘辘，胸高气急。若高热炽盛，喘憋严重，呼吸困难，为毒热闭肺重症。若正虚邪盛出现心阳虚衰，热陷厥阴，为病邪猖獗正气不支的危重变症。

（一）风寒闭肺

主症：恶寒发热，无汗不渴，咳嗽气急，痰稀色白，舌淡红，苔薄白，脉浮紧。

证候分析：风寒闭肺，肺气失宣。邪郁肌表，因而恶寒发热，无汗不渴，咳嗽气急。痰稀色白，舌淡红，苔薄白，脉浮紧为风寒之象。

辨证要点：恶寒无汗，痰多清稀。见表6-12。

表6-12　肺炎喘嗽（风寒闭肺）的推拿处方

治法		宣肺化痰止咳
推拿处方	苗医小儿推拿开窍手法	开天门、推坎宫、推太阳、按总筋、分阴阳各24次
	苗医小儿推拿"推五经"	清脾经200次，清肝经300次，清心经300次，清肺经400次，补肾经200次
	辅助推拿手法	推大肠150次，开璇玑，苗医推胸法，调中安中法120次，苗医推背法
	苗医小儿推拿关窍手法	按肩井2~3次

推拿方义：开天门、推坎宫、推太阳、按总筋、分阴阳各24次，开窍，祛风邪。推五经用"清四补一"法，重清肺经宣肺气，配合苗医推胸法、开璇玑、苗医推背法宽胸宣肺，降气平喘止咳；肺与大肠相表里，推大肠以调理肠道，调中安中法调理脾胃；按肩井关窍。

（二）风热闭肺

主症：发热恶风，微有汗出，口渴欲饮，咳嗽，痰稠色黄，呼吸急促，咽红，舌尖红，苔薄黄，脉浮数。

证候分析：风热外袭，肺闭失宣，因而发热恶风，微有汗出，口渴引饮。咽红，舌尖红，苔薄黄，脉浮数为风热之象。

辨证要点：恶寒轻发热重，咳痰黏稠。见表 6-13。

表 6-13　肺炎喘嗽（风热闭肺）的推拿处方

治法		宣肺清热化痰
推拿处方	苗医小儿推拿开窍手法	开天门、推坎宫、推太阳、按总筋、分阴阳各 24 次
	苗医小儿推拿"推五经"	清脾经 300 次，清肝经 350 次，清心经 350 次，清肺经 450 次，补肾经 200 次
	辅助推拿手法	推大肠 150 次，清后溪 120 次，推六腑 150 次，水底捞明月 10 次，大推天河水 10 次，打马过天河 10 次，开璇玑，苗医推胸法，调中安中法 120 次，苗医推背法，推脊 100 次，掐大椎 20 次，推下七节 20 次
	苗医小儿推拿关窍手法	按肩井 2～3 次

推拿方义：开天门、推坎宫、推太阳、按总筋、分阴阳各 24 次，开窍，祛风邪。推五经用"清四补一"法，既清实热又能益阴液，重清肺经宣肺气，配合苗医推胸法、开璇玑、苗医推背法宽胸宣肺，降气平喘止咳；肺与大肠相表里，清后溪、推大肠、推下七节，通利二便以泻火；水底捞明月、大推天河水、打马过天河、推六腑、推脊、掐大椎，大凉清热泻火；调中安中法调理脾胃；按肩井关窍。

（三）痰热壅肺

主症：壮热烦躁，喉间痰鸣，痰稠色黄，气促喘憋，鼻翼翕动，或口唇青紫，舌红，苔黄腻，脉滑数。

证候分析：痰热壅盛，故壮热烦躁，喉间痰鸣，痰稠色黄。肺气郁闭故见气促喘憋，鼻翼翕动。舌红、苔黄腻、脉滑数为痰热之象。

辨证要点：壮热烦躁，喉间痰鸣，痰稠色黄，气促喘憋。

推拿方义：开天门、推坎宫、推太阳、按总筋、分阴阳各 24 次，开窍，祛风邪。推五经用"清四补一"法，清实热，清脾经涤痰，重清肺经宣肺气，配合苗医推胸法、开璇玑、苗医推背法宽胸宣肺，降气平喘止咳；肺与大肠相表里，清后溪、推大肠、推下七节通利二便以泻火；水底捞明月、大推天

河水、打马过天河、推六腑、推脊、掐大椎，大凉清热泻火；调中安中法调
理脾胃；揉创新、定喘、丰隆，化痰定喘；按肩井关窍。见表6-14。

表6-14 肺炎喘嗽（痰热壅肺）的推拿处方

治法		清热宣肺，涤痰定喘
推拿处方	苗医小儿推拿开窍手法	开天门、推坎宫、推太阳、按总筋、分阴阳各24次
	苗医小儿推拿"推五经"	清脾经450次，清肝经400次，清心经400次，清肺经600次，补肾经300次
	辅助推拿手法	推大肠150次，清后溪120次，推六腑150次，水底捞明月10次，大推天河水10次，打马过天河10次，开璇玑，苗医推胸法，调中安中法120次，苗医推背法，推脊100次，掐大椎20次，推下七节20次，揉创新、定喘、丰隆各30次
	苗医小儿推拿关窍手法	按肩井2~3次

（四）阴虚肺热

主症：低热不退，面色潮红，干咳无痰，舌质红而干，苔薄黄，脉数。

证候分析：余邪留恋，肺阴虚弱，故干咳无痰。舌质红而干，苔光剥，脉数为阴虚之象。

辨证要点：低热不退，面色潮红，干咳无痰。见表6-15。

表6-15 肺炎喘嗽（阴虚肺热）的推拿处方

治法		清肺热，养阴止咳
推拿处方	苗医小儿推拿开窍手法	开天门、推坎宫、推太阳、按总筋、分阴阳各24次
	苗医小儿推拿"推五经"	清脾经100次，再补脾经300次，清肝经200次，清心经200次，补肺经400次，补肾经300次
	辅助推拿手法	推大肠150次，揉二马100次，开璇玑，苗医推胸法，调中安中法120次，苗医推背法，揉涌泉50次
	苗医小儿推拿关窍手法	按肩井2~3次

推拿方义：开天门、推坎宫、推太阳、按总筋、分阴阳各24次，为苗医
小儿推拿开窍手法。重补肺经，配合苗医推胸法、开璇玑、苗医推背法养肺

滋阴，平喘止咳；清脾经以清虚热，再补脾经以健脾助运生津液；清肝经、清心经，清热除烦；久病及肾，补肾经，配合揉二马为补肾滋阴之要法；揉涌泉能引火归元，退虚热。肺与大肠相表里，推大肠以调理肠道，调中安中法调理脾胃；按肩井关窍。

（五）肺脾气虚

主症：病程迁延，低热起伏，气短多汗，咳嗽无力，纳差，便溏，面色苍白，神疲乏力，四肢欠温，舌质偏淡，苔薄白，脉细无力。

证候分析：肺气虚则气短多汗，咳嗽无力，低热起伏。脾气虚则纳差，便溏，神疲乏力，四肢欠温。

辨证要点：病程迁延，气短多汗，咳嗽无力，纳差，便溏。见表 6-16。

表 6-16 肺炎喘嗽（肺脾气虚）的推拿处方

治法		健脾益气，肃肺化痰
推拿处方	苗医小儿推拿开窍手法	开天门、推坎宫、推太阳、按总筋、分阴阳各 24 次
	苗医小儿推拿"推五经"	补脾经 350 次，清肝经 200 次，补肺经 400 次，补肾经 300 次
	辅助推拿手法	推大肠 150 次，揉二马 100 次，开璇玑，苗医推胸法，调中安中法 120 次，苗医推背法，按揉足三里 50 次
	苗医小儿推拿关窍手法	按肩井 2~3 次

推拿方义：开天门、推坎宫、推太阳、按总筋、分阴阳各 24 次，为苗医小儿推拿开窍手法。重补肺经，补肺益气，配合苗医推胸法、开璇玑、苗医推背法平喘止咳；重补脾经以健脾助运，清肝经以防肝旺而伤脾肺；久病及肾，补肾经，配合揉二马为补肾滋阴之要法。肺与大肠相表里，推大肠以调理肠道；调中安中法、按揉足三里健脾胃、助运化；按肩井关窍。

【链接 1：小儿肺炎合并心力衰竭的诊断】

小儿肺炎合并心力衰竭的诊断依据：① 呼吸突然加快，高于每分钟 60 次；② 心率突然增快，高于每分钟 180 次；③ 突然极度烦躁不安，明显发绀，面色苍白发灰，指（趾）甲微血管充盈时间延长；④ 心音低钝，奔马律，颈静脉怒张；⑤肝脏迅速增大；⑥尿少或无尿，颜面睑睑或双下肢浮肿。具有前5项即可诊断。

【链接2：小儿肺炎合并中毒性脑病的诊断】

小儿肺炎的病程中出现急性脑损害，主要表现酷似脑炎，如高热、头痛、呕吐、烦躁不安、意识障碍、惊厥、昏迷等。脑膜刺激征阳性，神经系统无定位症状。脑脊液检查除压力稍高，有时蛋白稍增外，无其他异常。轻者脑症状于24h内消失，无后遗症；严重者抽搐频繁，昏迷可持续数日甚或数月，发生去脑强直、角弓反张、呼吸不规则，甚至危及生命。幸存者常遗留智力减退、肢体强直性瘫痪、耳聋、失明等后遗症。

三、预防与护理

保持安静，居室空气新鲜。增强体质，防止感冒。冬春季节减少带小儿到公共场所的次数，预防各种传染病。饮食宜清淡富有营养，多喂开水。

病邪在表者，取微汗，易受凉，忌用凉水擦拭及冰袋冷敷。呼吸急促时，应保持气道通畅位置，定时翻身拍背及转换体位，以利于排痰。

肉桂12 g，丁香16 g，川乌、草乌、乳香、没药各15 g，当归、红花、赤芍、川芎、透骨草各30 g，共为末。温水调敷肺俞穴，固定。每日换1次，5～7天为1疗程。用于肺部湿性啰音久不消失者。

本病为小儿肺系疾病中之重病，治疗过程中应密切观察病情变化，若出现严重变证，应注意与现代医学结合救治。

第五节　呕　吐

呕吐是小儿的一种常见证候，很多疾病都会出现。一般认为小儿先天禀赋不足，脾胃虚弱或因乳食不节，冷热失调，或跌仆惊吓等因素，均可导致脾胃功能失调，以致胃失和降，气逆于上。以食物由胃中经口而出为其主证。《圣济总录》谓"小儿呕吐者，脾胃不和也。或因啼呼未定而遽饮乳；或因乳食中伤冷，令儿饮之，皆致呕吐。"此外，小儿哺乳后，乳汁自口角溢出，称之为"溢乳"，多为乳哺过量或过急所致，宜注意改善哺乳方法，并非病态。

一、病因病机

（一）常见病因

呕吐是小儿常见症状之一，可由于消化系统疾病引起，也可见于全身各系统和器官的多种疾病。其可以为单一的症状，也可以是多种危重疾病的复杂症状之一。故稍有疏忽，常延误诊断，甚或危及生命。临证时必须注意鉴别，不可盲目推拿治疗，以免贻误病情。常见病因如下：

（1）消化道器质性梗阻。食管、胃或肠内容物下行受阻，而被迫逆行以至呕吐。如先天性消化道发育畸形（不同部位闭锁或狭窄）；较大小儿则多为后天性肠扭转、套叠、梗阻（如常见的蛔虫梗阻）；呕吐同时伴有其他消化道梗阻症状（如腹胀、便血、无大便）。

（2）消化道感染性疾病。由于炎症对于胃、肠刺激可呈反射性呕吐，常伴有腹痛、呕心、腹泻、腹胀（如肠炎、胃炎、阑尾炎）。

（3）消化道功能异常。是很常见的呕吐原因。如发生在各种全身性感染和代谢障碍等情况时，常伴有发热、食欲减退、呕心、腹胀等其他感染中毒症状。

（4）脑部疾病。不同病因发生颅内高压症状，脑膜刺激症或颅内占位性病变，则引起中枢性喷射性呕吐，呕吐前多不伴恶心，而有其他神经性症状（如头痛、嗜睡、昏迷、惊厥）。

（5）各种中毒。包括毒物对胃肠道局部刺激及毒物作用于中枢神经系而致吐。

（二）中医辨证

呕吐的主要病因如上所述，必须认真分析，找出病因，及时处理。呕吐属于脾胃功能失调，以致胃失和降，气逆于上者，临证时常将其分为寒吐、热吐和乳食吐三类：

第一，寒吐。多因小儿体质素虚，过食生冷或腹部受寒，以致寒邪客居中焦，胃不受纳，下降失权，上逆而作吐。

第二，热吐。多因夏秋感受湿热，蕴于中焦，或过食煎熬之物，或因乳母喜食炙煿、辛辣之品，乳汁蕴热，儿食母乳，以致热积于胃，或较大儿童过食辛热之品，热积胃中皆可致脾胃升降失权，导致胃气上逆而发生呕吐。

第三，伤乳食吐。由于小儿哺养不当，乳食过多，较大儿童或食生冷肥腻等不消化的食物，积滞中脘，损伤脾胃，以致胃不受纳，脾失运化，升降功能失调，其气上逆而发生呕吐。

【链接 1：婴儿溢乳与呕吐的鉴别】

家长常因孩子吐奶而烦恼，其实婴儿吐奶有溢乳与呕吐之分。那该如何来鉴别是溢乳还是呕吐呢？

婴儿溢乳为小儿哺乳后，乳汁自口角溢出，多是由于哺乳过急过量所致，而非病证。溢乳是小儿无恶心、无腹压增高、毫不费力地从口腔溢出乳汁的现象，常在喂奶后即刻发生，吐出量与喂进量相仿，颜色和所进奶汁相似，不伴有其他症状，医生检查时也无异常发现。孩子溢奶是一过性的，一般 4 个月左右容易溢奶，以后就逐渐好转。

病理性吐奶，吐前有恶心、腹压增高，迫使胃内容物从口腔涌出，呈喷射性，吐出的奶量大于喂进量，颜色异常，如间杂黄绿色、咖啡色，有酸臭味。吐时可伴有发热或腹部阳性体征，患儿精神萎靡，或烦躁哭闹，或表现不哭不吃，有的甚至伴有尖叫等，这种情况就应结合起病年龄、病史特点、体格检查、伴随症状及必要的实验室检查结果，全面进行分析。

（一）病史

（1）年龄。不同的年龄有不同的呕吐原因。新生儿期呕吐，除在分娩过程中，咽入羊水、胎粪或血液刺激胃部所致外，常与产伤、感染和发育障碍等因素有关，如颅内出血、新生儿败血症、腹膜炎、消化道与颅脑畸形等。婴儿期以喂养不当，哭闹，用手指扣挖口腔为最常见，其次为呼吸道及胃肠道感染多见。幼儿及较长儿童，除鼻衄时大量血液吞入刺激胃部而呕吐外，以扁桃体炎、各种脑膜炎及脑炎、胃肠道感染为多见，其次为各种中毒。

（2）呕吐方式。①溢乳系哺乳量过多及贲门松弛所致，常表现胃内乳汁由口角少量外溢；②一般此种呕吐常伴有恶心，呕吐物量多少不定。③喷射状呕吐是指大量呕吐物从口鼻喷涌而出，除医生检查咽部按压舌面不当及家长喂药刺激外，常见于吞入大量空气，幽门肥大性狭窄及中枢神经系统疾病。

（3）呕吐物性质。吐物为黏液、乳汁者在新生儿应考虑到食管闭锁或食管—气管瘘。吐物为奶汁、乳凝块、食物而无胆汁者，多见于幽门痉挛及梗阻、贲门失弛缓、十二指肠上端梗阻。呕吐物含有胆汁者见于剧烈呕吐者，胆道蛔虫症及高位小肠梗阻。呕吐物带粪汁则多见于下段或更低位的肠梗阻。吐出物内有较多血液时应考虑到消化道溃疡，食管下端静脉曲张症。吐物为咖啡色血液，显示胃内渗血或有小血管破裂。

（4）呕吐与进食的关系。了解病前有无进食特殊物或药物史。若进食后立即呕吐，常见于吞入空气，新生儿早期应考虑到食管闭锁或狭窄。进食 3～4 小时后呕吐者，常见幽门肥大性狭窄、急性胃肠炎、下消化道梗阻。呕吐与进食无关者，见于消化道外疾病。

（5）伴随症状。呕吐的同时伴有发热，头痛，神经系统体征阳性则提示颅内感染。呕吐伴有发热、恶心、上腹部不适者需注意病毒性肝炎。呕吐伴有发热、腹痛、腹泻者应想到消化道感染。呕吐伴有血便，可能为痢疾、肠套叠、坏死性肠炎、美克氏憩室炎、过敏性紫癜等。不明原因的反复呕吐者应考虑到颅内肿瘤，结核性脑膜炎。若呕吐的同时有高热、惊厥、昏迷或休克者需考虑到败血症或严重感染。

（6）询问过去病史。如有无蛔虫病史，肝炎，结核病，周期性呕吐以及个人出生时情况等。

（二）体检

在全面体检的基础上，应特别注意腹部体征及神经系统检查，必要时进行眼底检查及直肠指检。

新生儿及婴儿体检须注意前囟、脑膜刺激征、皮肤紫绀、出血点、心音强弱与速率、四肢发凉体征。同时应注意呼吸节律，有无凝视、巩膜黄染，瞳孔大小、对光反应等。腹部检查应注意：有无腹胀、肠型、蠕动波；肝脾大小、肿块，腹壁肌张力，触痛及反跳痛；肠鸣音减弱、消失或亢强、气过水声等。新生儿早期应注意有无肛门畸形。疑肠套叠者，应及时进行直肠指检。对幼儿及年长儿除重视中枢神经体征外，还应注意检查口腔，扁桃体和咽峡部有无炎症以及腹部有无外科急腹症的体征等。

（三）辅助检查

1. 粪、尿常规及其他检查

疑肠道感染或肠寄生虫可行大便常规或集卵检查。疑尿路感染或周期性呕吐须检查尿常规及酮体。疑肝肾疾患、糖尿病及电解质紊乱者，可相应作肝功、肾功、血糖、血钾、血钠、血氯、二氧化碳结合力及 PH 值等检查。疑苯丙酮尿症或半乳糖症者可选作尿三氯化铁试验，尿黏液酸试验有助于诊断。

2. X 线检查

疑颅内占位性病变或脑出血，有条件者可进行 CT 或核磁共振检查。疑有先天性食管闭锁或食管—气管瘘时，可用 8 号导尿管，在 X 线透视下，由鼻咽腔插入食道，若多次返折或 8 ~ 10 cm 处受阻，可经导管注入碘油 0.5 ml ~ 1 ml 有助于诊断及确定畸形部位。疑有食管贲门松弛症或先天性幽门肥大性狭窄时，可作钡餐检查，以明确诊断。疑及肠梗阻时，应作腹部 X 线透视或摄片，高位者可见盆腔内缺乏气体；低位者可见梗阻以上肠段扩张、充气且有液平面，梗阻以下肠段则无气体。

【链接 2：小儿时期特有的几种以呕吐为主的疾病】

（一）食管闭锁

临床上分型，以食管盲端与食管盲端——气管瘘为多见。其特点：① 阵发性青紫，口腔不断有唾液流出（吞咽之唾液充盈盲端食管所致）；② 第一次喂水或喂乳，患儿吮吸 1 ~ 2 次后即呕吐，并因气管被堵塞，出现呛咳、面色青紫，以致窒息，待咽喉物吸出或吐出后，可暂时好转；③ 如疑为食管闭锁，前述导尿管试验性插入可明确诊断；④ 其孕母多有羊水过多史。

（二）先天性幽门肥大性狭窄

临床特点为：① 多于生后 2 ~ 3 周开始出现呕吐，初始仅偶尔吐奶，以后呕吐次数增多，呈现频繁剧烈或喷射性呕吐，呕吐后饥饿欲食；② 呕吐物为奶汁、奶块，无胆汁；③ 食欲虽佳，但营养不良，逐渐出现脱水状，由于大量酸基丧失，可出现碱中毒，甚至发生手足搐搦症或喉痉挛；④ 上腹部可见球形隆起，及自左向右的胃蠕动波或有逆蠕动，常于喂奶或刺激腹壁时更易出现；⑤ 右上腹肋下缘，常可触及 2 cm×1 cm 大小橄榄样肿块，边缘光滑，质地坚韧。但未触及肿块，亦不能排除本病。必要时可作钡餐透视检查。

（三）再发性呕吐

又名周期性呕吐，多见于 3 ~ 10 岁。数周或数月发作一次，每次历时约 2 ~

7 天自愈，呕吐可骤然停止。常有上呼吸道感染、多食、疲劳或精神受刺激等诱因。发作时呕吐剧烈，日约 20~50 次，摄取任何食物或水均会吐出，吐物为胃内容，常含胆汁或血丝，偶或吐出大量血液。常伴有口渴、头痛或腹痛，甚至发生脱水、酸中毒。神经系统检查，胃肠钡餐检查正常或仅有十二指肠段痉挛现象。酮血症及酮尿症常出现于呕吐发作之前。部分病例可有脑电图异常。

（四）先天性肛门闭锁

是一种较为多见的先天性畸形。其病理改变简单复杂不一。简单者仅一层肛门膜未破，复杂者可有各种不同的瘘管或伴其他畸形。计有四种类型：第一型为肛门直肠狭窄；第二型仅肛膜未破；第三型为直肠盲袋与肛门正常位置有相当的距离；第四型外表有肛门，但直肠有闭锁，两端有相当距离。诊断依据：① 生后一直不排胎粪，随后腹胀，呕吐频繁；② 生后发现无肛门，用指尖抵在相当于肛门处，可发现患婴啼哭时有冲击感；③ 温-莱（Wayensteen-Rice）三氏 X 线检查法，患婴取倒置位，作腹部及盆腔部摄片，可发现肠内气体终止于闭锁部，此法既可确定诊断，又可用于手术定位及选择治疗方法；④ 合并有瘘管者，在尿道口或阴道处有胎粪排出。

（五）胎粪性便秘

新生儿生后不久，吐淡黄色或墨绿色黏液，1~2 天不排胎粪，或最初只排很少绿色或墨绿色胶冻样便。以后腹胀逐渐明显，喂乳或喂水不久即呕吐。用肛管或开塞露通便后，可排出大量粘胶样墨绿色大便，腹胀逐渐减轻，喂水或喂乳不再呕吐。

（六）其他

① 羊水刺激胎儿在宫内或分娩过程中吞入大量羊水，出生后最初 2 天，未进食即吐。吐物为黏液或棕色血样黏液，其他均正常。大多吐几次后 1~2 天内停止。用 2% 碳酸氢钠洗胃有效。常有宫内窒息、难产或过期产史。可发生吸入性肺炎；② 喂养不当，婴儿吸奶时间过长或吸吮空乳房或吸奶太快或喂奶量太多，亦有喂奶后不久更换尿布，臀部抬高而致呕吐。

二、辨证推治

（一）寒吐

主症：起病较缓，食久方吐，或朝食暮吐，吐出多为清稀痰涎，或不消化残余乳食，不酸不臭，时作时止，面色㿠白，神疲无力，四肢欠温，或腹痛绵绵，大便溏薄，小便清长，舌淡苔白，脉细无力而迟，指纹淡红。

证候分析：先天禀赋不足，脾胃虚寒，脾阳不振，升降失调，运化失职，以致乳食停积，发为呕吐，故时久方吐。寒邪内着，客于肠胃，气机凝滞，故腹痛绵绵，四肢欠温，面色㿠白，倦怠乏力，舌淡苔白，脉细无力，皆脾虚胃寒之外候。

辨证要点：食久方吐或朝食暮吐，伴全身虚寒症状。见表6-17。

表6-17　寒吐的推拿处方

治法		健脾和胃（降逆），温中散寒
推拿处方	苗医小儿推拿开窍手法	开天门、推坎宫、推太阳、按总筋、分阴阳各24次
	苗医小儿推拿"推五经"	补脾经300次，清肝经250次，清心经100次，补肺经200次，补肾经150次
	辅助推拿手法	揉外劳200次，调中安中法300次，揉足三里80次，推天柱100次，推板门100次，推三关90次，推六腑30次
	苗医小儿推拿关窍手法	按肩井2~3次

推拿方义：开天门、推坎宫、推太阳、按总筋、分阴阳各24次，为苗医小儿推拿开窍手法。重推脾经，兼按揉足三里，调中安中法以健脾和胃，温中散寒，降逆止呕；揉外劳，推三关温阳散寒以加强温中作用，推六腑调理脏腑之气；推天柱、板门和胃降逆，善止一切呕吐；按肩井关窍。

（二）热吐

主症：食入即吐，呕吐酸臭，口渴喜饮，身热烦躁，唇干面赤，大便臭秽或秘结，小便黄短，舌红苔黄，脉象滑数。

证候分析：感受外邪，外邪犯胃，胃失和降，气逆于上，则食入即吐；

热邪犯胃，故见呕吐酸腐，口渴喜饮，身热烦躁，唇干面赤；热伤津液，故大便臭秽或秘结，小便黄短，舌红苔黄，脉象滑数。

辨证要点：呕吐伴外感热象。见表6-18。

表6-18　热吐的推拿处方

治法		清热和胃，降逆止呕
推拿处方	苗医小儿推拿开窍手法	开天门、推坎宫、推太阳、按总筋、分阴阳各24次
	苗医小儿推拿"推五经"	清脾经350次，清肝经300次，清心经250次，清肺经300次，补肾经200次
	辅助推拿手法	推大肠经、后溪各60次，推六腑60次，调中安中法90次，推天柱、板门、中脘、足三里各90次
	苗医小儿推拿关窍手法	按肩井2～3次

推拿方义：开天门、推坎宫、推太阳、按总筋、分阴阳各24次，为苗医小儿推拿开窍手法。调理脏腑用"清四补一"法以清热为主；配推天柱、板门按揉足三里，调中安中法健脾和中，和胃降逆止呕；推大肠，推后溪，推六腑通利二便，有加强清热泻火之功；按肩井关窍。

（三）伤食吐

主症：伤食吐出物多呈酸臭乳块或不消化食物，不思乳食，口气臭秽，腹部作胀，大便秘结，或泻下酸臭，舌苔多厚腻。见表6-19。

表6-19　伤食吐的推拿处方

治法		消食导滞，和中降逆
推拿处方	苗医小儿推拿开窍手法	开天门、推坎宫、推太阳、按总筋、分阴阳各24次
	苗医小儿推拿"推五经"	先清脾经200次，后补脾经100次，清肝经250次，清心经150次，补肺经200次，补肾经200次
	辅助推拿手法	推揉板门80次，推大肠，消食导滞法80次，按揉足三里各80次，推天柱100次
	苗医小儿推拿关窍手法	按肩井2～3次
临床经验		若便秘腹胀甚者，加推下七节，摩腹；食纳不佳加掐四横纹，捏脊

证候分析：饮食不节，积滞于中，导致脾胃升降失司，胃气上逆则发生呕吐，吐出物为不消化食物，不思乳食；口气臭秽、腹部胀满，大便秘结，或泻下酸臭，舌苔厚腻，均为积滞内热之外候。

辨证要点：呕吐酸腐，不思乳食，口气臭秽。

推拿方义：开天门、推坎宫、推太阳、按总筋、分阴阳各 24 次，为苗医小儿推拿开窍手法。调理脏腑，清肝经、清心经以防肝旺火动；补肺经、肾经，按揉足三里以助脾胃运化；推大肠、消食导滞法通腹消积导滞；推天柱、板门降逆止呕，效果更佳；按肩井关窍。

三、预防与护理

明确诊断并积极处理原发疾病十分重要。有先天畸形或腹部外科情况应适时进行手术治疗。因肠道内、外感染所致者，须及时应用抗感染药物。如因喂养不当，应指导正确的喂养方法。药物引起呕吐者，应停用有关药物。若急性中毒，应及时洗胃和选择特效的拮抗剂。

呕吐严重者须禁食 4 小时，注意侧卧以防吐出物吸入气管内。呕吐停止或减轻后，可给予少量、较稠微温易消化食物，或米汤等流质饮食。避免感受外邪，风寒入胃。

有脱水或电解质紊乱者，应及时按需要补液和供给电解质。若有周围循环衰竭，应按循环衰竭处理。

第六节 流 涎

流涎是指小儿唾液过多而引起口涎外流的一种常见病。多由于饮食不当，如喂养母乳过热而致脾胃湿热，熏蒸于口，或脾胃虚弱、固摄失职等引起唾液从口内外流而发病。流涎多见于口腔疾患中，如小儿口、咽黏膜炎症等均可引起。本病一年四季都可发生，尤以夏季为多。多见于 1 岁左右的婴儿，常发生在断奶前后。本病相当于现代医学的口腔咽黏膜炎等疾病。《素问·宣明五气篇》："脾为涎。"脾胃虚弱，脾胃湿热或内有虫积，脑瘫或癫痫发作，均可致口角流涎。

一、病因病机

先天脾虚之涎：先天不足，后天失养，脾胃虚弱，固摄失职，口液外流。后天脾热之涎：后天喂之母乳过热，或嗜食辛辣之物，以致脾胃湿热，熏蒸于口，流涎不止。现代医学认为，当患口腔黏膜炎症及神经麻痹、延髓麻痹、脑炎后遗症等神经系统疾病时，因唾液分泌过多，或吞咽障碍所致。

二、辨证推治

（一）脾胃湿热

主症：流涎黏稠，口气臭秽，食欲不振，腹胀，大便秘结或热臭，小便黄赤。舌红，苔黄腻，脉滑数，指纹色紫。

证候分析：脾胃湿热，熏蒸于口，则流涎黏稠；脾为湿困，而失运化，胃气上逆，则口气臭秽、食欲不振、腹胀；湿热下注则大便秘结或热臭、小便黄赤；舌红，苔黄腻，脉滑数，指纹色紫，为湿热之象。

辨证要点：流涎黏稠，口气臭秽，小便黄赤。见表 6-20。

表 6-20　流涎（脾胃湿热）的推拿处方

治法		清脾胃湿热
推拿处方	苗医小儿推拿开窍手法	开天门、推坎宫、推太阳、按总筋、分阴阳各 24 次
	苗医小儿推拿"推五经"	清脾经 300 次，清肝经 250 次，清心经 200 次，清肺经 100 次，补肾经 150 次
	配穴	推大肠、清后溪各 200 次，推六腑 150 次，按揉足三里 100 次，调中安中法 120 次，摩腹 1 分钟
	苗医小儿推拿关窍手法	按肩井 2～3 次

推拿方义：开天门、推坎宫、推太阳、按总筋、分阴阳各 24 次，为苗医小儿推拿开窍手法，其中揉总筋又能清心火，消口舌生疮之患；推五经用"清四补一"法，以清热为主法，重清脾经以清脾胃之湿热，推大肠、清后溪、推六腑清利湿热；按揉足三里、调中安中法、摩腹，以达健脾理气化湿之效。按肩井关窍。

（二）脾胃虚弱

主症：流涎清稀，口淡无味，面色萎黄，肌肉消瘦，懒言乏力，饮食减少，大便稀薄；舌淡，苔薄白，脉虚弱，指纹淡红。

证候分析：脾胃虚弱，则口淡无味、饮食减少、懒言乏力、流涎清稀；脾虚运化失职，则大便稀薄；气血生化不足，则面色萎黄、肌肉消瘦；舌淡，苔薄白，脉虚弱，指纹淡红，为脾胃虚弱之象。

脾为湿困，而失运化，胃气上逆，则口气臭秽、食欲不振、腹胀；湿热下注则大便秘结或热臭、小便黄赤；舌红，苔黄腻，脉滑数，指纹色紫，为湿热之象。

辨证要点：流涎清稀，消瘦乏力，饮食减少，大便稀薄。见表 6-21。

表 6-21　流涎（脾胃虚弱）的推拿处方

治法		健脾益气
推拿处方	苗医小儿推拿开窍手法	开天门、推坎宫、推太阳、按总筋、分阴阳各 24 次
	苗医小儿推拿"推五经"	补脾经 300 次，清肝经 200 次，补肺经 150 次，补肾经 150 次
	配穴	推大肠 100 次，运水入土 20 次，掐揉四横纹 50 次，按揉足三里 100 次，调中安中法 120 次，摩腹 1 分钟，捏脊 5 次
	苗医小儿推拿关窍手法	按肩井 2~3 次

推拿方义：开天门、推坎宫、推太阳、按总筋、分阴阳各 24 次，为苗医小儿推拿开窍手法。重补脾经，配合掐揉四横纹、按揉足三里、调中安中法，健脾助运；推大肠、摩腹、捏脊，调理肠道，改善脾胃功能。清肝经疏肝理脾；补肺经、补肾经，益气助脾。按肩井关窍。

三、预防与护理

本病早期推拿治疗具有较好疗效，能改善症状，甚至治愈，部分可反复发作。患儿下颌部及前颈、胸前部宜保持干燥。忌食过咸、过酸食物，以及辛辣刺激之品。饮食宜清淡，多食富含维生素、蛋白质的食物。嘱家长不要用手捏患儿腮部。

婴儿的口腔浅，不会控制口腔的唾液，在新生儿期，唾液腺不发达，到第 5 个月以后，唾液分泌量增加，流涎增多；6 个月时，牙齿萌出，对牙龈三叉神经的机械性刺激使唾液分泌增多，流涎增多。以上流涎增多，均属生理现象，不应视作病态。对腮腺损伤、神经系统疾患等引起的病理性流涎，则应请专科会诊。

第七节　腹　泻

腹泻是以大便次数增多，粪质稀薄或如水样为特征的一种小儿常见病，发于婴幼儿者称婴幼儿腹泻。本病以 2 岁以下的小儿最为多见。虽一年四季均可发生，但以夏秋季节发病率为高，秋冬季节发生的泄泻，容易引起流行。

小儿脾胃薄弱，无论外感之邪还是内伤乳食或脾胃虚寒，可分为湿热泻、寒湿泻和脾虚久泻三种，由于泄泻常与呕吐并作，亦可分为同样证型，故在此一并论述。现代医学所称之中毒性消化不良、急性肠胃炎与本证类似，可参照治疗。

一、病因病机

（一）湿热泻

多为湿热之邪损伤脾胃，脾失健运，水湿相杂而下，下迫大肠而致。

（二）寒湿泻

由于风寒之邪客于胃腑，或过食生冷损伤中阳，以致脾胃运化失职，清浊不分，并走大肠，而成泄泻。

（三）脾虚泻

先天禀赋不足，后天调护失宜，或诸泻误治、失治皆可导致脾胃虚弱，脾虚则健运失司，胃弱则不能熟腐水谷，因而水反为湿，谷反为滞，清阳不升，乃致合污而下，而为脾虚久泻。

（四）吐泻兼作

由脾胃升降失常所致，病因多由于过食辛热、煎炒炙之品，或积滞蕴热，或误食不洁之物，或感受暑湿之邪，蕴伏肠胃，脾胃受伤，导致运化功能失司，升降失常而吐泻兼作。

【链接 1：腹泻的病理生理】

（一）消化功能紊乱

因肠蠕动亢进，肠道消化功能减低而致脂肪、蛋白质及碳水化合物代谢障碍。

（二）水、电解质和酸碱平衡失调

呕吐、腹泻使大量的水和电解质丢失，引起脱水、酸中毒及低钾血症等。

1. 脱水的三种性质

① 等渗性脱水，约占 40%～80%，主要是细胞外液的丢失，病程短，营养状况较好；② 低渗性脱水，约占 20%～50%，电解质的丢失多于水的丢失，多见于腹泻日久，营养状况差的病儿，细胞外液大量损失，脱水病状出现早，易致循环衰竭；③ 高渗性脱水，占 1%～12%，水的丢失多于电解质的丢失，多见于病程短、发热高、病后饮盐水或吃奶较多而饮水少的病儿，特点为细胞内脱水，细胞外液减少不严重，脱水症状出现较晚，神经系统症状明显。

2. 代谢性酸中毒

① 腹泻严重时大便中丢失大量碱性物质可致酸中毒；② 脱水严重者血容量减少，肾血流量减少，导致远端肾小管钠离子与氢离子交换减少，氢离子储留；③ 由于血循环不良，组织缺氧，酸性代谢产物增加；④ 饥饿时血糖减低，肝糖原不足，酮体产生增多。由上述原因引起代谢性酸中毒。

3. 低钾血症

① 患儿进食少，腹泻时大便丢失可导致低钾；② 酸中毒时细胞外液氢离子及钠离子进入细胞内，置换出钾离子随尿排出；③ 输液纠正脱水过程中，血清钾被稀释，并于有尿后排出一定量的钾；④ 输入的葡萄糖合成糖原，一部分钾又被固定在细胞内。由于以上原因，在脱水纠正后，血钾降低而出现

低钾症状。

4. 低钙血症

佝偻病患儿、迁延性及慢性腹泻病患儿，在酸中毒被纠正后可出现血钙下降而发生惊厥。

5. 低镁血症

少数慢性腹泻病合并营养不良患儿，其脱水酸中毒、低钾血症、低钙血症被纠正后或低钙血症同时出现低镁血症。

【链接 2：腹泻的分型】

（一）轻型

病例有食欲减退，溢奶，大便次数增多，每日数次到 10 次左右，稀便或带少量水分，淡黄或绿色，稍有酸味，有时有少量黏液或呈白色钙皂，精神尚好，无中毒症状，偶有低热恶心，呕吐，体重不增或略降，有时尿少。

（二）中型与重型

多数起病缓慢，自轻型腹泻逐渐加重，泻水样便；少数起病即为水样便，量多，次数频繁，每次数毫升至数十毫升，每日数次至数十次，多数为 10 ～ 20 次，常有呕吐，每日 1 ～ 2 次至十数次，个别严重者可吐咖啡样沉渣。早期食欲减退，以后加重，严重者拒食，多数有发热。

【链接 3：腹泻患儿水、电解质及酸碱平衡紊乱症状】

（一）脱水

1. 脱水程度

①轻度脱水：失水量约为体重的 3% ～ 5%（50 ml/kg），病儿精神较差或不安，皮肤稍干燥，弹性稍差，眼窝及前囟略凹陷，哭有泪，口腔黏膜干燥，尿量稍减少；②中度脱水：失水量约为体重的 5% ～ 10%（50 ～ 100ml/kg），病儿精神萎靡或烦躁不安，皮肤苍白，干燥，弹性较差，眼窝及前囟凹陷明显，哭时泪少，口腔黏膜干燥，四肢稍凉，脉速，尿量明显减少；③重度脱

水：失水量约为体重的 10%以上（100～120 ml/kg），病儿精神极度萎靡，表情淡漠，嗜睡，朦胧或昏迷，皮肤发灰，干燥，四肢发凉，脉细数微弱，皮肤出现花纹等休克症。

2. 脱水性质

①等渗性脱水：病儿烦躁，嗜睡，眼窝及前囟凹陷，皮肤弹性低，黏膜干燥，血压下降，脉搏增快，四肢发凉，尿量减少。患儿大多营养状况良好，腹泻时间短，血钠为 130～150 mmol/L；②低渗性脱水：患儿软弱，嗜睡，惊厥，昏迷，眼窝前囟凹陷明显，皮肤弹性极差，黏膜略干燥，血压极低，脉快细弱，四肢发凉，尿减少或无尿。大多营养较差，吐泻严重，病程长，血钠低于 130 mmol/L；③高渗性脱水：患儿烦躁不安，剧烈口渴，高热，肌张力高，惊厥，眼窝前囟稍凹陷，皮肤弹性尚好，黏膜明显干燥，血压稍低，四肢热或冷，尿少而比重高。多发生于病程短，供水不足，出汗或曾口服大量含钠液的情况下，血钠高于 150 mmol/L。

（二）代谢性酸中毒

患儿精神萎靡，呼吸深快，但无鼻翼扇动，新生儿及小婴儿呼吸改变不明显，口唇樱红，如有循环衰竭可表现为口唇紫绀，严重者可致昏迷。

（三）低钾血症

表现为：①精神萎靡，四肢无力，肌张力低下，腱反射消失，严重者表现为瘫痪；②肠蠕动减少，故肠鸣音弱，腹胀，严重者肠麻痹可致肠梗阻。③心音低钝，心率减慢，心律不齐，严重者心力衰竭心脏扩大，心电图改变多见：T 波低平，ST 段下移，Q-T 间期延长，出现 U 波。

（四）低钙血症

表现为烦躁，惊跳，手足搐搦或惊厥。

（五）低镁血症

极少数久泻和营养不良的患儿出现缺镁症状，常在脱水及电解质紊乱纠正后出现，表现为烦躁，震颤，惊厥，血清镁低于 0.75 mmol/L。

【链接 4：小儿非感染性腹泻病】

小儿非感染性腹泻病包括饮食性腹泻病，症状性腹泻病，糖原性腹泻病等。

（一）饮食性腹泻病

小儿胃肠道发育不成熟，酶的活力差，胃酸及消化酶分泌较少，而营养需要相对又多，胃肠道负担重，当食物质与量不合适时易导致消化紊乱，表现为呕吐，腹泻。治疗措施主要是调整饮食，混合喂养小儿可继续吃母乳，人工喂养小儿则用等量米汤或水稀释牛奶或奶制品喂养两天，然后恢复正常饮食。可服用消化酸或酵母片等消化剂。

（二）症状性腹泻病

小儿患上呼吸道感染、肺炎、中耳炎等肠道外感染时，因发热及毒素作用而使消化功能紊乱导致腹泻，主要治疗措施是积极治疗原发性疾病。

（三）过敏性腹泻病

主要是对牛奶中蛋白的过敏导致肠黏膜通透性改变发生腹泻，主要治疗措施是去除食物中过敏原。

（四）糖原性腹泻病

常通过"尿半乳糖检测"确诊。患儿肠黏膜缺乏双糖酶，食用富含双糖（包括蔗糖、乳糖、麦芽糖）的饮食即发生腹泻，治疗宜采用去双糖饮食，如每 100 毫升鲜豆浆加 5%~10% 葡萄糖或采用发酵酸奶。

【鉴别诊断】

水样便性腹泻多为轮状病毒或产毒素性细菌感染；小儿尤其是 2 岁以内婴儿，发生在秋冬季节，以轮状病毒肠炎可能性大，小儿发生在夏季以产毒性大肠杆菌肠炎可能性大。如水样便腹泻不止或有频繁呕吐，迅速出现严重脱水体征要考虑霍乱。如病人粪便为黏液或脓血便伴有里急后重可考虑为细菌性痢疾，此外也应考虑侵袭性细菌的感染，如大肠杆菌肠炎、空肠弯曲菌肠炎或沙门氏菌肠炎等。血多脓少呈果酱样便多为阿米巴痢疾。

二、辨证推治

（一）湿热泻

主症：腹痛即泻，泻下急迫，粪便稀薄，或如水注，粪色深黄而臭，或见少许黏液，腹部疼痛阵作，食欲不振；或伴泛恶，肢体倦怠，发热或不发热，口渴，肛门灼热发红，唇舌红，苔黄腻，脉数，指纹深红。

证候分析：湿热之邪，蕴结脾胃，下注大肠，传化失司，故便质稀薄或如水注，粪色深黄而臭；热性急迫，湿热交蒸，壅遏胃肠气机，故泻下急迫；湿热困脾，故食欲不振，肢体倦怠。伴外感，则有发热，热重于湿者，故口渴，肛门灼热发红；舌红，苔黄腻，脉数，为热象。

辨证要点：泻下急迫如注，或泻下臭秽，舌红，苔黄腻，脉数。

推拿方义：开天门、推坎宫、推太阳、按总筋、分阴阳各 24 次，为苗医小儿推拿开窍手法。推五经用"清四补一"法，以清热为主法，重清脾经，以清中焦湿热为主，推大肠、后溪，推六腑清利湿热；按揉足三里、肚脐，拿肚角、揉龟尾，调中安中法调中理气，止痛止泻；按肩井关窍。见表 6-22。

表 6-22　湿热泻的推拿处方

治法		清热利湿，调中止泻
推拿处方	苗医小儿推拿开窍手法	开天门、推坎宫、推太阳、按总筋、分阴阳各 24 次
	苗医小儿推拿"推五经"	清脾经 300 次，清肝经 250 次，清心经 200 次，清肺经 100 次，补肾经 150 次
	配穴	推大肠 200 次，清后溪 150 次，推六腑 120 次，按揉足三里 120 次，调中安中法 120 次，揉脐 200 次，拿肚角 3~5 次，揉龟尾 100 次
	苗医小儿推拿关窍手法	按肩井 2~3 次
	临床经验	若患儿大便泻下不畅，有里急后重感，加推下七节；若患儿泻势急迫而病情较重者，可在推擦肺俞至发红后，再结合用针刺肺俞放血法治之，多数一次即可治愈

（二）寒湿泻

主症：泄泻清稀，多泡沫，臭气不甚，色淡或色绿，腹胀，肠鸣，或兼恶寒发热，口不甚渴，舌苔白腻，脉浮缓或浮紧，指纹色红。

证候分析：风寒邪气客于脾胃，运化失常故大便清稀，多泡沫，臭气不甚；寒湿内阻，气机不利则肠鸣；风寒外袭故见恶寒发热，口不甚渴，舌苔白腻，脉浮数。

辨证要点：泄泻伴风寒表证。

推拿方义：开天门、推坎宫、推太阳、按总筋、分阴阳各 24 次，为苗医小儿推拿开窍手法。调理脏腑。其中重补脾经，摩腹，调中安中法、足三里、肚脐能健脾化湿，温中散寒；补肺经、肾经助脾健运；揉龟尾、推上七节调理大肠固涩而止泻；肺与大肠相表里，苗医推背法宣肺气，理大肠而止泻止痛；按肩井关窍。见表 6-23。

表 6-23　寒湿泻的推拿处方

治法		温中散寒，化湿止泻
推拿处方	苗医小儿推拿开窍手法	开天门、推坎宫、推太阳、按总筋、分阴阳各 24 次
	苗医小儿推拿"推五经"	补脾经 300 次，清肝经 250 次，补肺经 150 次，补肾经 200 次
	配穴	推大肠 150 次，摩腹 2 分钟，按揉足三里 60 次，调中安中法 150 次，揉脐 200 次，按揉龟尾 100 次，推上七节 50 次，苗医推背法
	苗医小儿推拿关窍手法	按肩井 2～3 次

（三）脾虚泻

主症：久泻不愈，或经常反复发作，面色苍白，食欲不振，便稀夹有奶块及食物残渣，或每于食后即泻，舌淡苔薄，脉沉细，指纹淡红。

证候分析：脾胃虚弱，清阳不升，运化失职，故见久泻不愈，便稀夹有奶块及食物残渣；脾胃虚则运化失司，故经常反复发作；脾虚不运，津微不布，生化乏源，气血不足，故面色萎黄，精神倦怠，舌淡苔薄，脉沉细。

辨证要点：久泻不愈，经常反复发作，面色萎黄。见表 6-24。

推拿方义：开天门、推坎宫、推太阳、按总筋、分阴阳各 24 次，为苗医小儿推拿开窍手法。重推脾经，配补中健脾法以健脾益气助运化；清肝经以防肝旺乘脾土；补肺、肾、心三经温阳助脾，后清心以防火动；摩腹，捏脊，揉外劳，揉脐温阳补中；推大肠，揉龟尾，推上七节固肠实便，为止泻之要穴；苗医推背法宣肺气，助脾运而止泻；按肩井关窍。

表 6-24　脾虚泻的推拿处方

治法		健脾益气，温阳止泻
推拿处方	苗医小儿推拿开窍手法	开天门、推坎宫、推太阳、按总筋、分阴阳各 24 次
	苗医小儿推拿"推五经"	补脾经 400 次，清肝经 250 次，先补心经 300 次，后清心经 100 次，补肺经 200 次，补肾经 350 次
	配穴	推大肠 150 次，揉外劳 100 次，补中健脾法 300 次，摩腹 100 次，捏脊 5 次，揉脐 200 次，揉龟尾 120 次，推上七节 60 次，苗医推背法
	苗医小儿推拿关窍手法	按肩井 2～3 次
临床经验		若患儿肾阳虚者加重补肾经法，揉外劳；久泻不止有中气下陷者，加按揉百会或用灸百会法或熨龟尾、肛门

（四）吐泻兼作

主症：吐泻并重，每日数次或 10 余次，烦渴狂饮，饮后即吐，或乳后即吐，中等度发热，烦躁不安，腹胀肠鸣，面色苍白无华，口干唇赤，舌尖边红，苔黄腻，指纹深红，脉洪数。

证候分析：湿热之邪，蕴结脾胃，下注大肠，传化失司，故腹胀、肠鸣，便质稀薄如溏；伴外感，则有发热，热重于湿者，故口渴喜饮，口干唇赤；热积胃中，易使胃失和降，气逆于上，产生呕吐。吐泻过度，宜耗气伤津，故面色苍白无华。

辨证要点：吐泻兼作，耗气伤津之象。见表 6-25。

表 6-25　吐泻兼作的推拿处方

治法		清泄肠胃湿热
推拿处方	苗医小儿推拿开窍手法	开天门、推坎宫、推太阳、按总筋、分阴阳各 24 次
	苗医小儿推拿"推五经"	清脾经 400 次，清肝经 300 次，清心经 250 次，清肺经 350 次，补肾经 200 次
	配穴	推大肠 200 次，清后溪 150 次，推六腑 90 次，按揉足三里 80 次，揉龟尾 100 次，推揉板门 100 次，苗医推背法
	苗医小儿推拿关窍手法	按肩井 2～3 次

推拿方义：开天门、推坎宫、推太阳、按总筋、分阴阳各 24 次，为苗医小儿推拿开窍手法。推五经用"清四补一"法以清热为主。其中重清脾经以清中焦湿热，次清肺经助脾经热利大肠，再清肝经、心经，助脾经清热又能防止肝旺火动而伤脾阴，补肾经助脾化湿；推大肠、后溪，推六腑通利二便以泻湿热；按揉足三里、龟尾理肠止泻；推揉板门既能止泻又能止呕，合天柱止呕之功更强；苗医推背法宣肺降逆而利大肠，能助止吐止泻；按肩井关窍。

三、预防与护理

注意饮食卫生，食品应新鲜、清洁，不吃变质食品，不暴饮暴食。饭前、便后要洗手，餐具要卫生。提倡母乳喂养，不宜在夏季及小儿有病时断奶，遵守添加辅食的原则，注意科学喂养。

加强户外活动，注意气候变化，及时增减衣服，防止腹部受凉。保持皮肤清洁干燥，勤换尿布。每次大便后，宜用温水清洗臀部，并扑上爽身粉。防止发生红臀。

适当控制饮食，减轻胃肠负担，吐泻严重及伤食泄泻患儿可暂时禁食 6～8 小时，以后随着病情好转，逐渐增加饮食量。忌食油腻、生冷及不易消化的食物。

丁香 2 g，吴茱萸 30 g，胡椒 30 粒，共研细末。每次 3 g，醋调成糊状，敷贴脐部，每日 1 次。用于寒湿泻、脾虚泻。

密切观察病情变化，防止发生变证。如有脱水应按等渗、低渗或高渗补充累积丢失液，并注意纠正酸中毒与钾、钠、钙、镁的失衡。

第八节　便　秘

便秘是儿科临床中常见的病症，以大便秘结不通，排便时间延长为其主要表现，便秘亦称"便闭""秘结""大便不通"，有时单独出现，有时继发于其他疾病。由于引起的病因病机不同，故临床常分为虚秘、实秘两类，前者多因气血虚弱，精液不足；后者则多因燥结气滞而成。《景岳全书》中说："大便秘结一症，在古方书有虚秘、风秘、热秘、寒秘、温秘等说。而东垣又有热燥、风燥、阳燥、阴结之说。次其立名太烦，又无确据，不得其要，而徒滋疑惑，不无为临证之害也。不知此证之当辨者惟二。则曰阴结、阳结而尽之矣。"

一、病因病机

（一）实秘

饮食不节，食物停滞，气滞不行，郁久化热，或因过食辛辣厚味，以致胃肠积热，伤津耗液；或于热病后耗伤津液，导致肠胃燥热，阴液失于输布而不能下润，肠气不通，大肠传导失常，于是大便秘结，难于排出。

（二）虚秘

素体虚弱，或久病之后，气血不足，气虚则大肠传送无力，血虚则津液无以滋润大肠，肠道干涩，以致大便排出困难。

【鉴别诊断】

（1）先天性巨结肠。小儿先天性肠道畸形，主要表现为胎粪排出延迟，顽固性腹胀便秘，呈进行性加重；常有营养不良，食欲不振，高度腹胀；肛肠指检有空虚感或裹手感；钡餐灌肠 X 线检查显示近直肠-乙状结肠处狭窄，上段结肠异常扩大。

（2）肛裂。肛管皮肤破裂形成菱形裂口或溃疡，以排便时刀割样疼痛，便时出血为特点，反复发作，患儿常因疼痛而忍便，长期忍便就会出现大便干结形成便秘。

二、辨证推治

（一）实秘

主症：证见大便干结，排便困难，甚至便秘不通，腹胀不适，或胸胁痞满，胃纳减少，噫气频作，欲便不能，甚则腹胀疼痛，或兼呕吐，或兼口臭唇红，面赤身热，小便短黄，舌苔黄燥，脉象滑实，指纹紫滞等。

证候分析：小儿乳食失节，或过食辛辣香燥、油煎炙煿、生冷肥甘之品，或偏食挑食等，损伤脾胃，运化失常，乳食停滞中焦，而致肠腑传导失常，引起便秘。气机阻滞，则脘腹胀满疼痛；胃气上逆则噫气频作；积滞日久，蕴结化热，则手足心热，心烦不安。

辨证要点：大便干结，排便困难，腹胀疼痛。

推拿方义：开天门、推坎宫、推太阳、按总筋、分阴阳各 24 次，为苗医小儿推拿开窍手法。推五经清脾、肝、心、肺经以清泻脏腑之实热，补肾经以滋阴润燥；推大肠、六腑，消食导滞法，揉脐、龟尾，摩腹，推下七节合用，以清理肠府积热，导滞通便；苗医推背法宣肺以助大肠；按肩井关窍。

若身热、烦躁，加大推天河水、水底捞明月；若小便短黄加清后溪。见表 6-26。

表 6-26 实秘的推拿治疗

治法	行气导滞，清热通便	
推拿处方	苗医小儿推拿开窍手法	开天门、推坎宫、推太阳、按总筋、分阴阳各 24 次
	苗医小儿推拿"推五经"	清脾经 400 次，清肝经 300 次，清肺经 200 次，清心经 150 次，补肾经 300 次
	辅助推拿手法	推大肠 250 次，推六腑 90 次，消食导滞法、揉脐、摩腹各 100 次，揉龟尾 80 次，推下七节 60 次，苗医推背法
	苗医小儿推拿关窍手法	按肩井 2～3 次
临床经验	身热、烦躁，大推天河水、水底捞明月；小便短黄，加清后溪	

（二）虚秘

主症：面色㿠白无华，形瘦无力，神疲气怯，大便干燥，努力难下；或时有便意，大便并硬，但努责乏力，用力则汗出短气，便后疲乏，舌淡苔薄白，脉虚细，指纹淡红。

证候分析：禀赋不足，或病后失调，或喂养不当，进食过少，致气血亏虚，传导无力，大便干燥，努力难下；气血亏虚，神形失养，故面色㿠白无华，形瘦无力，神疲气怯；宗气不足，则努责乏力；劳则虚气耗，用力则汗出短气。

辨证要点：有便意，面色㿠白无华，形瘦无力，神疲气怯，大便干燥，努力难下。见表 6-27。

表 6-27 虚秘的推拿治疗

治法		益气养血，滋阴润燥
推拿处方	苗医小儿推拿开窍手法	开天门、推坎宫、推太阳、按总筋、分阴阳各 24 次
	苗医小儿推拿"推五经"	补脾经 400 次，清肝经 200 次，补肺经 350 次，补肾经 300 次
	辅助推拿手法	摩腹 60 次，补中健脾法、揉脐、丹田各 100 次，揉龟尾 80 次，按揉足三里 80 次，捏脊 5~8 遍
	苗医小儿推拿关窍手法	按肩井 2~3 次

推拿方义：开天门、推坎宫、推太阳、按总筋、分阴阳各 24 次，为苗医小儿推拿开窍手法。补脾、肺、肾经以益气养血，滋阴润燥；清肝经以疏肝理脾；摩腹，揉脐，龟尾以理肠通便；补中健脾法、丹田、足三里，捏脊以健脾气，温阳调中，强壮身体；按肩井关窍。

三、预防与护理

培养按时排便的习惯；宜食富含纤维素的蔬菜；脾胃虚少食而便少者，应注意抚养胃气。

第九节 腹 痛

腹痛是小儿时期最常见的症状之一。引起腹痛的原因很多，几乎涉及各科疾病。既可以是腹内脏器病变，也可以是腹外病变；可以是器质性的，也可以是功能性的；可以是内科疾患，也可以是外科疾患，甚至最初为内科疾患，以后病情发展而以外科情况为主。在治疗方法上，有些腹痛急需手术，有些腹痛则不需要手术；有些腹痛最初保守治疗，之后需手术治疗。急需手术治疗者，若误诊、漏诊，延误手术则可造成严重后果，甚至危及生命。所以对于小儿的腹痛诊断和鉴别诊断，应十分重视。

小儿腹痛随年龄大小而有不同的表现。新生儿机体反应差，虽有严重的腹内脏器病变，但往往不表现腹痛，而仅出现顽固性腹胀和频繁的呕吐。婴幼儿多无自述腹痛能力，更不能确切陈述腹痛的性质、部位及其演变过程，仅以其表现可被家长及医生理解为腹痛，如阵发性或持续性的哭吵，两下肢蜷曲，烦躁不安，面色苍白，出汗，拒食甚或精神萎靡。年长儿腹痛时常哭闹或转辗不安，双下肢向腹部屈曲，并以手护腹部，而对腹痛性质、经过常常描述不确切，定位能力差。对腹痛病儿的正确诊断，则有赖于医生详问病史，耐心观察腹痛情况，仔细全面地进行检查，方能及时做出正确的诊断和处理。本节所讨论的内容主要是指无外科急腹症指征的腹痛，主要以感受寒邪、乳积滞滞、脏气虚冷为发病原因。

一、病因病机

（一）感受外邪

由于护理不当或气候突变，小儿腹部为风寒冷气所侵。寒主收引，性凝不散，搏结肠间，经致气机阻滞，不通则痛。

（二）乳食积滞

由于乳食不节，暴饮暴食，或恣食生冷食物，停滞中焦，气机受阻，而致腹痛。

（三）脾胃虚寒

由于平素脾胃虚弱或久病脾虚，致脾阳不振，运化失司，以致寒湿内停，气机失畅，血脉凝滞，出现绵绵不休的虚寒腹痛。

【链接1：小儿腹痛的病因】

（一）儿内科疾病

（1）腹内疾病。急性胃炎、胃肠炎、胃及十二指肠溃疡、肠痉挛性绞痛、肠及胆道蛔虫症、肠系膜淋巴结炎、急性坏死性肠炎、病毒性肝炎、先天性胆总管囊肿、各种胰腺炎、各种腹膜炎、肝脓肿、膈下脓肿、尿路感染，细菌性痢疾等。

（2）腹外疾病。呼吸系统疾病（上呼吸道感染、扁桃体炎、大叶性肺炎、急性胸膜炎）、心血管疾病（急性心力衰竭、心包炎、心肌炎）、变态反应性疾病（过敏性紫癜、荨麻疹、哮喘）、神经系统疾病（肋间神经痛、腹型癫痫）、代谢性疾病（低血糖症、尿毒症、卟啉病）、传染病（伤寒、流行性脑脊髓膜炎）以及败血症、带状疱疹、铅中毒等。

（二）儿外科疾病

急性阑尾炎、胃和十二指肠溃疡合并穿孔、机械性肠梗阻、肠套叠、肠系膜动脉栓塞、急性肠扭转、回肠憩室炎并发穿孔，梗阻、原发性或继发性腹膜炎、嵌顿性腹股沟疝、泌尿道结石、肾盂积水、肝破裂、脾破裂、卵巢囊肿扭转、睾丸蒂扭转、髂窝脓肿等。

【链接2：小儿腹痛的诊断和鉴别诊断】

小儿腹痛应结合病史和体格检查，进行全面分析，必要时辅以实验室检查或其他检查，尽快做出早期、正确的诊断。

（一）病史

（1）年龄。不同年龄小儿的腹痛，其好发疾病亦各异。如肠痉挛多见于3个月以下的幼婴，常由于喂养不当或吞咽空气过多所致。肠套叠、嵌顿性疝以及肠道感染多见于两岁内小儿，急性阑尾炎、肠道寄生虫病则相对少见。胃肠道感染、肠寄生虫病、肠系膜淋巴结炎、胆道蛔虫病、大叶性肺炎、腹型癫痫，过敏性紫癜等以年长儿为多见。

（2）腹痛发生的急缓。起病急缓对鉴别诊断往往具有重要意义。发病急骤或阵发性加剧者常为外科性疾病，如急性阑尾炎、绞窄性肠梗阻、胃肠道穿孔、肠套叠及腹股沟疝嵌顿等。发病缓慢而疼痛持续者常为内科性疾病，如肠蛔虫症、胃及十二指肠溃疡、肠炎及病毒性肝炎等。但要注意：有时慢性腹痛和急性腹痛的病因可以相同，这是因为疾病在不同阶段性质发生变化所致，如溃疡病原属慢性腹痛，在合并穿孔时即为急腹症。故对原有慢性腹痛者，如腹痛转为持续性或突然剧痛，应注意急腹症的可能。

（3）腹痛的性质。腹痛可为阵发性疼痛、持续性疼痛或轻度隐痛。阵发性疼痛或绞痛有梗阻性疾病，若局部喜按或热敷后腹痛减轻者，常为胃、肠、胆管等空腔脏器的痉挛；持续腹痛加剧多见于胃肠穿孔；持续性钝痛，改变体位时加剧、拒按，常为腹腔脏器炎症、包膜牵张、肿瘤以及腹膜脏层受到刺激所致。隐痛多见于消化性溃疡。放射性疼痛为一个局部病灶通过神经或邻近器官而波及其他部位的疼痛如大叶性肺炎引起同侧上腹部疼痛。腹痛伴排粪或排尿困难，可能为粪块堵塞或尿路感染、结石。总之，腹部器质性病变的疼痛特点为：① 持续性钝痛，阵发性加剧；② 局部压痛明显；③ 有腹肌紧张；④ 肠鸣音异常。

（4）腹痛的部位。一般腹痛的部位与病变的部位相一致。如右上腹痛常见胆道蛔虫症、病毒性肝炎以及同侧的胸膜病变或大叶性肺炎。剑突下疼痛见于消化性溃疡。右下腹痛以阑尾炎及肠系膜淋巴结炎等可能性最大。左下腹痛要想到便秘或菌痢的可能性。脐部疼痛以肠蛔虫症及急性肠炎为多见。全腹剧烈疼痛，伴高热及全身中毒症状者，多提示原发性腹膜炎。沿输尿管部位的绞痛，伴腰痛者，应多考虑尿路结石的可能。但有的疾病，起病时的疾病部位可能与病变部位不同，如阑尾炎最早可在脐周、中上腹痛，6~12小时后转移局限于右下腹痛。

（5）伴随症状。应注意腹痛与发热的关系。先发热后腹痛多为内科疾病，如上呼吸道感染、扁桃体炎常并发急性肠系膜淋巴结炎；反之，先腹痛后发热多为外科疾病，如急性阑尾炎、继发性腹膜炎等。更应注意腹痛与伴随症状属于哪个系统：如腹痛伴发热、咳嗽则为呼吸系统疾病；伴恶心、呕吐、腹泻、便血或呕血等多为胃肠道疾病；伴尿频、尿痛，血尿或脓尿者，多为泌尿道疾患，但阑尾脓肿、髂窝脓肿也见有泌尿道刺激症状或里急后重等肠壁刺激症状，须注意鉴别；伴黄疸者多系肝胆疾病。阵发性腹痛伴有频繁呕吐，明显腹胀，不排气及不排粪者，常提示肠梗阻。急性腹痛伴中毒性休克多见于胃肠穿孔、急性坏死性肠炎、急性胰腺炎、卵巢囊肿扭转等。腹痛剧烈不敢翻动体位且拒按者，常有局限性或弥漫性腹膜刺激症，如阑尾炎、腹膜炎等。

（6）既往史。应详细询问患儿既往有无类似腹痛发作，大便排虫和皮肤紫癜史，应了解发病前有无外伤，饮食是否卫生和进食何种食物等，均有助于腹痛原因的诊断。

（二）体检

除测体温、脉搏、呼吸、血压外，应注意观察小儿的面色、表情、体位和精神状态，须仔细进行全身体格检查，尤以腹部检查对诊断更有帮助。

1. 腹部检查

（1）视诊。注意有无腹胀，注意肠型、肠蠕动波和腹式呼吸。若有明显肠型或蠕动波者，提示有肠道梗阻可能；若伴有明显腹胀者，应考虑肠炎、机械性或麻痹性肠梗阻等；弥漫性腹膜炎时，腹式呼吸常受限。

（2）听诊。正常肠鸣音，每分钟 1~5 次。肠鸣音减少或消失，可能为肠麻痹；肠鸣音不规则地亢进，提示有肠道感染可能；肠鸣音高亢、气过水声、金属音则常表示肠梗阻的存在。

（3）叩诊。腹胀明显者应检查肝浊音是否消失，有无移动性浊音，对腹腔脏器破裂、出血、穿孔的诊断甚为重要。鼓音明显者提示肠腔充气，有梗阻可能。肝浊音区消失是穿孔的表现。

（4）触诊。腹部触诊是关系到能否正确诊断的重要环节。触诊检查时，应注意以下几点：① 争取小儿合作接受检查，幼婴可利用玩具或吸奶；对于年长儿，力求让患儿自己用一个手指指明疼痛部位或范围；② 对不合作者，可于啼哭吸气时检查或待病儿睡眠时进行检查；③ 检查者应态度和蔼，手宜温暖，动作轻柔缓慢；④检查应由非疼痛部位开始，逐渐移向疼痛部位，要反复对比各部位的反应，找出压痛及紧张部位、范围和程度，可疑时应反复检查，最好能争取在小儿安静时或入睡后再次检查。应强调三层（轻、中、重）检查法，在施行检查中要观察使用各种手法时，患儿面部表情、局部拒按、哭叫程度是否严重。若全腹柔软，疼痛部位不固定，基本可排除外科急腹症。阑尾炎，右下有明显压痛，同时有反跳痛、肌紧张；全腹肌紧张伴压痛及反跳痛者，提示有腹膜炎存在或腹内空腔脏器有穿孔。腹内触及肿块者对疼痛的诊断有重要意义。肠套叠可于右上腹或脐上方触及腊肠样肿物；蛔虫性肠梗阻，常有腹痛缓解时，于脐周触及不规则的条索状物；急性肠系膜淋巴结炎，有时可在右下腹触及肿大的淋巴结；先天性肥大性幽门狭窄，可于肋下缘与右腹直肌间触及橄榄样肿块。

2. 其他检查

注意皮肤出血点、瘀斑、黄疸有助于流行性脑脊髓膜炎、败血症、紫癜及肝胆疾病引起腹痛的诊断。心肺检查可协助诊断大叶性肺炎、胸膜炎，心脏疾患所致腹痛的诊断。检查腹股沟，以免漏诊嵌顿性疝。疑有急腹症时应作肛指检查，注意穹窿处有无触痛（腹膜炎）、肿块（卵巢囊肿扭转）及血便（肠套叠）。

（三）辅助检查

根据病史、临床表现及体检结果，有针对性地选择下列检查。

（1）实验室检查。血液和大小便常规检查，有时可提供有诊断价值的资料，如血红蛋白及红细胞逐渐下降，须警惕内出血的存在。白细胞总数升高常提示炎症性病变。观察粪便性质有助于肠道感染和肠套叠的诊断。尿内有较多红细胞或脓细胞提示尿路感染。必要时需检测血和尿的胰淀粉酶等。

（2）X 线检查。胸部 X 线检查可显示肺、胸膜及心脏病变。腹部透视和摄片检查，如发现膈下游离气体，提示胃肠穿孔；肠内有梯形液体平面，肠腔内充气较多，提示肠梗阻。若疑及肠套叠可作空气灌肠以协助诊断和复位治疗，但疑有内脏穿孔者禁用。疑有尿路病变可摄腹部平片或作静脉肾盂造影。

（3）B 型超声及其他检查。疑有胆石症、肝脓肿、膈下脓肿时作腹部 B 型超声检查。疑有腹型癫痫可作脑电图。疑腹腔有积液或出血，可进行腹腔诊断性穿刺，吸取液体进行常规检查和细胞学检查，可以确定病变性质。

【鉴别诊断】

外科急性腹痛。起病急骤，多无前驱症状；腹痛由轻到重、由含糊到明确、由局部到弥漫，多先有腹痛，后见全身症状；多伴有腹膜刺激征，体征多局限于腹部，可有放射痛。

二、辨证推治

（一）寒痛

主症：腹痛急暴，哭叫不安，阵阵发作，面色苍白，痛甚则额冷汗出，唇色紫暗，肢冷，腹痛常在受凉或饮食生冷后发生，遇冷更剧，得热较舒，或兼有呕吐、腹泻、小便清长、舌苔白滑、指纹色红。见表 6-28。

证候分析：寒为阴邪，主凝滞收引。腹部中寒，寒邪搏结肠间，凝滞气机，不通则痛，故见腹部疼痛；得温则寒凝稍解，阳气暂通，腹痛亦稍缓，脾阳不振，升降失常，故见呕吐、腹泻、腹痛；气血流行不畅，故面色苍白，甚至额冷汗出；阳气不能温达四肢，营血亦不得畅达于四末，故肢冷；小便清长、舌苔白滑、皆为里寒之象。

表 6-28 小儿腹痛（寒痛）的推拿治疗

治法		温中散寒，理气止痛
推拿处方	苗医小儿推拿开窍手法	开天门、推坎宫、推太阳、按总筋、分阴阳各 24 次
	苗医小儿推拿"推五经"	补脾经 300 次，清肝经 250 次，补心经 100 次，补肺经 150 次，补肾经 200 次
	辅助推拿手法	揉外劳 80 次，掐揉一窝风 50 次，调中安中法、揉肚脐、摩腹各 200 次，拿肚角 4～5 次，按揉足三里 40 次
	苗医小儿推拿关窍手法	按肩井 2～3 次
临床经验		若呕吐加推天柱，揉板门；腹泻加揉龟尾，推上七节

辨证要点：腹痛得热较舒，遇寒遇冷加剧。

推拿方义：开天门、推坎宫、推太阳、按总筋、分阴阳各 24 次，为苗医小儿推拿开窍手法。调理脏腑。其中重推脾经，配调中安中法、揉肚脐、足三里，摩腹温中健脾，再配揉外劳助阳散寒；掐揉一窝风，拿肚角理气止痛；按肩井关窍。

（二）伤食痛

主症：腹部胀满疼痛，拒按，厌食，嗳腐吞酸，恶心呕吐，矢气频作，或腹痛欲泻，泻后痛减，时有呕吐，吐物酸馊，夜卧不安，时时啼哭，舌苔多厚腻。

证候分析：乳食停滞肠胃，阻塞气机，故见腹部胀满疼痛；食停中焦，胃气不和，故伴有呕吐，夜卧不安，时时啼哭；宿食腐化，浊气壅塞肠胃，其气上逆，则嗳腐吞酸，口气臭秽，吐出物气味酸馊，其气下泄，则矢气频发；得泻则乳积下行，肠胃壅塞暂减，气机稍畅，故腹痛亦得减轻。舌苔厚腻为积滞不化之候。

辨证要点：腹部胀满疼痛，拒按，嗳腐吞酸，舌苔多厚腻。见表 6-29。

推拿方义：开天门、推坎宫、推太阳、按总筋、分阴阳各 24 次，为苗医小儿推拿开窍手法。调理脏腑，其中重推脾经，配揉板门、掐揉四横纹、消食导滞法、摩腹、按揉足三里、捏脊健脾和胃，消食导滞，理气止痛；推大肠、揉天枢疏调胃肠积滞；拿肚角止痛；按肩井宣通气血、关窍。

表 6-29　小儿腹痛（伤食痛）的推拿治疗

治法		消食导滞，和中止痛
推拿处方	苗医小儿推拿开窍手法	开天门、推坎宫、推太阳、按总筋、分阴阳各 24 次
	苗医小儿推拿"推五经"	清脾经 300 次，清肝经 250 次，清心经 100 次，补肺经 150 次，补肾经 200 次
	辅助推拿手法	推大肠 90 次，掐揉四横纹 3～4 次，揉板门 60 次，消食导滞法 200 次，揉天枢、摩腹各 120 次，拿肚角 4～5 次，揉按足三里 100 次，捏脊 5～6 遍
	苗医小儿推拿关窍手法	按肩井 2～3 次
临床经验		若呕吐加推天柱，横纹推向板门；腹胀满、便秘加推下七节，揉龟尾；积滞日久发热者，加推六腑，大推天河水

（三）虚寒腹痛

主症：腹痛绵绵，时作时止，痛处喜按，得温则舒，得食暂缓，面色㿠白，精神倦怠，四肢清冷，饮食较少，或食后作胀，大便稀溏，舌淡苔白。

证候分析：中焦虚寒，脾阳不振，脏腑失于温养，脉络凝滞，故见腹痛绵绵，时作时止，痛处喜按，得温则舒，得食则借谷气之温养，故痛暂缓；脾阳虚弱，运化失常，故见饮食减少，或食后作胀，大便稀溏；中阳不足，脏腑虚冷，血脉凝滞，阳气不布，故见面色㿠白，四肢清冷，舌淡苔白。

辨证要点：腹痛绵绵，痛处喜按，得温则舒。见表 6-30。

表 6-30　小儿腹痛（虚寒腹痛）的推拿治疗

治法		温补脾肾，益气止痛
推拿处方	苗医小儿推拿开窍手法	开天门、推坎宫、推太阳、按总筋、分阴阳各 24 次
	苗医小儿推拿"推五经"	补脾经 350 次，清肝经 250 次，补心经 150 次，补肺经 200 次，补肾经 300 次
	辅助推拿手法	揉外劳 100 次，掐四横纹 4～5 次，调中安中法、摩腹各 200 次，按揉足三里 80 次，捏脊 3～5 遍，揉丹田 100 次
	苗医小儿推拿关窍手法	按肩井 2～3 次
临床经验		若腹泻，加揉龟尾，推上七节

推拿方义：开天门、推坎宫、推太阳、按总筋、分阴阳各 24 次，为苗医小儿推拿开窍手法。五经重在补脾肾二经，温补脾肾阳气，清肝经能疏肝理脾，以防肝旺乘脾土，次补心经以助脾阳；配揉外劳，推三关，揉丹田温补脾肾之阳气；调中安中法、肚脐、足三里、摩腹、捏脊、掐四横纹健脾和胃，温中散寒，增进食欲；按肩井关窍。

三、预防与护理

诊断应该明确，推拿前排除肠痉挛、胆道蛔虫症或蛔虫性部分肠梗阻、炎性疾病及外科急腹症。根据病因作相应处理，如肠痉挛给予解痉剂；胆道蛔虫症或蛔虫性部分肠梗阻，可用解痉止痛药等治疗；炎性疾病应根据病因，选用有效抗生素治疗；外科急腹症应及时手术治疗。病因诊断未明确前，禁用推拿治疗，以免延误诊断。疑有肠穿孔、肠梗阻或阑尾炎者，禁用推拿治疗。

推拿治疗过程中也要视情况对症处理。有水和电解质紊乱或休克者，应及时纠正水、电解质失衡及抗休克治疗。

【古籍参考】

"定痛法：凡小儿胸中饱闷，脐腹疼痛。一时不能得药，用食盐一碗，锅内炒极热，布包之，从胸向腹下熨。盖盐走血分，故能软坚，所以止痛。冷则又炒熨，痛定乃止。男妇气痛，皆同此法。"（《幼科集成》）

"凡遇小儿不能言，若偶然恶哭不止，即是肚痛，将一人抱小儿于膝间，医人对而将两手搂抱其肚腹，着力久久揉之，如搓揉衣服状。又用手掌摩揉其脐，左右旋转数百余回，每转三十六，愈多愈效。"（《秘传推拿妙方》）

"治伤冷食，用生姜，紫苏煎浓汤浴盆内，令患者乘热坐汤内，以手揉其胸腹，以热汤淋之，气即通化矣，又方：以生姜捣烂，紫苏捣烂，炒热布包，熨胸腹，如冷再炒再熨，神效。"

"夫腹痛之证，用邪正交攻，与脏气相击而作也。有冷，有热，有虫痛，有积滞，辨证无化，而施治必效。"（《幼幼集成》）

"小儿腹胀，肚皮青色，煎用胡粉，盐熬色变，摩腹上。"（《鲟溪外治方选》）

第九节　脱　肛

脱肛是指以直肠或肛管脱出肛门向外翻出为主要表现的一种病症。多发生于 5 岁以下的小孩。病情轻者在大便时脱出，便后可自行还纳，重者稍加用力（如咳嗽、喷嚏、啼哭）即能引起，必须用手帮助托回。现代医学认为小儿直肠肌尚未发育完全，固定力差，易造成直肠脱垂，另外小儿先天发育不全，骶骨前弯曲度小，可形成盆腔底部提肛和直肠周围的支持组织软弱，失去支持直肠的作用，不能保持直肠于正常位置而形成脱垂，长期腹内压增高，如腹泻、便秘、排便困难、咳嗽等，易造成脱肛。

一、病因病机

（一）气虚

小儿先天不足，禀赋怯弱，泻痢等病后体弱，中气不足，气虚下陷，不能摄纳，以致肛管、直肠向外脱出。

（二）实热

多为感受温热之邪，湿热下注肠中，或便秘积热大肠，大便干结，迫肛外脱。《医宗金鉴》曰："积热肛肿大便难，努力肛出翻不还。"

二、辨证推治

（一）气虚

主症：直肠脱垂不收，肿痛不甚，兼有面色㿠白或萎黄，形体消瘦，精神萎靡，肢体欠温，易汗出，纳果，舌淡苔薄。

证候分析：中气不足，升阳举陷功能失常，故见直肠脱垂不收，肿胀；素体气虚，故见形体消瘦，精神萎靡，易汗出。

辨证要点：直肠脱垂，肿胀，形体消瘦，精神萎靡。见表 6-31。

表 6-31　脱肛（气虚）的推拿治疗

治法		补中益气，升提固脱
推拿处方	苗医小儿推拿开窍手法	开天门、推坎宫、推太阳、按总筋、分阴阳各 24 次
	苗医小儿推拿"推五经"	补脾经 400 次，清肝经 250 次，补肺经 300 次，补肾经 200 次
	辅助推拿手法	苗医推腹法（补中健脾法）100 次，揉按百会 60 次，熨肛门 2 分钟，揉龟尾 150 次，推上七节 60 次，捏脊 5～6 遍
	苗医小儿推拿关窍手法	按肩井 2～3 次
临床经验		百会可用灸法

推拿方义：开天门、推坎宫、推太阳、按总筋、分阴阳各 24 次，为苗医小儿推拿开窍手法。重补脾经，次补肺经以补中益气，升阳固脱；清肝经以疏肝理脾；揉龟尾，推上七节、熨肛门以涩肠固脱；揉按百会以升阳固脱；苗医推腹法（补中健脾法）、捏脊健脾益气。按肩井关窍。

（二）实热

主症：直肠脱垂，红肿疼痛瘙痒，肛门灼热，兼有大便干结或下痢，小便短赤，身微热，口干，舌红，苔黄。

证候分析：热邪内伤，故近直肠脱垂，红肿疼痛，肛门灼热；热伤津液，故大便干结，小便短赤，口干，身热。

辨证要点：直肠脱垂，红肿疼痛，肛门灼热，口干，舌红，苔黄。见表 6-32。

表 6-32　脱肛（实热）的推拿治疗

治法		清肠固脱
推拿处方	苗医小儿推拿开窍手法	开天门、推坎宫、推太阳、按总筋、分阴阳各 24 次
	苗医小儿推拿"推五经"	清脾经 300 次，清肝经 250 次，清心经 200 次，清肺经 150 次
	辅助推拿手法	推大肠 250 次，退六腑 90 次，揉天枢 100 次，摩腹 60 次，揉龟尾 100 次，推下七节 60 次，熨肛门 2 分钟
	苗医小儿推拿关窍手法	按肩井 2～3 次

推拿方义：开天门、推坎宫、推太阳、按总筋、分阴阳各 24 次，为苗医

小儿推拿开窍手法。清脾经、清肝经、清心经、清肺经以清泻脏腑之实火；推大肠，推下七节，退六腑，揉天枢，摩腹以清理肠府积热；揉龟尾、熨肛门以固常提肛。按肩井关窍。

三、预防与护理

小儿患脱肛后应该注意护理，每次大便后应用温开水洗净，并轻轻将脱出之直肠揉托进去；平时注意营养调养和饮食卫生，防止腹泻或便秘。

【古籍参考】

"……肩井肺经能出汗。脱肛痔漏总能遵。"（《小儿推拿广意》）

"肺气虚时脱出肛，小儿此症不需慌，泻痢久而气下附，涩肠文蛤好推样。"（《小儿推拿方脉活婴旨全书》）

第十一节　厌　食

厌食是指小儿较长时期见食不贪，食欲不振，甚则拒食的一种常见病症。发病原因主要是饮食喂养不当，导致脾胃不和，受纳运化失健。厌食患儿，一般精神状态均较正常。病程长者，虽然也可出现面色无华、形体消瘦等症状，但与疳证的脾气急躁或精神萎靡等证候有所不同。本病以 1~6 岁为多见。若因外感或某些慢性病而出现的食欲不振者，则不属本病范围。

一、病因病机

（一）脾失健运

多由于饮食不节，或喂养不当以及长期偏食等伤及脾胃，以致脾胃健运受纳失常，而出现厌食。此型为本病初期，故仅仅见厌食，而其他精神状态一般无特殊异常，大小便均基本正常。

（二）脾胃积热

多由于喂养不当，或平素偏食煎炸香燥之品，热蕴于脾胃，以致脾胃受损，纳受运化失权而厌食。

（三）脾胃虚寒

多由于体质素弱，复加饮食不节，喂养不当，以致脾胃受伤，中阳不振，运化失司，阴寒内生，寒湿困脾而厌食。

【鉴别诊断】

积滞有伤乳伤食史，除食欲不振，不思乳食外，还伴有脘腹胀满，嗳腐吞酸，大便酸臭等症。疳症以形体消瘦、毛发干枯、精神萎靡或烦躁、食欲异常为主要临床特点。

二、辨证推治

（一）脾运失健

主症：面色少华，不思饮食，或食物无味，拒进饮食，形体偏瘦，而精神状态一般无特殊异常，大小便均基本正常，舌苔白或微腻，脉尚有力。

证候分析：此由胃失和降，脾失健运引起，为厌食中常见证候，除不思饮食外，其他症状不明显，若强迫进食，可见脘腹饱胀；脾失健运，气血生化不足，故形体偏瘦，面色少华。

辨证要点：长期食欲不振。见表6-33。

表6-33 厌食（脾运失健）的推拿治疗

治法		和脾助运
推拿处方	苗医小儿推拿开窍手法	开天门、推坎宫、推太阳、按总筋、分阴阳各24次
	苗医小儿推拿"推五经"	补脾经300次，清肝经250次，补肺经150次，补肾经200次
	辅助推拿手法	运水入土20次，掐揉四横纹5遍，调中安中法、按揉足三里各100次，捏脊5~6遍
	苗医小儿推拿关窍手法	按肩井2~3次

推拿方义：开天门、推坎宫、推太阳、按总筋、分阴阳各24次，为苗医小儿推拿开窍手法。推五经调理脏腑。其中重补脾经，配掐四横纹、调中安

中法、运水入土、按揉足三里和脾助运，增进饮食；清肝经疏肝理脾；补肺、肾二经益气助脾。按肩井关窍。

（二）脾胃积热

主症：厌食或拒食，形体偏瘦，精神尚好，面色少华，口干多饮，皮肤干燥，缺乏润泽，或伴有低热，手掌心热，容易汗出，大便多干结，口唇干红，舌质红，薄黄或无苔少津，指纹深红，脉细数。

证候分析：患儿素体阴虚或者热病伤阴，致使脾胃阴液受损而成。阴虚则胃火偏亢，故见口干多饮，皮肤干燥，食少；阴津不足，故见大便干结，口唇干红，舌质红，苔黄或无苔少津；舌红，少苔，脉细数，为阴虚之象。

辨证要点：食少饮多，大便干结，舌红，少苔，脉细数。见表6-34。

表6-34　厌食（脾胃积热）的推拿治疗

治法		清热养阴，健脾益气
推拿处方	苗医小儿推拿开窍手法	开天门、推坎宫、推太阳、按总筋、分阴阳各24次
	苗医小儿推拿"推五经"	先清脾经400次，再补脾经100次，清肝经300次，清心经200次，补肺经150次，补肾经350次
	辅助推拿手法	推大肠150次，推六腑120次，揉按足三里100次，掐揉四横纹4～5遍，运土入水20次，苗医推腹法（调中安中法）、肚脐各100次，捏脊5～6遍
	苗医小儿推拿关窍手法	按肩井2～3次
临床经验		若大便干结加推下七节，揉龟尾；久热不退加揉按涌泉

推拿方义：开天门、推坎宫、推太阳、按总筋、分阴阳各24次，为苗医小儿推拿开窍手法。推五经先清脾胃积热，后补脾经健中，以防过清伤正而调之；清肝、心二经，助脾经清热；补肺、肾二经，益气养阴而助脾胃，配推大肠、推六腑，运土入水清热养阴；掐揉四横纹，调中安中法、肚脐，捏脊，揉按足三里健脾益气，和中开胃。按肩井关窍。

（三）脾胃虚寒

主症：精神较差。面色萎黄不华，厌食或拒食，若稍进食大便中即夹有不消化残渣，或大便不成形。舌质淡，苔薄白，脉细弱，指纹淡红。

证候分析：脾胃虚弱，中气不足，故厌食或拒食；气血精微化生不足，不能濡养全身，故见面色萎黄不华，精神较差；脾胃失健，故大便溏薄，夹有不消化食物残渣。

辨证要点：长期厌食或拒食，面色少华，倦怠乏力。

推拿方义：开天门、推坎宫、推太阳、按总筋、分阴阳各 24 次，为苗医小儿推拿开窍手法。推五经重补脾经，配揉外劳，掐揉四横纹，补中健脾法、肚脐、丹田，摩腹温中散寒，健脾益气；清肝经疏肝理脾；补心经助脾阳；补肺、肾二经益气温阳，助脾温化；揉龟尾、捏脊调理脾胃，增进饮食。按肩井关窍见表 6-35。

表 6-35　厌食（脾胃虚寒）的推拿治疗

治法		温中散寒，健脾益气
推拿处方	苗医小儿推拿开窍手法	开天门、推坎宫、推太阳、按总筋、分阴阳各 24 次
	苗医小儿推拿"推五经"	补脾经 400 次，清肝经 200 次，补心经 150 次，补肺经 200 次，补肾经 100 次
	辅助推拿手法	揉外劳 200 次，掐四横纹 4～5 遍，按揉足三里 60 次，苗医推腹法（补中健脾法）200 次，摩腹 100 次，揉脐 100 次，揉丹田 200 次，揉龟尾 80 次，捏脊 5～6 遍
	苗医小儿推拿关窍手法	按肩井 2～3 次

三、预防与护理

对儿童，尤其是婴幼儿，要注意饮食调节，掌握正确的喂养方法，饮食起居按时、有度。对先天不足或后天病后脾弱失运的患儿，要加强饮食、药物调理，使之早日康复。小儿患病后出现食欲不振，应及时检查原因和治疗。

厌食矫治，不可单纯依赖推拿治疗，必须纠正不良的饮食习惯，如贪吃零食、偏食、挑食，饮食不按时等。注意少进甘肥厚味、生冷干硬之类食品，更不能滥服补品、补药等。食物不要过于精细，鼓励患儿多吃蔬菜及粗粮。对患儿喜爱的某些简单食物，如豆腐乳、萝卜干等，应允其进食，以诱导开胃。

点刺四缝，3 日后重复 1 次，用于脾运失健证。艾灸足三里每日 1 次，用于脾胃虚寒证。

第十二节　积　滞

　　积滞是因小儿喂养不当，内伤乳食，停积胃肠，脾运失司所引起的一种小儿常见的脾胃病证。《保婴撮要·积滞寒热》说："小儿积滞者，因脾胃虚寒，乳食不化，久而成积。"临床以不思乳食，腹胀嗳腐，大便酸臭或便秘为特征，相当于现代医学之消化不良。本病一年四季皆可发生，夏秋季节，暑湿易于困遏脾气，发病率较高。小儿各年龄组皆可发病，但以婴幼儿多见。常在感冒、泄泻、疳证中合并出现。脾胃虚弱，先天不足以及人工喂养的婴幼儿容易反复发病。少数患儿积滞日久，迁延失治，脾胃功能严重受损，导致小儿营养和生长发育障碍，形体日渐羸瘦，可转化成疳，故有"积为疳之母，无积不成疳"之说。

一、病因病机

　　本病的病因主要是乳食内积，损伤脾胃。病机为乳食不化，停积胃肠，脾运失常，气滞不行。积滞可分为伤乳和伤食。伤于乳者，多因乳哺不节，食乳过量或乳液变质，冷热不调，致停积脾胃，壅而不化，成为乳积。伤于食者，多因饮食喂养不当，偏食嗜食，饱食无度，杂食乱投，生冷不节；食物不化；或过食肥甘厚腻、柿子、大枣等不易消化之物，停聚中焦而发病。正所谓"饮食自倍，肠胃乃伤"。

　　乳食停积中焦，胃失和降，则呕吐酸馊不消化之物；脾失运化，升降失常，气机不利，出现脘腹胀痛，大便不利，臭如败卵；或积滞壅塞，腑气不通，而见腹胀腹痛，大便秘结之症。此属乳食内积之实证。

　　积滞日久，损伤脾胃，脾胃虚弱，运纳失常，复又生积，此乃因积致虚；亦有先天不足，病后失调，脾胃虚弱，胃不腐熟，脾失运化，而致乳食停滞为积，此乃因虚致积。二者均为脾虚夹积、虚中夹实之候。

二、辨证推治

　　母乳喂养或牛奶喂养的婴儿发病者为伤乳，呕吐或大便中可见较多的乳凝块；普通饮食的幼儿发病者为伤食，多有较明显饮食不节史，呕吐物或大便中可见较多的食物残渣。病程短，脘腹胀痛拒按，或伴低热，哭闹不安，多属实证；病程较长，脘腹胀满喜按，神疲形瘦，多属虚中夹实证。

（一）乳食内积

主症：乳食不思，食欲不振或拒食，脘腹胀满，疼痛拒按；或有嗳腐恶心，呕吐酸馊乳食，烦躁哭闹，夜卧不安，低热，肚腹热甚，大便臭秽，舌红苔腻。

证候分析：乳食内积，气机郁滞，故脘腹胀满，疼痛拒按。胃肠不适，则夜卧不安，烦躁哭闹。中焦积滞，胃失和降，气逆于上，则乳食不思，食欲不振或拒食，嗳腐恶心，呕吐酸馊乳食；腐秽壅积，脾失运化，则大便臭秽。中焦郁积化热，则有低热，肚腹热甚。舌红苔腻为乳食内积实证之象。

辨证要点：脘腹胀满，疼痛拒按，嗳腐恶心，大便臭秽。见表6-36。

表6-36　积滞（乳食内积）的推拿治疗

治法		消乳消食，化积导滞
推拿处方	苗医小儿推拿开窍手法	开天门、推坎宫、推太阳、按总筋、分阴阳各24次
	苗医小儿推拿"推五经"	清脾经300次，后补脾经100次，清肝经250次，补肺经200次，补肾经200次
	辅助推拿手法	推大肠150次，掐揉四横纹4~5遍，推六腑90次，推三关30次，苗医推腹法用消导法100次，分推腹阴阳24次，揉脐150次
	苗医小儿推拿关窍手法	按肩井2~3次
临床经验		若腹胀甚，大便不通，加摩腹、揉龟尾、推下七节。肠腑积热祛除后，应减推六腑、推大肠；若积滞（积热）均去，再推拿2~3次巩固治疗便可

推拿方义：开天门、推坎宫、推太阳、按总筋、分阴阳各24次，为苗医小儿推拿开窍手法。清补脾经消食化积而不伤中；清肝经疏肝理脾；补肺经、补肾经，益气养阴而助脾；掐揉四横纹，消食导滞法、分推腹阴阳，可以消食导滞，疏调肠胃积滞；揉脐，消胀除满；推大肠、推六腑，清肠腑郁积之热，推三关与推六腑合用反佐。按肩井关窍。

（二）脾虚夹积

主症：神倦乏力，面色萎黄，形体消瘦，夜寐不安，不思乳食，食则饱胀，腹满喜按，呕吐酸馊乳食，大便溏薄、夹有乳凝块或食物残渣，舌淡红，苔白腻，脉沉细而滑。

证候分析：脾胃虚弱，中气不运，不能化生精微变为气血，濡养机体，则见神倦乏力，面色萎黄，形体消瘦，唇舌色淡。脾胃虚弱，运纳失职，乳食积滞，气机不畅，故不思乳食，食则饱胀，腹满喜按，上则呕吐酸馊乳食，下则大便溏薄酸臭夹不消化物。胃不和则卧不安。苔白腻，脉沉细而滑，皆为脾虚夹积之所致。

辨证要点：神倦乏力，面色萎黄，形体消瘦，不思乳食，食则饱胀，大便溏薄酸臭夹不消化物。见表 6-37。

表 6-37　积滞（脾虚夹积）的推拿治疗

治法		健脾助运，消积导滞
推拿处方	苗医小儿推拿开窍手法	开天门、推坎宫、推太阳、按总筋、分阴阳各 24 次
	苗医小儿推拿"推五经"	补脾经 300 次，清肝经 250 次，补肺经 200 次，补肾经 200 次
	辅助推拿手法	揉板门 50 次，运水入土 50 次，掐四横纹 4~5 遍，揉按足三里 100 次，分推腹阴阳 24 次，苗医推腹法用补中健脾法 100 次，揉脐 150 次，捏脊 5~8 遍
	苗医小儿推拿关窍手法	按肩井 2~3 次
临床经验		若腹胀甚，大便不通，加摩腹、揉龟尾、推下七节

推拿方义：开天门、推坎宫、推太阳、按总筋、分阴阳各 24 次，为苗医小儿推拿开窍手法。重补脾经，健脾助运，消积导滞；清肝经疏肝理脾；补肺经、补肾经，益气养阴而助脾；揉板门、掐揉四横纹、补中健脾法、分推腹阴阳，可以消食导滞、疏调肠胃积滞；运水入土可健脾助运，润燥通便；揉脐，消胀除满；捏脊、揉按足三里，可健脾开胃，消食和中。按肩井关窍。

三、预防与护理

提倡母乳喂养，乳食宜定时定量，不应过饥过饱。食品宜新鲜清洁，不应过食生冷、肥腻之物。随着年龄的增长，逐渐添加相适应的辅助食品，不应偏食、杂食，合理喂养。平时应保持大便通畅，养成良好的排便习惯。

饮食、起居有时，不吃零食，纠正偏食，少吃甜食，更不要乱服滋补品。呕吐者可暂禁食 3~6 小时，或给予生姜汁数滴，加少许糖水饮服。腹胀者揉摩腹部。可用粟米饭焦锅巴，研细粉，用糖开水冲调服，有助运消食之功。

乳食内积之实证以消食导滞为主。脾虚夹积之虚中夹实证以健脾消食，消补兼施为法，积重而脾虚轻者，宜消中兼补法；积轻而脾虚甚者，则用补中兼消法，扶正为主，消积为辅，正所谓："养正而积自除。"

【古籍参考】

"小儿食不可过饱，饱则伤脾，脾伤不能磨消于食，令小儿四肢沉重，身体苦热，面黄腹大是也。"（《诸病源候论·小儿杂病诸候》）

"夫乳与食，小儿资以养生者也。胃主纳受，脾主运化，乳贵有时，食贵有节，可免积滞之患。若父母过爱，乳食无度，则宿滞不消而疾成矣。"（《医宗金鉴·幼科心法要诀》）

"夫饮食之积，必用消导。消者，散其积也；导者，行其气也。脾虚不运则气不流行，气不流行则停滞而为积。或作泻痢，或作痞，以致饮食减少，五脏无所资禀，血气日愈虚衰，因而危困者多矣，故必消而导之……若积因脾虚，不能健运药力者，或消补并行，或补多消少，或先补后消，《洁古》所谓养正而积自除。故前人破滞消坚之药，必假参术赞助成功。"（《幼幼集成·食积证治》）

第十三节 疳 证

疳证是由于喂养不当，或因多种疾病的影响，导致脾胃受损，气液耗伤而形成的一种小儿慢性病证。临床以形体消瘦、面黄发枯、精神萎靡或烦躁、饮食异常、大便不调为特征，相当于现代医学之营养不良。苗医将小儿疳证称之为"小儿走胎"。

"疳"有两种含义：一为"疳者甘也"，谓其病由恣食肥甘厚腻所致；二为"疳者干也"，是指病见气液干涸，形体干瘪消瘦的临床特征。前者言其病因，后者言其病机和症状。由于本病起病缓慢，病程较长，迁延难愈，严重影响小儿生长发育，甚至导致阴竭阳脱，猝然而亡。故前人视为恶候，列为儿科四大要证之一。随着生活水平和医学水平的提高，本病发病率逐渐降低，病情也逐渐减轻。目前，本病多见于5岁以下儿童，且以疳气为主，干疳少见。

一、病因病机

本病病因主要为喂养不当，疾病影响，以及先天禀赋不足。

喂养不当乳食不节。喂养不当，是疳证最常见的病因，由于小儿乳食不知自节，"脾常不足"，常由乳食太过或不及所伤。太过是指乳食失节，饥饱无度，过食肥甘厚腻之品，生冷不洁之物，以致食积内停，积久成疳，正所谓："积为疳之母，无积不成疳。"不及是指乳食喂养不足，如小儿生后缺乳，过早断乳，未及时添加辅食，以及因食物数量、质量不足，或偏食、挑食，使营养精微摄取不足，气血生化乏源，不足以濡养脏腑肌肤，日久成疳。

疾病影响多因小儿长期患病，反复感染，或经常呕吐，慢性腹泻，或时行热病，病后失调，津液受伤，均导致脾胃虚弱，化生不足，气血俱虚，阴液消耗，久则致成疳证。

禀赋不足。父母精血不足，或孕妇患病贻害胎儿，或孕期用药损伤胎儿，以致早产、难产、出生低体重等。先天禀赋不足，脾胃功能薄弱，运化不健，水谷精微摄取不足，形成疳证。

疳证的病因虽有不同，但病变部位总在脾胃，其主要的病机变化是脾胃虚损，津液消亡。病机属性以虚为本。脾胃同居中焦，阴脏阳腑，相互络属，共同完成饮食物的消化、吸收、利用。胃主受纳腐熟，脾主运化输布，使水谷之精微化生气血，濡养全身。脾胃不健，生化乏源，气血不足，故临床可出现面黄肌瘦，毛发枯黄，饮食异常，大便不调等疳证之象。脾胃病变有轻有重，初起病情尚轻，仅表现脾胃不和，运化失健的证候，称为疳气，正如《证治准绳·幼科》所言："发作之初，名曰疳气。"若病情进一步发展，脾失健运，积滞内停，壅滞气机，即为疳积。久则脾胃虚损，津液消亡，气血俱衰，导致干疳。

疳证日久，气血虚衰，全身失养，必累及其他脏腑受病，而出现兼证。如脾病及肝，肝开窍于目，肝血不足，肝之精气不能上荣于目，可见两目羞明，眼珠混浊，白翳遮睛之"眼疳"；脾病及心，心开窍于舌，心火内炽，循经上炎，则见口舌糜烂或生疮之"口疳"；脾病及肺，土不生金，肺气受损，则易反复外感，或出现咳嗽、潮热等"肺疳"；脾病及肾，肾主骨，肾精不足，骨失所养，久则骨骼畸形，出现"鸡胸""龟背"、肋缘外翻等"骨疳"；脾病日久，中阳失展，气不化水，水湿泛溢肌肤，出现全身浮肿之"疳肿胀"等。脾虚气不摄血，血溢脉外，可见皮肤紫斑出血；甚则脾虚衰败，元气耗竭，阴阳离绝而卒然死亡。

【鉴别诊断】

厌食以长时期的食欲不振，厌恶进食为特征，无明显消瘦，精神状态尚好，病在脾胃，不涉及他脏，一般预后良好。

食积以不思乳食，腹胀嗳腐，大便酸臭或便秘为特征，虽可见形体消瘦，但没有疳证明显，一般病在脾胃，不影响他脏。二者有密切的联系，食积日久可致疳证，"积是疳之母，所以有积不治乃成疳候"。但疳证并非皆由食积转化而成。疳夹有积滞者，称为疳积。

二、辨证推治

疳证的病因有饮食喂养不当，多种疾病影响及先天禀赋不足等，临床上多种原因互相掺杂，应首先辨别其主要病因，掌握重点，以指导治疗。

疳证之初期，症见面黄发稀，易发脾气，多见厌食，形体消瘦，症情尚浅，虚象较轻；疳证发展，出现形体明显消瘦，并有肚腹膨胀，烦躁激动，嗜食异物等，症情较重，为本虚标实；若极度消瘦，皮肤干瘪，大肉已脱，甚至突然虚脱，为疳证后期，症情严重，虚极之证。

疳证的兼证主要发生于疳阶段，临床出现眼疳、口疳、疳肿胀等。皮肤出现紫癜为疳证恶候，提示气血皆干，络脉不固。疳证后期干疳阶段，若出现神萎面黄，杳不思纳，是阴竭阳脱的危候，将有阴阳离决之变，须特别引起重视。

（一）疳气

主症：形体略较消瘦，面色萎黄少华，毛发稀疏，食欲不振，或能食善饥，大便干稀不调，精神欠佳，易发脾气，舌淡红，苔薄微腻，脉细。

证候分析：脾胃失健，水谷精微化生气血不足，形体失于充养，故见形瘦，面色少华，毛发稀疏，精神欠振。脾胃失和，则饮食不香，甚则厌食；清气不升则便溏，浊气不降则便秘，故大便时干时稀。若胃火偏亢则能食善饥；脾虚肝旺则易发脾气。

辨证要点：形瘦，面色少华，毛发稀疏，精神欠振，厌食，大便时干时稀。

推拿方义：开天门、推坎宫、推太阳、按总筋、分阴阳各 24 次，为苗医小儿推拿开窍手法。重推脾肾二经，温补脾肾；补肺经益气，补心经补血，后清心经防心火妄动，清肝经疏肝理脾；揉外劳宫温阳助运；揉板门、补中健脾法、捏脊、掐捻四横纹、揉按足三里，可以调理脾胃、和中健运、调和气血、强健身体。按肩井关窍。见表 6-38。

表 6-38　疳证（疳气）的推拿治疗

治法		调理脾胃，和中健运
推拿处方	苗医小儿推拿开窍手法	开天门、推坎宫、推太阳、按总筋、分阴阳各 24 次
	苗医小儿推拿"推五经"	补脾经 400 次，清肝经 250 次，先补心经 300 次，后清心经 100 次，补肺经 200 次，补肾经 350 次
	辅助推拿手法	揉板门 50 次，揉外劳 150 次，掐捻四横纹 3～5 次，揉按足三里 60 次，苗医推腹法用补中健脾法 200 次，揉脐 100 次，捏脊 5～8 遍
	苗医小儿推拿关窍手法	按肩井 2～3 次
临床经验		大便干，加运水入土 50 次，可健脾助运，润燥通便。疗程根据病情的恢复情况而定，一般 10 次左右为一个疗程

（二）疳积

主症：形体明显消瘦，面色萎黄无华，肚腹膨胀，甚则青筋暴露，毛发稀疏如穗，精神不振或易烦躁激动，睡眠不宁，或伴揉眉挖鼻，咬指磨牙，动作异常，食欲不振或多食多便，舌淡，苔薄腻，脉沉细。

证候分析：本证多由疳气发展而来，积滞内停，壅滞气机，阻滞肠胃，或夹有虫积，导致脾胃为病，属于虚实夹杂的证候，其本为虚，其标为实，形瘦面黄为虚，腹大膨胀为实。疳之有积无积，在于腹之满与不满，腹满者多有积滞。虫积者腹中可扪及索条状痞块，推之可散；食积者脘腹胀满，叩之音实；气积者大腹胀满，叩之如鼓；血积者右肋下痞块质硬，腹胀青筋显露。病久脾虚，气血生化乏源，故形瘦面色无华，发稀结穗。胃有虚火，脾虚失运，即胃强脾弱，则多食多便，饮食不为所养而消瘦。心肝之火内扰，则睡眠不宁，脾气急躁易怒。

辨证要点：形体明显消瘦，肚腹膨胀，毛发稀疏如穗，或伴揉眉挖鼻，咬指磨牙。见表 6-39。

表 6-39　疳证（疳积）的推拿治疗

治法		消积导滞，调理脾胃
推拿处方	苗医小儿推拿开窍手法	开天门、推坎宫、推太阳、按总筋、分阴阳各 24 次
	苗医小儿推拿"推五经"	补脾经 400 次，清肝经 250 次，清心经 200 次，补肺经 200 次，补肾经 350 次
	辅助推拿手法	推大肠 120 次，揉外劳 150 次，掐捻四横纹 3～5 次，揉按足三里 60 次，苗医推腹法用消导法 200 次，揉脐 100 次，捏脊 5～8 遍
	苗医小儿推拿关窍手法	按肩井 2～3 次
临床经验		若睡眠不宁，脾气急躁易怒，清肝经、清心经的手次可增加 50～100 次，加捣小天心 20 次，以去心肝之火，镇静安神；补肾经的手次也可增加 50～100 次，滋补阴液以降心肝之火。疳积视情况以消为主或消补兼施，如病久脾虚，苗医推腹法之消导法，可改为补中健脾法

推拿方义：开天门、推坎宫、推太阳、按总筋、分阴阳各 24 次，为苗医小儿推拿开窍手法。重推脾肾二经，温补脾肾；补肺经，养阴生津，补阴津下滋肾；清心经去火除烦；清肝经去肝火，疏肝理脾；揉外劳宫温阳助运；腹满者多有积滞，推大肠，消导法、揉脐，消积导滞，疏调肠府；捏脊、掐捻四横纹主治疳积，配合揉按足三里，有调和气血、消积滞、强健身体之效。按肩井关窍。

三、预防与护理

合理喂养婴儿，应尽可能用母乳喂养，按时添加辅食；纠正不良饮食习惯，注意营养平衡及饮食卫生。防止疾病影响，积极防治脾胃疾病和寄生虫病，及时矫治先天性畸形如兔唇、腭裂，做好病后调养和护理。

疳证宜早防早治，以免迁延日久累及他脏而缠绵难愈。定期测量患儿身高和体重，观察病情变化。要注意观察患儿面色、精神、饮食、二便、哭声等情况，防止发生突变。

【古籍参考】

"疳皆脾胃病，亡津液之所作也。因大病或吐泻后，以药吐下，致脾胃虚弱亡津液。"(《小儿药证直诀·脉证治法》)

"大抵疳之为病，皆因过餐饮食，于脾家一脏，有积不治，传之余脏，而成五疳之候。若脾家病去，则余脏皆安，苟失其治，日久必有传变。"(《活幼心书·疳证》)

"大抵疳之受病，皆虚使然。热者虚中之热，冷者虚中之冷，治热不可妄表过凉，治冷不可峻温骤补。……取积之法，又当权衡积者疳之母，由积而虚极谓之疳，诸有积者无不肚热脚冷，须酌量虚实而取之。若积而虚甚，则先与扶胃，胃气内充，然后为之微利；若积胜乎虚，则先与利导，才得一泄，急以和胃之剂为之扶虚。"(《证治准绳·幼科》)

第十四节　遗　尿

遗尿是指 3 岁以上的小儿不能自主控制排尿，经常睡中小便自遗，醒后方觉的一种病证。婴幼儿时期，由于形体发育未全，脏腑娇嫩，"肾常虚"，智力未全，排尿的自控能力尚未形成；学龄儿童也常因白天游戏玩耍过度，夜晚熟睡不醒，偶然发生遗尿者，均非病态。年龄超过 3 岁，特别是 5 岁以上的儿童，睡中经常遗尿，轻者数日一次，重者可一夜数次，则为病态，方称遗尿症。

本病发病男孩高于女孩，部分有明显的家族史。病程较长或反复发作，重症病例白天睡眠也会发生遗尿，严重者产生自卑感，影响身心健康和生长发育。现代医学通过 X 线诊断，发现某些顽固性遗尿的患儿与隐性脊柱裂有关。不同程度的隐性脊柱裂具有不同的意义，单纯第四、第五椎板未融合通常不是很严重，如果椎管明显扩张，很有可能会导致脊髓的损伤（脊髓栓系综合征、纵形脊柱裂）。

一、病因病机

《灵枢·九针》："膀胱不约为遗溺。"明确指出遗尿是由于膀胱不能约束所致。遗尿的发病机制虽主要在膀胱失于约束，然与肺、脾、肾功能失调，以及三焦气化失司都有关系。其主要病因为肾气不固、脾肺气虚、肝经湿热。

肾气不固是遗尿的主要病因，多由先天禀赋不足引起，如早产、双胎、胎怯等，使元气失充，肾阳不足，下元虚冷，不能温养膀胱，膀胱气化功能失调，闭藏失职，不能制约尿液，而为遗尿。

脾肺气虚素体虚弱，屡患咳喘泻利，或大病之后，脾肺俱虚。脾虚运化失职，不能转输精微，肺虚治节不行，通调水道失职，三焦气化失司，则膀胱失约，津液不藏，而成遗尿。若脾虚失养，心气不足，或痰浊内蕴，困蒙心神，亦可使小儿夜间困寐不醒而遗尿。

肝经湿热平素性情急躁，所欲不遂，肝经郁热，或肥胖痰湿之体，肝经湿热蕴结，疏泄失常，且肝之经络环阴器，肝失疏泄，影响三焦水道的正常通利，湿热迫注膀胱而致遗尿。

此外，亦有小儿自幼缺少教育，没有养成夜间主动起床排尿的习惯，任其自遗，久而久之，形成习惯性遗尿。

【鉴别诊断】

尿失禁，尿液自遗，无论昼夜，不分寤寐，常有全身疾病相伴。白天遗尿综合征，白天尿意频繁，但夜间入睡后消失，尿常规、尿细菌培养均为阴性，可自行消失。热淋，尿次频繁，伴尿痛尿急，尿常规检查有红细胞、白细胞、脓细胞、尿培养阳性。

二、辨证推治

（一）肾气不固

主症：睡中经常遗尿，甚者一夜数次，尿清而长，醒后方觉；神疲乏力，面白肢冷，腰腿酸软，智力较差；舌质淡，苔薄白，脉沉细无力。

证候分析：肾气虚弱，膀胱虚冷，不能制约，故睡中经常遗尿，且尿量多而清长。肾虚真阳不足，命门火衰，故神疲乏力，面白肢冷。腰为肾之府，骨为肾所主，肾虚故腰腿酸软。肾主髓，脑为髓之海，肾虚脑髓不足，故智力较差。舌质淡，苔薄白，脉沉细无力，均为肾气不足、下元虚寒之象。

辨证要点：睡中经常遗尿，尿清而长，神疲乏力，面白肢冷，腰腿酸软。

推拿方义：开天门、推坎宫、推太阳、按总筋、分阴阳各 24 次，为苗医小儿推拿开窍手法。重补肾经，配合揉外劳宫、推揉丹田、揉肾俞、揉腰阳关、掌横擦肾俞、掌斜擦八髎，温补肾阳，固涩下元；补脾经、补肺经，益气培元固涩；清肝经以防湿热下注；苗医小儿推拿特色指击法，指击腹部膀胱体表投影区，重建人工膀胱反射弧，可能通过刺激盆腔组织器官或支配它们的神经纤维和神经中枢，从而对效应器产生直接作用，还可能对神经通路的活动产生影响，调节神经活动，恢复各神经元间的动态平衡，最终改变膀胱尿道的功能状态，改善储尿和排尿功能。按肩井关窍。见表 6-40。

表 6-40　遗尿（肾气不固）的推拿治疗

治法	温补肾阳，固涩膀胱	
推拿处方	苗医小儿推拿开窍手法	开天门、推坎宫、推太阳、按总筋、分阴阳各 24 次
	苗医小儿推拿"推五经"	补脾经 350 次，清肝经 250 次，补肺经 350 次，补肾经 400 次
	辅助推拿手法	揉外劳宫 150 次，推揉丹田（先揉丹田穴 400 次，再从丹田穴起向上直推至脐 200 次），苗医小儿推拿特色指击法，指击腹部膀胱体表投影区 3 分钟，揉肾俞 50 次，揉腰阳关 50 次，掌横擦肾俞，掌斜擦八髎，均以擦透热为度
	苗医小儿推拿关窍手法	按肩井 2～3 次
临床经验	每日推拿治疗 1 次，连续推拿 3～5 次，如病情好转，再继续推拿治疗 2～3 次，以巩固疗效。如患儿伴有隐性脊柱裂，可每周推拿治疗 2～3 次，坚持 3～6 个月	

（二）脾肺气虚

主症：睡中遗尿，少气懒言，神倦乏力，面色少华，常自汗出，食欲不振，大便溏薄，舌淡，苔薄，脉细少力。

证候分析：脾肺气虚，三焦气化不利，膀胱失约，故睡中遗尿；脾肺气虚，输化无权，气血不足，不能上荣于面，故面色少华；不能荣养神濡养肢体，故神倦乏力。肺气虚则少气懒言，常自汗出；脾气虚则食欲不振，大便溏薄。舌淡苔薄，脉细少气，均为气虚之象。

辨证要点：睡中遗尿，少气懒言，神倦乏力，常自汗出，大便溏薄。

推拿方义：开天门、推坎宫、推太阳、按总筋、分阴阳各 24 次，为苗医小儿推拿开窍手法。重补脾经、补肺经，配合揉脾俞、揉胃俞、苗医推背法、捏脊，以健脾益肺、培土生金、调补气血；补肾经，配合揉外劳宫、推揉丹田，温补肾阳，固涩下元；清肝经抑木以防伤脾侮肺；苗医特色指击腹部膀胱体表投影区，重建人工膀胱反射弧，改善储尿和排尿功能。按肩井关窍。见表 6-41。

表 6-41　遗尿（脾肺气虚）的推拿治疗

治法		健脾益肺，培元固涩
推拿处方	苗医小儿推拿开窍手法	开天门、推坎宫、推太阳、按总筋、分阴阳各 24 次
	苗医小儿推拿"推五经"	补脾经 400 次，清肝经 250 次，补肺经 400 次，补肾经 300 次
	辅助推拿手法	揉外劳宫 150 次，推揉丹田（先揉丹田穴 400 次，再从丹田穴起向上直推至脐 200 次），苗医小儿推拿特色指击法，指击腹部膀胱体表投影区 3 分钟，苗医推背法，揉脾俞 50 次，揉胃俞 50 次，捏脊 5~8 遍
	苗医小儿推拿关窍手法	按肩井 2~3 次
临床经验		食欲不振，便溏，加揉按足三里、推大肠、揉板门，以运脾开胃，消食止泻；痰盛身肥，加揉按丰隆化痰；困寐不醒，加苗医特色指击头部，醒神开窍

（三）肝经湿热

主症：睡中遗尿，尿黄量少，尿味臊臭，性情急躁易怒，或夜间梦语磨牙，舌红，苔黄或黄腻，脉弦数。

证候分析：肝经湿热，蕴伏下焦，耗灼津液，迫注膀胱，故睡中遗尿；尿黄量少，尿味臊臭。肝经有热，肝火偏亢，故心情急躁易怒；肝火内扰心神，故梦语磨牙。舌红，苔黄腻，脉弦数，均是肝经湿热之象。

辨证要点：遗尿臊臭，尿黄量少，性情急躁易怒，或夜间梦语磨牙。

推拿方义：开天门、推坎宫、推太阳、按总筋、分阴阳各 24 次，为苗医小儿推拿开窍手法。清肝经清泻肝火，清心经去心火；补脾经、补肺经，益气培元固涩；肝经湿热，蕴伏下焦，清肾经用清后溪代替，配以推箕门、推大肠，通利二便，清利膀胱湿热。按弦走搓摩，疏调肝气以柔肝。苗医特色指击腹部膀胱体表投影区，重建人工膀胱反射弧，改善储尿和排尿功能。按肩井关窍。见表 6-42。

表 6-42　遗尿（肝经湿热）的推拿治疗

治法		清热利湿，泻肝止遗
推拿处方	苗医小儿推拿开窍手法	开天门、推坎宫、推太阳、按总筋、分阴阳各 24 次
	苗医小儿推拿"推五经"	补脾经 250 次，清肝经 400 次，清心经 300 次，补肺经 200 次
	辅助推拿手法	清后溪 100 次，推大肠 100 次，推箕门 100 次，苗医小儿推拿特色指击法，指击腹部膀胱体表投影区 3 分钟，按弦走搓摩 50 次
	苗医小儿推拿关窍手法	按肩井 2～3 次
临床经验		若性情急躁易怒，或夜间梦语磨牙，清肝经、清心经的手次可增加 50～100 次，加捣小天心 20 次，以加强去心肝之火，镇静安神。若久病不愈，身体消瘦，舌红苔少，脉细数，虽有郁热但肾阴已伤者，可揉二马、揉涌泉，滋肾阴，清虚火

三、预防与护理

自幼儿开始培养按时排尿和睡前排尿的良好习惯。积极预防和治疗能够引发遗尿的疾病。

对于遗尿患儿要耐心教育引导，切忌打骂、责罚，鼓励患儿消除怕羞和紧张情绪，建立起战胜疾病的信心。每日晚饭后注意控制饮水量。在夜间经常发生遗尿的时间前，及时唤醒排尿，坚持训练 1～2 周。

五倍子、何首乌各 3g，研末。用醋调敷于脐部，外用油纸、纱布覆盖，胶布固定。每晚 1 次，连用 3～5 次。用于遗尿虚证。

第十五节 汗 证

汗证是指不正常出汗的一种病症，即小儿在安静状态下，日常环境中，全身或局部出汗过多，甚则大汗淋漓。多发生于 5 岁以下小儿。汗是由皮肤排出的一种津液。汗液能润泽皮肤，调和营卫，清除废秽。小儿由于形气未充，腠理疏薄，在日常生活中，若因天气炎热，或衣被过厚，或喂奶过急，或剧烈运动，都较成人容易出汗，若无其他疾苦，不属病态。小儿汗证有自汗、盗汗之分。睡中出汗，醒时汗止者，称盗汗；不分寤寐，无故汗出者，称自汗。盗汗多为阴虚，自汗多为阳虚。

小儿汗证往往自汗、盗汗并见，故在辨别其阴阳属性时还应考虑其他证候。小儿汗证，多属现代医学之植物神经功能紊乱，而维生素 D 缺乏性佝偻病及结核感染，也常以多汗为主症，临证当注意鉴别，及时明确诊断，以免贻误治疗。反复呼吸道感染小儿，表虚不固者，常有自汗、盗汗；而小儿汗多，若未能及时拭干，又易于着凉，造成呼吸道感染发病。本节主要讨论小儿无故自汗、盗汗，至于因温热病引起的出汗，或属重急病阴竭阳脱、亡阳大汗者均不在此例；还要排除维生素 D 缺乏性佝偻病、结核感染、风湿热、传染病等引起的出汗。

一、病因病机

汗是人体五液之一，是由阳气蒸化津液而来。《素问·阴阳别论》说："阳加于阴，谓之汗。"心主血，汗为心之液，阳为卫气，阴为营血，阴阳平衡，营卫调和，则津液内敛。反之，若阴阳脏腑气血失调，营卫不和，卫阳不固，腠理开阖不利，则汗液外泄。小儿汗证的发生，多由体虚所致。其主要病因为禀赋不足，调护失宜。

小儿脏腑娇嫩，元气未充，腠理不密，所以容易出汗。若先天禀赋不足，或后天脾胃失调，肺气虚弱，均可自汗或盗汗。肺主皮毛，脾主肌肉，肺脾气虚，表虚不固，故汗出不止

营卫为水谷之精气，化生血脉，行于经隧之中为营气，其不循经络而直达肌表，充实于皮毛分肉之间为卫气，故有营行脉中，卫行脉外之论述。正

常状态下，营卫之行不失其常。

若小儿营卫之气生成不足，或受疾病影响，或病后护理不当，营卫不和，致营气不能内守而敛藏，卫气不能卫外而固密，则津液从皮毛外泄，发为汗证。

气属阳，血属阴。小儿血气嫩弱，若大病久病之后，气血亏损；或先天不足，后天失养的体弱小儿，气阴虚亏。气虚不能敛阴，阴亏虚火内炽，迫津外泄而为汗。

小儿脾常不足，若平素饮食甘肥厚腻，可致积滞内生，郁而生热。甘能助湿，肥能生热，蕴阻脾胃，湿热郁蒸，外泄肌表而致汗出。

由此可见，小儿汗证有虚实之分，虚证有肺卫不固、营卫失调、气阴亏损，实证则为湿热迫蒸。

二、辨证推治

（一）肺卫不固

主症：以自汗为主，或伴盗汗，以头部、肩背部汗出明显，动则尤甚，神疲乏力，面色少华，平时易患感冒。舌淡，苔薄，脉细弱。

证候分析：本证主要见于平时体质虚弱的小儿。阳主卫外而固密，肺主皮毛，肺卫不固，津液不藏，故汗出。头为诸阳之会，肩背属阳，故汗出以头部、肩背明显。动则气耗，津液随气泄，故汗出更甚。气阳不足，津液亏损，故神疲乏力，面色少华。肺卫失固，腠理不密，外邪乘袭，故常易感冒。舌质淡，脉细弱为气阳不足之象。

辨证要点：以自汗为主，头部、肩背部汗出明显，动则尤甚，平时易患感冒。见表6-43。

表6-43 汗证（肺卫不固）的推拿治疗

治法		益气固表
推拿处方	苗医小儿推拿开窍手法	开天门、推坎宫、推太阳、按总筋、分阴阳各24次
	苗医小儿推拿"推五经"	补脾经250次，清肝经200次，补肺经300次，补肾经150次
	辅助推拿手法	运太阳100次，按揉足三里100次，苗医推胸法100次，苗医推背法
	苗医小儿推拿关窍手法	按肩井2～3次

推拿方义：开天门、推坎宫、推太阳、按总筋、分阴阳各 24 次，为苗医小儿推拿开窍手法。运太阳可以止汗，但苗医小儿推拿认为男女有别。男：右太阳止汗为补法；女：左太阳止汗为补法。重补肺经，益气固表以止汗；补肾经，补阴精上滋养肺；清肝经，疏肝以健脾益气；补脾经、按揉足三里，健脾益气，培土生金；苗医推胸法、苗医推背法宣发卫气，以固卫表。按肩井关窍。

（二）营卫失调

主症：以自汗为主，或伴盗汗，汗出遍身而不温，微寒怕风，不发热，或伴有低热，精神疲倦，胃纳不振，舌质淡红，苔薄白，脉缓。

证候分析：本证多为表虚者，病后正气未复，营卫失和，卫气不能外固，营阴不能内守，津液无以固敛，故汗出遍身，微寒怕风，或伴低热；肺脾受损，故精神疲倦，胃纳不振。舌淡红、苔薄白、脉缓均为营卫失调之象。

辨证要点：以自汗为主，汗出遍身而不温，微寒怕风，不发热，或伴有低热，神疲纳差。见表 6-44。

表 6-44　汗证（营卫失调）的推拿治疗

治法		调和营卫
推拿处方	苗医小儿推拿开窍手法	开天门、推坎宫、推太阳、按总筋、分阴阳各 24 次
	苗医小儿推拿"推五经"	补脾经 200 次，清肝经 150 次，补肺经 300 次，补肾经 250 次
	辅助推拿手法	运太阳 100 次，推三关 50 次，推六腑 50 次，苗医推胸法 100 次，揉丹田 200 次，苗医推背法
	苗医小儿推拿关窍手法	按肩井 2～3 次
临床经验		神疲纳差，加按揉足三里 100 次，捏脊 5 遍

推拿方义：开天门、推坎宫、推太阳、按总筋、分阴阳各 24 次，为苗医小儿推拿开窍手法。运太阳可以止汗，但苗医小儿推拿认为男女有别。男：右太阳止汗为补法；女：左太阳止汗为补法。重补肺经，滋补肺阴，益气固表；补肾经，补阴精上滋养肺；苗医推胸法、苗医推背法宣发卫气，以固卫表；揉丹田，温通卫阳，温阳固表；推三关与推六腑合用，调和阴阳。补肺

经、补肾经，滋养阴津，配苗医推胸法、苗医推背法、揉丹田，宣发卫气、温通卫阳，加上推三关、推六腑，共奏调和营卫以固表之功。清肝经，疏肝以健脾益气；补脾经，健脾益气，培土生金。按肩井关窍。

（三）气阴亏糜

主症：以盗汗为主，也常伴自汗，形体消瘦，汗出较多，神萎不振，心烦少寐，寐后汗多，或伴低热，口干，手足心灼热，哭声无力，口唇淡红，舌质淡，苔少或见剥苔，脉细弱或细数。

证候分析：多见于急病、久病、重病之后失于调养，或素体气阴两虚，故形体消瘦；气虚不能敛阴，阴虚易生内热，迫津外泄，故汗出较多；汗为心液，汗出则心血暗耗，血虚则心神不宁，故神萎不振，心烦少寐，寐后汗多，或伴低热；气阴亏损故哭声无力。口唇淡红，舌质淡，脉细弱，均为气阴不足之象；苔少或见剥苔，脉细数，则为阴亏之征。

辨证要点：以盗汗为主，汗出较多，神萎不振，或伴低热，口干，手足心灼热。见表6-45。

表6-45 汗证（气阴亏糜）的推拿治疗

治法		益气养阴
推拿处方	苗医小儿推拿开窍手法	开天门、推坎宫、推太阳、按总筋、分阴阳各24次
	苗医小儿推拿"推五经"	补脾经200次，补心经300次，再清心经100次，补肺经250次，补肾经350次
	辅助推拿手法	运太阳100次，按揉足三里100次，苗医推胸法100次，苗医推腹法用补中健脾法150次，苗医推背法
	苗医小儿推拿关窍手法	按肩井2~3次
临床经验		若五心烦热，惊悸不宁，加推水底捞明月，掐小天心，揉按涌泉

推拿方义：开天门、推坎宫、推太阳、按总筋、分阴阳各24次，为苗医小儿推拿开窍手法。运太阳可以止汗，但苗医小儿推拿认为男女有别。男：右太阳止汗为补法；女：左太阳止汗为补法。重补肾经，滋补肾水而降火，滋补阴精，固气密表；补肺经，滋补肺阴，益气固表以止汗；补心经补阴血，再清心经以防火旺伤阴；补脾经、按揉足三里、补中健脾法，健脾益气，补

益后天之本；苗医推胸法、苗医推背法宣发卫气，以固卫表。按肩井关窍。

（四）湿热迫蒸

主症：自汗或盗汗，以头部或四肢为多，汗出肤热，汗渍色黄，口臭，口渴不欲饮，小便色黄，色质红，苔黄腻，脉滑数。

证候分析：脾胃湿热蕴积，热迫津液外泄，故自汗或盗汗；头为诸阳之会，脾主四肢，故头部或四肢汗多；湿热郁蒸，故口臭、口渴不欲饮；小便色黄，舌质红，苔黄腻，脉滑数，均为湿热之象。

辨证要点：汗以头部或四肢为多，汗出肤热，汗渍色黄，口臭，口渴不欲饮，小便黄。见表 6-46。

表 6-46　汗证（湿热迫蒸）的推拿治疗

治法		清热泻脾
推拿处方	苗医小儿推拿开窍手法	开天门、推坎宫、推太阳、按总筋、分阴阳各 24 次
	苗医小儿推拿"推五经"	清脾经 300 次，再补脾经 100 次，清肝经 150 次，清心经 200 次，清肺经 250 次
	辅助推拿手法	运太阳 100 次，清后溪 100 次，推大肠 100 次，推箕门 100 次，苗医推背法
	苗医小儿推拿关窍手法	按肩井 2~3 次

推拿方义：开天门、推坎宫、推太阳、按总筋、分阴阳各 24 次，为苗医小儿推拿开窍手法。运太阳可以止汗，但苗医小儿推拿认为男女有别。男：右太阳止汗为补法；女：左太阳止汗为补法。清脾经，除脾胃湿热，再补脾经以防伤正；清肝经去肝火；清心经泻心火；清肺经泻肺热；清后溪、推箕门、推大肠，通利二便泻热；苗医推背法宣发卫气，以固卫表。按肩井关窍。

三、预防与护理

进行适当的户外活动和体育锻炼，增强小儿体质。注意病后调理，避免直接吹风。加强预防接种工作，积极治疗各种急、慢性疾病。

注意个人卫生，勤换衣被，保持皮肤清洁和干燥，拭汗用柔软干毛巾或纱布擦干，勿用湿冷毛巾，以免受凉。汗出过多致津伤气耗者，应补充水分及容易消化而营养丰富的食物。勿食辛辣、煎炒、炙烤、肥甘厚味。室内温度湿度要调节适宜。

五倍子粉适量，温水或醋调成糊状，每晚临睡前敷脐中，固定。用于盗汗。

【古籍参考】

"盗汗者，眠睡而汗自出也，小儿阴阳之气嫩弱，腠理易开，若将养过温，因睡卧阴阳气交津液发越而汗自出也。"(《诸病源候论·小儿杂病诸候·盗汗候》)

"汗者心之液也。头汗不必治。小儿纯阳之体，头者诸阳之会，心属火，头汗者，炎上之象也，故头汗者，乃清阳发越之象，不必治也。"(《幼科发挥·诸汗》)

"心之所藏，在内者为血，在外者为汗。汗者，心之液也，而肾主五液，故汗证未有不由心肾虚而得者。心阳虚不能卫外而为固，则外伤而自汗；肾阳衰不能内营而退藏，则内伤而盗汗。"(《医宗必读·汗》)

"经曰：阳之汗，以天地之雨名之。又曰：阳加于阴谓之汗。又曰：心为汗。夫心之所藏，在内者为血，在外者为汗。盖汗乃心之液，而自汗之证，未有不由心肾两虚而得之者，然阴虚阳必凑之，故发热而自汗，阳虚阴必凑之，故发厥而自汗，是皆阴阳偏胜所致也。"(《幼幼集成·诸汗证治》)

第十六节　夜　啼

婴儿白天能安静入睡，入夜则啼哭不安，时哭时止，或每夜定时啼哭，甚则通宵达旦，称为夜啼，民间俗称"夜啼郎""夜哭郎"，多见于新生儿及6个月内的小婴儿。新生儿及婴儿常以啼哭表达要求或痛苦，饥饿、惊恐、尿布潮湿、衣被过冷或过热等均可引起啼哭。此时若喂以乳食、安抚亲昵、更换潮湿尿布、调整衣被厚薄后，啼哭可很快停止，不属病态。本节主要讨论小婴儿夜间不明原因的反复啼哭，由于发热或因其他疾病而引起的啼哭，则不属本证范围。

一、病因病机

心热。常因孕妇或乳妇平日恣食辛辣甘肥，或焦躁炙动火食品，或过服性热之药，火伏热郁，胎中受热结于心脾，出生后又因儿食其母之乳，火热之邪蕴伏心脾，内忧心神，则心神不安。心热属阳，故夜见灯火烦躁啼哭。《医宗金鉴》指出："夜啼其因有二，一曰心热，二曰脾寒。"

脾寒。常因孕妇素体虚寒，胎儿出生后禀赋不足；或因其母贪凉，喜饮生冷；或护理小儿失慎，腹部中寒，寒冷凝滞，气机不利。夜属阴，脾为至阴，喜温而恶寒，腹中有寒，故入夜腹中作痛而啼，故寒痛而啼者皆属脾。

惊吓。心主血脉，心藏神，小儿心气怯弱，智慧未充，若见异常之物或闻特异声响，而引起突然惊恐，惊则伤神，恐则伤志，致使心神不宁，故在睡眠中发生惊啼。

积滞。乳食积滞，胃脘胀痛，夜卧不安。故古人曰："胃不和则卧不安。"

二、辨证推治

（一）脾寒

主症：面色苍白或青，神怯困倦，四肢不温，或伴腹泻，痛时曲腹，啼哭，喜手按摸其腹，遇温则止。

证候分析：夜属阴，脾为至阴。入夜阴气盛而脾寒更甚，寒凝气滞，气机不利，不通则痛，故啼哭不止；脾脏虚寒，阳气不足，故面色㿠白或青，神怯困倦，四肢不温；脾虚失健，运化无力，则见腹泻。

辨证要点：啼哭，喜手按摩其腹。见表6-47。

表6-47　夜啼（脾寒）的推拿治疗

治法		温中散寒，安神宁志
推拿处方	苗医小儿推拿开窍手法	开天门、推坎宫、推太阳、按总筋、分阴阳各24次
	苗医小儿推拿"推五经"	补脾经300次，清肝经200次，补心经250次，清心经100次，补肾经150次
	辅助推拿手法	揉外劳100次，按揉小天心100次，摩腹50次，苗医推腹法用补中健脾法100次，揉肚脐100次，揉按足三里100次，捏脊5遍
	苗医小儿推拿关窍手法	按肩井2~3次

推拿方义：开天门、推坎宫、推太阳、按总筋、分阴阳各24次，为苗医小儿推拿开窍手法。推五经重补脾经，配揉外劳、补中健脾法、肚脐、摩腹

温中散寒，健脾助运；补肺、肾两经益气温脾；揉足三里，捏脊健脾助运；清肝经、清心经、按揉小天心，安神宁志。按肩井关窍。

（二）心热

主症：面红目赤，烦躁不宁，面喜仰卧，恶见灯火，哭声粗壮，手腹较热，便秘，小便短黄。

证候分析：夜属阴，心主火属阳。热扰心经，心火亢盛，热扰神明；同时阳气浮越，至夜阳不入阴，故见烦躁不宁，啼哭；心火亢盛，故哭声粗壮，手腹较热，便秘，小便短黄。

辨证要点：夜啼恶见灯火，面红目赤，烦躁不安。见表6-48。

表6-48　夜啼（心热）的推拿治疗

治法		清心导赤，安神宁志
推拿 处方	苗医小儿推拿 开窍手法	开天门、推坎宫、推太阳、按总筋、分阴阳各24次
	苗医小儿推拿 "推五经"	清脾经300次，清肝经250次，清心经350次，清肺经200次，补肾经150次
	辅助推拿 手法	推后溪200次，水底捞明月5次，大清天河水5次，按揉小天心100次
	苗医小儿推拿 关窍手法	按肩井2～3次

推拿方义：开天门、推坎宫、推太阳、按总筋、分阴阳各24次，为苗医小儿推拿开窍手法。推五经重清心、脾两经以泻心脾伏热，与清肝经、按揉小天心合用以安神宁志；实则泻其子，故清肺经以助清心热；补肾经补阴液以降阳旺之火；水底捞明月、大清天河水，泻火除烦；推后溪利小便泻热。按肩井关窍。

（三）惊吓

主症：面色乍白乍青，惊惕不安，梦中啼哭，声惨而紧，呈恐惧状，喜抚抱而卧。

证候分析：心藏神，肺藏魄，肝藏魂。小儿神怯，若先天禀赋不足，而又暴受惊恐，惊则伤神，恐则伤志，则恐惧状，惊惕不安，梦中啼哭，声惨而紧。

辨证要点：夜间啼哭，惊惕不安。

推拿方义：开天门、推坎宫、推太阳、按总筋、分阴阳各 24 次，为苗医小儿推拿开窍手法。治五经重推清心、肝两经，疏肝宁心，配精宁、印堂、小天心镇静安神；补脾、肺、肾三经，健脾益气补阴，防心火肝风妄动耗阴伤气，以治未病。按肩井关窍。见表 6-49。

表 6-49 夜啼（惊吓）的推拿治疗

治法		疏肝宁心，镇惊安神
推拿处方	苗医小儿推拿开窍手法	开天门、推坎宫、推太阳、按总筋、分阴阳各 24 次
	苗医小儿推拿"推五经"	清脾经 200 次，清肝经 300 次，清心经 350 次，补肺经 100 次，补肾经 150 次
	辅助推拿手法	按揉印堂 100 次，按揉小天心各 100 次，按揉精宁 80 次
	苗医小儿推拿关窍手法	按肩井 2～3 次

（四）积滞

主症：厌食吐乳，嗳腐泛酸，腹痛胀满，睡卧不宁。

证候分析：饮食内积于胃肠，故见厌食，吐乳，腹部胀满；胃不和，则卧不安，故见睡卧不宁。

辨证要点：厌食吐乳，腹部胀满，睡卧不安。见表 6-50。

表 6-50 夜啼（积滞）的推拿治疗

治法		消食导积，镇惊安神
推拿处方	苗医小儿推拿开窍手法	开天门、推坎宫、推太阳、按总筋、分阴阳各 24 次
	苗医小儿推拿"推五经"	清脾经 300 次，再补脾 100 次，清肝经 250 次，清心经 200 次，补肺经 150 次，补肾经 100 次
	辅助推拿手法	揉按大、小天心 100 次，推大肠 200 次，揉板门 60 次，捏脊 6～8 遍，苗医推腹法用消导法、揉脐各 100 次，推下七节 30 次
	苗医小儿推拿关窍手法	按肩井 2～3 次
临床经验		若腹胀积滞除，脾经只补不清，苗医推腹法之消导法改为调中补中法，减推下七节，连推 2～3 次即可治愈

推拿方义：开天门、推坎宫、推太阳、按总筋、分阴阳各 24 次，为苗医

小儿推拿开窍手法。重推脾经，清补并用，健脾利湿以消积滞；清肝、心两经，疏肝宁心；补肺经、肾经益气补阴以助脾运；揉按大、小天心以镇惊安神；推大肠、推下七节捏脊导积滞，泻里热；揉板门、摩腹、消食导滞法、揉脐以疏调肠胃，消积导滞。按肩井关窍。

三、预防与护理

保持室内安静，调节室温，避免患儿受惊。注意保持周围环境安静祥和，检查衣服被褥有无异物刺伤皮肤。不可将婴儿抱在怀中睡眠，不通宵开启灯具，养成良好的睡眠习惯。

乳母注意保养，不可过食寒凉及辛辣热性食物，勿受惊吓。

脾寒夜啼者要防寒保暖，但也勿衣被过暖。心热夜啼者勿过暖。惊恐夜啼者要做到住室安静，可用轻声悠扬的音乐伴睡。伤乳、伤食者，喂奶必须定时定量。

（四）有开灯睡觉习惯，无灯则哭者，不是"夜啼"。婴儿无故啼哭不止，要注意寻找原因，如饥饿、过饱、闷热、寒冷、虫咬、尿布浸渍、衣被刺激等，除去引起啼哭的原因，则啼哭自止。

【古籍参考】

"凡夜间啼见灯即止者，此为点灯习惯，乃为惄哭，实非病也。夜间切勿燃灯，任彼自哭二三夜自定。"（《幼幼集成》）

"夜啼……如寒推三阳。"（《幼科推拿秘书》）

"临晚啼哭，心经有热，大推天河水为主。"（《秘传推拿秘诀》）

"小儿夜啼至明不安……亦以摩儿头及脊验。"（《外台秘要》）

第十七节　腹股沟斜疝

凡是腹内脏器通过腹壁先天性或后天性缺损、或薄弱区向体表突出，在局部形成一肿块者称为腹外疝。如脏器进入原有腹腔内间隙囊内，则称腹内疝，不能为视诊所见，例如小网膜孔疝、膈疝等。腹外疝是腹部外科最常见的疾病之一，并以突出的解剖部位命名，其中以腹股沟疝发生率最高，占90%

以上。腹股沟斜疝是指患儿疝囊经过腹壁下动脉外侧的腹股沟管深环（内环）突出，向内、向下、向前斜行经过腹股沟管再穿出腹股沟管浅环（皮下环），并可进入阴囊，俗称疝气。

一、病因病机

腹外疝的发生与该处腹壁强度降低和腹内压增加两大因素有关。

（一）腹壁强度减弱

属于解剖结构原因，是疝发生的基础，有先天性和后天性两种情况。先天性的如腹膜鞘状突未闭，腹内斜肌下缘高位，宽大的腹股沟三角，脐环闭锁不全，腹壁白线缺损等。有些正常的解剖现象，如精索或子宫圆韧带穿过腹股沟管，股动静脉穿过股管区，也可造成该处腹壁强度减弱。后天获得性原因有手术切口、引流口愈合不良、外伤、炎症、感染、手术切断腹壁神经，肥胖者过多的脂肪浸润，以及胶原代谢异常，致坚实的筋膜组织为疏松而有微孔的结缔组织层或脂肪所代替的解剖方面原因。

（二）腹内压增加

是一种诱发因素，原因很多，如慢性咳嗽、慢性便秘、腹水、排尿困难（包茎）、婴儿经常号哭、呕吐以及腹内肿瘤等。

【链接1：腹股沟斜疝和腹股沟直疝的临床表现】

腹股沟疝可分为腹股沟斜疝和腹股沟直疝两种：

腹股沟斜疝：多见于婴幼儿和中年男子，右侧多见。起初症状不明显，仅在站立、行走或剧烈咳嗽等腹内压力增高时出现腹股沟区肿胀和轻微疼痛，以后在腹股沟区或阴囊内可有复性包块，平卧或用手推后肿块消失。可发生嵌顿、绞窄。腹股沟区可见肿块，坠入阴囊则多呈梨形，上端小、下端宽大，质软，咳嗽时触及包块，有冲击感。平卧或向外上方推挤时，包块可还纳、回纳后按住内环口，令患者咳嗽，以增加腹压，包块不出现。

腹股沟直疝：多见于老年体弱者，特别是伴有前列腺肥大排尿困难、慢性支气管炎和习惯性便秘者易增加腹压而导致本病，表现为站立时腹股沟内侧隆起，无疼痛及其他不适。站立时腹股沟内侧可见一半球形的包块，不进入阴囊，平卧后可自行消失，常可在内环处触及明显的腹壁缺损和薄弱。

【链接 2：腹外疝的临床病理类型】

按疝内容物的病理变化和临床表现，腹外疝可分为下列类型，即按疝的内容物能否回纳分可复性疝、难复性疝；按疝的内容物有无血循环障碍可分为嵌顿性疝、绞窄性疝。

（一）可复性疝

凡疝内容很容易回入腹腔的，称为可复性疝。一般说来，在腹外疝早期，腹内容物仅在病人站立、行走、奔跑、劳动以及咳嗽、排便等一时性腹内压骤然升高时疝出；而在平卧时自然地或用手轻推即可回纳入腹腔。有的腹股沟疝的疝囊位于腹股沟管内，肠内容物疝出时，视诊还不能看到，称为隐匿性疝，很易自然回纳，也属可复性疝。

（二）难复性疝

疝内容物不能完全回入腹腔但并不引起严重症状的，称为难复性疝。常因疝内容物（多数是大网膜，也有小肠）反复疝出，表面受摩擦而损伤，与疝囊发生粘连所致；也有些病程冗长的巨型疝，疝门十分宽大，其周围组织已萎缩变薄，或已消失成缺损，毫无抗力、大量疝内容物随着重力下坠而久留在疝囊内、腹腔容积相应变小，无法再予容纳，也可逐渐变成难复性疝。

（三）嵌顿性疝

疝内容物突然不能回纳，发生疼痛等一系列症状者，称为嵌顿性疝。如嵌顿的内容为小肠，则产生急性肠梗阻症状。嵌顿性疝的主要病理特征是肠腔受压梗阻，但其供应的动静脉血运尚未受阻。嵌顿性疝可造成嵌顿的近端与远端肠袢内腔同时的完全性梗阻，所以属于闭袢性肠梗阻，因而也叫嵌闭性疝。

（四）绞窄性疝

嵌顿性疝如不及时解除，致使疝内容物因被箝闭后使内容物发生血循环障碍甚至坏死者，称为绞窄性疝。不仅在疝囊内的，而且在腹腔内的嵌顿肠管均可发生坏死。因此手术必须将全部嵌顿而发生病变的肠袢，拖出切口外做仔细检查，以防遗漏。

　　临床上，绞窄是嵌顿的进一步发展，是不能截然分开的两个连续性阶段。疝嵌顿或绞窄后有三大主要症状：①疝块突然疝出肿大，伴有明显疼痛，与往常不同，不能回纳入腹腔；②疝块坚实、变硬、有明显压痛，令患者咳嗽时疝块无冲击感也不像往常那样呈膨胀性肿块；③出现急性机械性肠梗阻症状：剧烈的阵发性腹痛，伴有呕吐，排气排便停止，肠鸣音亢进，稍晚时还出现腹胀。根据以上典型症状，不难诊断。儿童的疝，由于疝环组织一般比较柔软，嵌顿后的绞窄的机会较小。

二、辨证推治

　　中气下陷是由于先天禀赋不足，后天失养，或喂养失当，或他病伤正，而致脾失健运，中气下陷所致，证属虚证；肝脾不调是由于胎毒伤肝，肝失条达，横乘脾土，或饮食不调，伤损脾气，脾不健运，肝气不疏，而成肝脾不调，中气下陷，证属虚实夹杂；大肠热结是由于胎毒停滞肠道，或饮食不当，积滞停结，气滞不行，燥结肠腑，而致大肠热结，力争下陷，证属实证。见表6-51。

表6-51　腹股沟斜疝的推拿治疗

	证型	中气下陷	肝脾不调	大肠热结
推拿处方	苗医小儿推拿开窍手法	开天门、推坎宫、推太阳、按总筋、分阴阳各24次		
	苗医小儿推拿"推五经"	补脾经400次，清肝经200次，补肺经300次，补肾经300次	补脾经400次，清肝经400次，补肺经300次，补心经100次，补肾经300次	清脾经400次，清肝经300次，清肺经500次，清心经200次，补肾经300次
	辅助推拿手法	揉中脘（补中法）100次，揉按百会60次，揉神厥100次，揉急脉（患侧）60次，拿肚角10次，捏脊5遍，揉按脾俞100次	揉中脘（补中法）100次，揉按百会60次，揉神厥100次，揉急脉（患侧）60次，拿肚角10次，捏脊5遍，揉按脾俞100次，盐擦肝俞50次	推大肠300次，推六腑90次，推中脘（用消导法）、揉神厥100次，摩腹100次，揉急脉（患侧）60次，揉龟尾80次，推下七节骨60次，揉擦肺俞80次，盐按大肠俞50次
	苗医小儿推拿关窍手法	按肩井2～3次		

推拿方义：辨证一明，治法当出。苗医小儿推拿"推五经"，中气下陷，只补不清；肝脾不调，补清各半；大肠热结，补少清多。肚角位于脐两旁大筋，《推拿仙术》曰："肚角穴，止泄止肚痛"，而急脉穴正处于腹股沟管深环处，揉患侧急脉配合拿肚角可使内环闭合，疝气消失

三、预防与护理

对 3 岁以内的腹股沟疝可暂不手术，可用疝气带压迫内环处，配合推拿治疗，防止疝块突出。部分可在生长发育中，腹肌逐渐强壮而自愈。

大肠热结证患儿，推拿治疗的同时加服蜂蜜 30~100g，每日 3 次，效果更好。

可用生香附子 60 克，研粗末，食盐 60 克用酒醋炒热，用布包频熨患处。

第十八节　小儿肌性斜颈

小儿肌性斜颈是指以头向患侧歪斜、前倾，颜面旋向健侧，使颈部活动受到限制的临床常见病。临床上，斜颈除极个别为脊柱畸形引起的骨性斜颈、视力障碍的代偿姿势性斜颈和颈部肌麻痹导致的神经性斜颈外，一般是指一侧胸锁乳突肌挛缩造成的肌性斜颈。此病以先天性为主，多发于出生后两周至一个月左右小儿，发病率为 1%~2%。

一、病因病机

本病可归属于中医"筋伤"范畴，其病因病机主要是由于难产损伤胎儿颈部，致局部淤血阻滞，脉络不通，淤血结聚经筋而成。现代医学认为，肌性斜颈的病理主要是患侧胸锁乳突肌发生纤维性挛缩，起初可见纤维细胞增生和肌纤维变性，最终全部为结缔组织所代替。其病因有多种学说，目前无肯定的权威结论。多数学者认为与损伤有关，分娩时一侧胸锁乳突肌因受产道或产钳挤压受伤出血，血肿机化形成挛缩。有学者认为分娩时胎儿头位不正，阻碍一侧胸锁乳突肌血运供给，引发该肌缺血性改变所致。也有学者认为由于胎儿在子宫内头部向一侧偏斜所致，而与生产过程无关。此外，还有

胚胎发育异常的说法。

【链接：小儿肌性斜颈鉴别诊断】

（一）神经性斜颈

如颅后窝肿瘤，脊髓空洞和婴儿阵发性斜颈，同时有运动性障碍，反射异常、颅内压升高，或 MRI 显示脑干位置下降。此外，颈部运动受限伴有疼痛、斜视、眼球震颤、眼外肌麻痹、肌肉僵硬、过度兴奋等均为颅内病变的重要体征。

（二）眼性斜颈

多为先天性斜视，眼球外上方肌肉麻痹致斜颈。通常在生后 9 个月以后，患儿能坐稳后才能诊断，因坐起后患儿试图自我纠正斜视或复视而出现斜颈症状。矫正眼肌失衡后，斜视消失。

（三）骨性斜颈

如先天性短颈综合征，除颈部姿势异常，还有颈部活动受限。

（四）婴儿良性阵发性斜颈

婴儿期偶见，每次发作时间几分钟至数天不等，同时可有躯体俯弯，本病预后良好，原因不明。有时发作停止后出现共济失调，似与小脑功能异常有关。

二、辨证推治

主症：头向一侧倾斜是其主要的临床表现。发病初期颈部一侧可发现有梭形肿物（有的经半年后，肿物可自行消退），以后患侧的胸锁乳突肌逐渐挛缩紧张，呈条索状改变，患儿头部向患侧倾斜面而颜面部旋向健侧。少数患儿仅见患侧胸锁乳突肌在锁骨的附着点周围有骨疣样改变的硬块物。若不及时治疗，患侧的颜面部的发育会受到影响，健侧一半的颜面部也会发生适应性的改版，使颜面部不对称。在晚期病例中，一般伴有代偿性的胸椎侧突。见表 6-52。

表 6-52 小儿肌性斜颈的推拿处方

治法		健脾益气，肃肺化痰
处方	苗医小儿推拿开窍手法	开天门、推坎宫、推太阳、按总筋、分阴阳各 24 次
	苗医小儿推拿"推五经"	补脾经 350 次，清心经 200 次，补肺经 250 次，补肾经 300 次
	辅助推拿手法	患儿取仰卧位。推拿治疗时，局部操作常配合使用爽身粉作为介质。用拇指螺纹面揉患侧的胸锁乳突肌 3~5 遍；再用食、中指螺纹面，或食、中指及无名指螺纹面揉患侧的胸锁乳突肌 3~5 遍，重点揉局部肿块与条索状挛缩部位。视情况采用拇指与食指相对，或拇指与食、中指相对，拿捏患侧胸锁乳突肌 2~3 分钟，重点拿捏局部肿块与条索状挛缩部位。用拇指按揉患侧的耳后高骨、风池、翳风穴 2~3 分钟。配合小儿颈项部被动运动，被动运动以向健侧侧弯，患侧旋转为主。具体操作方法：术者一手虎口分开，又按住患侧颈根处，另一手也虎口分开，扶按住患儿头部耳后高骨处，使患儿头部渐渐向健侧肩部倾斜，逐渐拉长患侧胸锁乳突肌，反复进行 3~5 次；再一手扶住患侧头部，一手托住健侧下颌部，将患儿面部慢慢向患侧旋转 3~5 次；接着慢慢使头向后仰。之后揉患侧胸锁乳突肌 1~2 分钟，揉健侧胸锁乳突肌 1~2 分钟。按揉足三里 50 次
	苗医小儿推拿关窍手法	按肩井 2~3 次

推拿方义：开天门、推坎宫、推太阳、按总筋、分阴阳各 24 次，为苗医小儿推拿开窍手法。脾为后天之本，在体合肌肉，补脾经配合按揉足三里，健脾以运化水谷精微，充养肌肉；补肾经，固本；在患侧胸锁乳突肌（桥弓穴）处用三指揉法能行气活血，有助于血肿吸收，用拿法可以破瘀散结；胸锁乳突肌起自胸骨柄前面和锁骨的胸骨端，斜向后上方，止于颞骨的乳突，治疗时常按揉该肌肉起止点，按揉患侧的耳后高骨、风池、翳风穴等；胸锁乳突肌一侧肌肉收缩使头向同侧倾斜，脸转向对侧，两侧收缩可使头向后仰，故配合被动运动可帮助解除痉挛，伸展筋脉，能改善和康复颈项部活动功能。按肩井关窍。

三、预防与护理

孕母应注意检查，纠正不良胎位；孕期注意坐的姿势，不要屈腰压腹，防止对胎儿造成不良影响，而致斜颈。

产后检查应注意是否斜颈，以便及时治疗。对斜颈患儿，还应注意检查是否伴有先天性髋关节脱位。小儿不宜过早直抱，防止发生姿势性斜颈。

矫正头位，家属在日常生活中，如喂奶、怀抱、睡眠垫枕时采用与斜颈相反的方向，以矫正颈。家属在平时可用食指、中指、无名指螺纹面在小儿颈项患侧用揉法，揉小儿患部肿结处。

推拿治疗小儿肌性斜颈有较好的疗效，是本病的首选治疗方法。推拿治疗本病时年龄越小，治疗效果越好。一般小儿出生 10 天后即可手法治疗，但早期不宜过早使用牵伸及颈部旋转手法，以免造成新的损伤。每天推拿治疗 1 次，疗程 1~6 个月。病程太长如超过 1 年且胸锁乳突肌挛缩严重，甚至纤维化，或经推拿治疗半年无效者，应考虑手术治疗。

第十九节　小儿脑瘫

小儿脑瘫为小儿脑性瘫痪的简称，是指出生前至出生后 1 个月内由于各种原因（如感染、出血、外伤等）引起的非进行性中枢性运动功能障碍。可伴有智力低下、惊厥、听觉与视觉障碍及学习困难等多种脑部症状的脑损伤后遗症。推拿治疗时可配合物理治疗、认知功能训练、作业疗法、感觉统合治疗等现代康复方法。

一、病因病机

小儿脑瘫属中医"五尺""五软"及"痿证"等范畴，病因包括先天因素与后天因素两个方面。

（一）先天因素

多责之于先天禀赋不足，主要有以下两个方面：① 父母精血虚损，或年高得子，至胎儿先天精血不足，脑髓失充。如《医宗金鉴·幼科心法》云："小儿五迟之证，多因父母气血虚弱，先天有亏，至儿生下筋骨软弱，行步艰难，齿不速长，坐不能稳，皆肾气不足之故。"② 孕妇孕期因调摄失宜，或药治不慎，或堕胎不成而成胎等因素损伤胎元，伤及脑髓。

（二）后天因素

多责之于分娩难产产伤，或生后窒息，或患温热病，或中毒，或脑部外伤等等诸多因素，至淤血、毒浊伤及脑髓。脑为元神之府，脑髓不充或受损，神失其聪，导致智力低下，反应迟钝，语言不清，咀嚼无力，时流涎水，四肢无力，手软不能握持，足软不能站立，导致本病。总之，先天因素所致的脑髓不充及后天因素所致的脑髓受损是本病根本病因病机。现代医学认为本病系先天性大脑发育不良或多种脑损伤而致的后遗症。

【链接：小儿脑瘫的诊断与鉴别诊断】

（一）诊断要点

智力低下、发育迟缓、脑功能障碍为其主证。分先天因素和后天因素。询问产伤使及各种脑炎病史有助于诊断。运动发育落后或异常主要表现在粗大运动与精细运动两个方面。肌张力异常表现为肌张力增高、降低、不变与不均衡，同时伴有肌力的改变。反射异常痉挛型脑瘫表现为深反射活跃或亢进，可引出踝阵挛及病理反射，但小年龄组患儿主要观察反射是否呈对称。反射异常主要表现为原始反射延迟消失，立直反射减弱或延迟出现，平衡反射延迟出现。姿势异常脑瘫患儿的异常姿势主要表现为四肢和躯干的非对称性姿势，与肌张力异常、原始反射延迟有关。

（二）鉴别诊断

1. 精神发育迟滞　即所谓的"智力低下""弱智"。是指个体在发育时期内（18 岁以前），一般智力功能明显低于同龄水平，同时伴有适应行为的缺陷。早期症状往往表现为运动、认知、语言等能力普遍性发育落后，可能伴有肌张力偏低，但没有异常姿势以及病理反射。

2. 脊髓性肌萎缩症　脊髓前角运动神经元变性病。根据发病年龄及严重程度分为不同类型：婴儿型在新生儿期或稍后发病，哭声弱，咳嗽无力，肢体活动减少，进行性四肢无力，近端重、远端轻，对称性分布，可见肌束细颤，病情进展较快，往往因呼吸肌受累导致感染引起死亡。中间型起病稍晚、进展慢，早期腱反射消失为重要特点，肌电图检查可以确诊。

3. 肌营养不良　往往在 1～2 岁开始发病，患儿 1 岁前发育正常，1 岁会走后但长期走不稳，进行性肌无力，不能跑、跳，上、下楼梯困难，蹲、起困难等，后期不能行走，关节挛缩变形。

4. 遗传代谢病　涉及体内各种物质代谢，临床症状变化多样，早起诊断十分困难。该病通常有反复加重的特点，常因饮食因素或感染诱发，常因运动滞后而误认为脑瘫。

二、辨证推治

主症：脑瘫患儿的临床表现大多开始于婴儿期，呈非进行性、中枢性运动障碍。出生后几天即有可能出现脑损伤症状，如出生后十分安静、哭声微弱或持续哭闹、入睡困难、吃奶无力或呛奶、吞咽困难等，但难于被发现。几个月后当出现俯卧位不能竖头或抬头不稳，或不能坐立时才被发现。被动运动时出现异常姿势。3～4 个月的婴儿有斜视及眼球运动不良时，可提示脑损伤可能。重症者多伴智力与言语障碍。临床上常常将之分为肌力低下型软瘫与痉挛型硬瘫，前者以伸张反射亢进、肌张力增高为主要临床特征，后者以肌力低下、肌力降低为主要临床特征。

推拿方义：开天门、推坎宫、推太阳、按总筋、分阴阳各 24 次，为苗医小儿推拿开窍手法。小儿脑瘫先天禀赋不足责之于肾，后天失养责之于脾，故补脾、肾二经，肺金为脾土之子，肾水之母，补肺经可以辅助补益脾肾，肝木克脾土，脾虚泻肝以防其克制太过，故确立了补脾经、补肾经、补肺经、泻肝经的五经配伍处方。智力落后，中医属于脑神失用，脑神失用则心神虚衰，故补心神以强脑神，心为阳脏，补之以助心火，故补后加清。脑瘫无论风、火、痰、瘀等，最终出现蒙蔽脑窍，脑神失用的病理机制，故加掐揉印堂、掐揉百会、掐老龙、揉精灵、扫散头部以醒神启闭、健脑益智。一补一泻、一合一开，两者相辅相成、相得益彰。背腰部推拿能调节五脏六腑的功能活动，四肢部操作技能舒经通络，又能益气生血，从而濡养筋骨肌肉。按肩井关窍。见表 6-53。

表 6-53 小儿脑瘫的推拿处方

治法		健脑益智，舒经通络
处方	苗医小儿推拿开窍手法	开天门、推坎宫、推太阳、按总筋、分阴阳各 24 次
	苗医小儿推拿"推五经"	补肾经 600 次、补脾经 600 次、补肺经 300 次、清肝经 100 次、补心经 200 次，补后加清 100 次
	辅助推拿手法	掐揉百会 100 次、掐揉印堂 100 次、掐揉精灵 50 次、掐老龙 5 次。五指扫散整个头部至头皮有热感。背腰部：推揉督脉及两侧膀胱经。自上而下依次点按华佗夹脊穴各 5～10 遍。四肢部：先用拿捏、按揉、擦法等手法放松患肢 5～10 分钟，然后进行穴位操作。穴位以选取手足阳明经穴为主。病在上肢者，取肩髃、曲池、手三里、外关、合谷等穴位；病在下肢者，取环跳、承扶、髀关、伏兔、足三里、阳陵泉、解溪等穴位。采用点按或按揉法，每穴约 1 分钟
	苗医小儿推拿关窍手法	按肩井 2～3 次

三、预防与护理

（一）定期产前检查

对患有严重疾病或接触了致畸物质者，妊娠后可能危及孕妇生命安全或严重影响孕妇健康和胎儿正常发育的，应在医生指导下，终止怀孕。若在检查中发现胎儿患有严重的遗传性疾病或先天性缺陷、孕妇患有严重疾病，继续妊娠会严重危害孕妇健康甚至生命安全的，均应妥善处理。孕妇远离 X 线。此外，孕妇应避免接触有毒物质，不能过度饮酒，否则会使胎儿的脑部受到损害。

（二）做好孕期保健

已婚妇女在受孕后的 280 天中，是胎儿在母体内吸收营养，逐渐发育成长的时期，遗传、感染、营养不良以及其他理化因素，均可能导致胎儿发育不良或致先天性缺陷，因而整个孕期的保健对于母婴的健康都是十分重要和必要的。不要偏食、挑食，荤素要合理搭配，粗细粮轮食，要多食富含蛋白质、脂肪、葡萄糖、核酸、维生素、微量元素的食品。

（三）治疗注意事项

早发现、早治疗，不放弃。病程较长，医者和家长都要有耐心，坚持治疗。可指导家长掌握相关推拿和康复知识和方法，在日常生活中纠正患儿的异常姿势。

第二十节　哮喘缓解期

哮喘是儿科临床的常见病、多发病，以发作性喉间哮鸣气促，呼气延长为特征，严重者不能平卧。该病发病率和死亡率呈逐年增高的趋势，已成为一个严重的公共卫生问题。哮指声响，喘指气息，临床上哮常兼喘。本病发作有明显的季节性，以冬季及气温多变季节发作为主，70%～80%的儿童哮喘发病于5岁以前。95%的发病诱因为呼吸道感染，20%的患儿有家族史。

根据临床表现，哮喘可分为急性发作期、慢性持续期和临床缓解期。急性发作期是指喘息、气促、咳嗽、胸闷等症状突然发生，或原有症状急剧加重，常有呼吸困难，以呼气流量降低为其特征，常因接触变应原、刺激物或呼吸道感染诱发，其程度轻重不一。其病情加重，可在数小时或数天内出现，偶尔可在数分钟内即危及生命，故应对病情做出正确评估，以便给予有效的紧急治疗。慢性持续期是指每周均不同频度和（或）不同程度地出现症状（喘息、气急、胸闷、咳嗽等）。临床缓解期系指经过治疗或未经治疗症状和体征消失，肺功能（FEV1或PEF）≥80%预计值，并维持4周以上。缓解期有效预防复发是哮喘治疗的重要目标，但是目前西医尚缺乏理想的方法和药物，而中医药具有独特的优势。苗医小儿推拿能有效调节免疫平衡，预防或减少缓解期儿童哮喘复发。

一、病因病机

本病的发病原因既有内因，又有外因。内因责之于痰饮内伏，与肺脾肾三脏有关，外因主要为感受外邪，接触异气。

小儿肺脏娇嫩，脾常不足，肾常虚。肺虚则卫外失固，腠理不密，易为外邪所侵，邪阻肺络，气机不利，津液凝聚为痰；脾主运化水谷精微，脾虚不运，生湿酿痰，上贮于肺；肾气虚弱，不能蒸化水液而为清津，上泛为痰，聚液成饮。痰饮留伏与肺脾肾三脏功能失常有关，尤其责之于肺脾两脏。外因以外感六淫为主，六淫之邪，冬春多为风寒、风热，或秋季乍冷乍热，外邪乘虚入侵而诱发。邪人肺经，引动伏痰，痰阻气道，肺失肃降，气逆痰动而为哮喘。此外，若接触异气，如异味、花粉、煤烟、羽毛等，或嗜食酸咸甜腻，也能刺激气道，影响肺的通降功能而诱发哮喘。精神失调和过度疲劳也是小儿哮喘的重要诱因。

哮喘的病位主要在肺，其主要发病机理为痰饮内伏，遇外来因素感触而发，反复不已。发作时，痰随气升，气因痰阻，相互搏结，阻塞气道，气机升降不利，以致呼气不畅，气息喘促，咽喉哮吼痰鸣。邪蕴肺络，肺气壅塞不畅，胸部窒闷。肺气不宣，致心血瘀阻，可致肢端、颜面出现紫绀。邪盛正衰，气阳外脱，可见额汗、肢冷、面色白、脉微等喘脱危候。

由于感邪的不同，体质的差异，所以又有病性上寒热的区别及转化。哮喘反复发作，肺气耗散，寒痰伤及脾肾之阳，痰热耗灼肺肾二阴，则可由实转虚。在平时表现肺、脾、肾等脏气虚弱之候，如正气来复，内饮蠲化，病有转机，发作可渐减少而趋康复。若痰饮不除，脏气虚弱未复，哮有夙根，触遇诱因又可引起哮喘再次发作，反复发作，致使正气衰减，疾病迁延，缠绵难愈。

二、辨质推治

缓解期治以扶正，调其脏腑功能。小儿体质特点是过敏性疾病发生的内因，决定正气的强弱，是过敏反应发生的关键因素。体质可随年龄改变，不同年龄段哮喘儿童的易感性体质表现出各自不同的特点和规律，对此应灵活运用不同的治疗法则，改善修正偏颇体质，预防控制哮喘，减轻哮喘并发症，提高哮喘儿童生活质量。

（一）推拿治未病方案

"体属纯阳""稚阴稚阳"、五脏"三不足、二有余"是小儿体质的共同特性。缓则治本，为预防哮喘复发，苗医小儿推拿"推五经"重点在于补肾经、补肺经、补脾经，调治五脏。苗医小儿推拿具体推治方案包括（手次以 5 岁左右的患儿为例）：开天门、推坎宫、推太阳、按总筋、分阴阳各 24～30 次，补肾经 400 次，补肺经 350 次，补脾经 300 次，清肝经 250 次，揉板门 120 次，揉外劳宫 100 次，揉按足三里 120 次，推胸法（包括揉膻中 20 次，分推膻中 20 次，直推膻中 20 次，按压肋间 5 次），揉中脘、揉丹田各 150 次，推背法（包括揉按肺俞 150 次，从肺俞沿肩胛骨内缘到肩胛下角推"介"字 20 次，盐擦"八"字至皮肤发红），捏脊 5 遍，按肩井 3 次。

（二）治未病思路

哮喘患儿缓解期主要表现为肺脾肾三脏的虚损，苗医小儿推拿治疗缓解期哮喘以调治脏腑、增强体质、预防复发为目的，体现了中医"未病先防、既病防变"的治未病理念。推拿治疗按头面、上肢、下肢、腹部、背部的顺序施术。治疗思路是：① 开天门、推坎宫、推太阳、按总筋、分阴阳是本流派特色"开窍"手法，有利于畅通经穴、通调周身气血；② 苗医特色"推五经"乃本流派取穴之核心，五经与五脏相通，取穴五经，意在调脏，体现了治病求本，推经治脏的学术思想。具体来看，从小儿"肝常有余，脾常不足，心常有余，肺常不足，肾常虚"的共同体质特性出发，"推五经"重在补肾、肺、脾三经治其本，断其伏痰，清肝经以防肝旺乘脾侮肺；③ 苗医特色"推胸法""推背法"，可以宽胸理气，宣肺化痰；④ 揉中脘、板门、足三里，捏脊健脾化湿；⑤ 揉丹田、外劳温补阳气；⑥ "按肩井"是本流派特色"关窍"手法，与"开窍"手法配合运用，体现了"开阖相配、通调阴阳"的学术特点；⑦ 对体型粗壮的患儿，手法力度相对较重；反之，力度相对较轻。

（三）哮喘患儿的体质分型

中医小儿体质分类体现了小儿体质的个性，但是目前并没有统一。虽然现有的分类方法都在试图全面地概括小儿体质的个体差异，但始终不能做到这一点。哮喘缓解期患儿的体质可分为肺禀不足质、脾禀不足质、肾禀不足质、气虚质、阴虚质、阳虚质、痰湿质、痰热质等 8 种类型。见表 6-54。

表 6-54　哮喘患儿的体质分型

体质类型			形体特征	日常表现	易感情况
偏虚质	五脏偏虚	肺禀不足质	形瘦皮薄缓	面色欠华；皮肤薄嫩；气息浅弱，神疲懒言，易自汗；畏寒怕冷，舌淡苔薄	易患感冒、咳喘等疾病
		脾禀不足质	体型多瘦弱或虚浮	面色萎黄或少华；性情温和，脆弱精神不振，易乏力；食欲欠佳；舌质淡，苔白或白腻；大便多溏	易患厌食、呕吐、泄泻及疳证等疾病
		肾禀不足质	身材多偏小	多有早产史，或母亲为高龄产妇者；发育差；发细黄软，耳壳软薄，指甲软短，较大儿童可诉腰酸、腿软，夜尿多，小便清长，动则易喘等	易患遗尿等肾脏疾病
	气阴阳偏虚	气虚质	肌肉松软	面色萎黄或淡白；性格内向，沉静，胆小；畏寒，手足不温；精神不振容易疲乏；易自汗；毛发稀疏黄软无光泽；舌质淡胖；大便正常或便秘，但质不干不溏	平素体质虚弱，易患感冒，且病后疾病易迁延不愈
		阴虚质	体型多瘦长	面色潮红；性情急躁，外向好动；畏热，手足心偏热；唇红质干，喜食辛辣煎炸，易盗汗，舌红少苔；大便正常或质干，小便短少	平素易患咳嗽、盗汗等阴亏燥热疾病，且病后易表现出阴虚症状
		阳虚质	体型白胖，肌肉松弛	面色晄白；性格多沉静，内向；精神不振，睡眠偏多；畏寒，手足不温；易自汗；喜热饮食；口唇色淡；舌淡胖，有齿痕；大便多溏，小便清长	平素易患泄泻等寒证
偏实质	痰湿滞热偏实	痰湿质	体胖肉松	面色多黄暗；性格偏温和；精神不振容易困倦；喜食肥甘甜腻；易出汗，且汗多黏腻；舌淡胖，苔白腻；大便正常或偏溏，小便正常	平素易患湿疹、腹泻、呕吐等疾病
		痰热质	体型偏胖或苍瘦	面色晦暗；性格多急躁易怒；身重困倦；喜食肥甘或辛辣；舌质偏红，苔黄腻；大便燥结或粘滞，小便短赤	易患疔疮、喘咳、泄泻等属痰热阻滞之疾

（四）根据体质类型调整推拿治未病方案

苗医小儿推拿临床上在根据小儿体质共性治疗缓解期哮喘的基础上，常结合患儿不同的体质类型，调整"推五经"方案及相应的配穴手法。针对缓解期哮喘患儿不同的体质类型，如肺禀不足质、脾禀不足质、肾禀不足质等体质类型属于五脏偏虚者，苗医小儿推拿五经配伍，"推经治脏"，通过增强五脏形气功能的"直接"效应，改善哮喘患儿的体质状态；气虚质、阴虚质、阳虚质、痰湿质、痰热质等体质类型属于病理体质，其中气虚质、阴虚质、阳虚质等体质责之相关脏器的生理功能失常，而痰湿质、痰热质等体质与相关脏器的运化功能失常有关，对此苗医小儿推拿根据小儿五脏的生理病理特点、五行生克和苗医"五经助制"理论，灵活调整相应的推拿治疗方案，是为"推经治脏"的"间接"效应。

（1）肺禀不足质。补肺经的手次增加 100～200 次，补脾经的手次增加 50～100 次，即"推五经"以补肺为主，加强补脾以培土生金；推背法手次相应增加，包括揉按肺俞增加 50～100 次，推"介"字增加 10～20 次（若皮肤局部已经发红则不再继续追加手次）；推胸法手次也相应增加，包括揉膻中增加 10～20 次，分推膻中增加 10～20 次，直推膻中增加 10～20 次，按压肋间增加 3～5 次。诸法合用，共奏补肺固表、宣肺化痰之功。

（2）脾禀不足质。补脾经的手次增加 100～200 次，清肝经的手次增加 50～100 次，即"推五经"以补脾为主，加强清肝以防肝旺乘脾；揉板门增加 20～40 次，捏脊增加 3～5 遍，揉中脘增加 30～50 次，揉按足三里增加 30～50 次。本类型体质的哮喘缓解期患儿多为脾胃虚弱，纳运无力，推拿调治则脾健而运，既能使气血生化旺盛，又有助于消除生痰之源。

（3）肾禀不足质。补肾经的手次增加 100～200 次，补肺经、补脾经的手次均增加 50～100 次，即"推五经"以补肾为主，加强补肺意在金水相生，加强补脾可补后天以实先天；揉外劳宫增加 10～20 次，揉丹田增加 30～50 次，增强温阳补肾之效。

（4）气虚质。补肺经的手次增加 100～200 次，补肾经的手次增加 50～100 次，因哮喘患儿气虚体质责之肺肾二脏，盖肺为气之主、肾为气之根，肺不主气、肾不纳气，则体必为气虚质矣，加强补肺经、补肾经以补肺纳肾；推背法、推胸法参考肺禀不足质相应增加手次，养肺补气。

（5）阴虚质。补肺经增加 100～200 次，补肾经的手次增加 50～100 次，因肺肾阴液互相滋养，肺津敷布以滋肾，肾精上滋以养肺，故哮喘患儿阴虚体质责之肺肾二脏，肺燥阴虚，清肃失职，肾水不足，阴血亏虚。是故"推五经"加强补肺经、补肾经以金水相生；增加揉上马 50 次，滋肺肾，补阴液；

素有手足心热表现者，按揉涌泉 50~100 次，引热下行。

（6）阳虚质。补脾经的手次增加 100~200 次，补肾经的手次增加 50~100 次，增加补心经 300 次，再清心经 100 次。脾肾两脏阳气虚衰，温煦、运化、固摄作用减弱，可表现为哮喘患儿的阳虚体质。"推五经"加强补脾经、补肾经以温暖脾阳、补益肾阳；苗医"五经助制"理论认为"心助脾"，火生土，心脾为母子关系，虚则补其母，故先补心经温阳助脾，但心为火脏，为防补之失度而致心火亢盛，故用补法后再用清法轻抑之，补清手次之比一般为3∶1。揉外劳宫、揉丹田参考肾禀不足质相应增加手次，温阳补肾。

（7）痰湿质。补脾经的手次增加 100~200 次，加强祛痰湿之力；补肺经 350 次调整为"先清肺经 130 次，再补肺经 390 次"，先清肺经以宣肺化痰，但本病病位在肺，素体肺气亏虚，则对肺经应以补为主，故再补肺经以防清后伤肺，又能养肺使得肺气宣降协调，清补手次之比一般为 1∶3。揉板门、捏脊、揉中脘、揉按足三里参考脾禀不足质相应增加手次，增加揉丰隆 150 次，健脾助运，祛湿化痰。

（8）痰热质。补肺经 350 次参考痰湿质调整为"先清肺经 130 次，再补肺经 390 次"，先清肺经以泻热涤痰、宽胸降逆，但哮喘缓解期患儿尚属肺虚气弱，则对肺经应以补为主，故再补肺经以防清后伤肺，又能养肺平喘；补脾经 300 次调整为"先清脾经 150 次，再补脾经 450 次"，清补手次之比一般为 1∶3，是以先清脾经来清热化痰，然防清后伤脾导致脾气更虚、运化失常，则对脾经应以补为主，遂再补脾经，健脾助运，使痰湿无再生之源。揉板门、捏脊、揉中脘、揉按足三里、揉丰隆等也参考痰湿质进行调整。

三、预防与护理

（一）重视预防，避免各种诱发因素

适当进行体格锻炼，增强体质。注意气候影响，做好防寒保暖工作，冬季外出应戴口罩。尤其气候转变或换季时，要预防感冒诱发哮喘。有外感病证要及时治疗。发病季节，防止活动过度和情绪激动，以免诱发哮喘。

（二）居室宜空气流通，阳光充足

冬季要和暖，夏季要凉爽通风。避免接触特殊气味。饮食宜清淡而富有

营养，忌进生冷油腻、辛辣酸甜以及海鲜鱼虾等可能引起过敏的食物，以免诱发哮喘。

（三）处方

白芥子、延胡索各 21 g，甘遂、细辛各 12 g，共研细末，分成 3 份，每隔 10 天使用 1 份。用时取药末 1 份，加生姜汁调稠如钱币大，分别贴在肺俞、心俞、膈俞、膻中穴，贴 2～4 小时揭去。若贴后皮肤发红，局部出现小疱疹，可提前揭去。

第七章　实用苗医小儿推拿保健技法

第一节　健脾养胃保健推拿

脾胃为后天之本，气血生化之源，脾主升，胃主降，以和为佳。小儿生长发育所需要的一切营养物质，均需脾胃化生。而婴儿时期脏腑娇嫩，形气未充，脾胃功能常不足，易为饮食及外邪所伤。另一方面，小儿生长发育迅速，为纯阳之本，所需营养物质较多，故小儿脾胃运化水谷，吸收精微物质的负荷相对较大，脾胃的正常运化是小儿健康成长的重要方法。

应用推拿健脾和胃，增强食欲，调理气血，已在临床证实。它不但能调理气血，促进消化吸收功能，而且能提高小儿身体素质，增强抵御疾病的能力。

【临床作用】　增强脾胃功能，促进小儿生长发育。

处方：按揉板门 60 次，补脾经 300 次，按揉中脘（理中法）100 次，摩腹 200 次，掐四横纹，按揉足三里 300 次，揉按脾俞、肾俞、肺俞各 30 次，捏脊 5～8 遍。

介质：滑石粉。

【操作方法】

（1）小儿的母亲抱住小儿取坐位，医生固定其左手，补脾经 300 次，掐四横纹，掐四横纹，再按揉足三里 300 次。

（2）小儿取仰卧位，术者的掌心或四指并拢置小儿腹部，按顺时针方向揉摩整个腹部 200 次。

（3）患儿取俯卧位，暴露背脊，先用食、中两指在脊柱两侧自上而下轻轻按揉 2～3 遍，再行捏脊 5～8 遍，最后用拇指在脾俞、肾俞、肺俞等处各重按揉 10 次，以加强疗效。

【注意事项】

（1）一般在清晨或饮食前进行。

（2）每次操作时间要较长，并长期坚持，效果方佳。

（3）注意饮食有节，营养丰富，给予易消化的食物。

第二节 益肺固卫保健推拿

肺气充足，卫表固密，抗邪力强。小儿时期脏腑娇嫩，腠理不密，卫外力弱。肺为清虚之脏，不耐寒热，易于受邪。肺位于胸中，外合皮毛，而推拿在体表操作，力量传之于里，可直接调节肺气，鼓动卫气于腠理抵御外邪。

【临床作用】 增强肺气，鼓动卫气，抵御外邪，预防外感病的发生。

处方：补肺经 500 次，补脾经 300 次，按揉外劳宫 300 次，推胸法 100 次，捏脊法 10 次，拿按或擦风池与风府，透热为度，揉擦涌泉各 50 次。

介质：滑石粉或葱姜汁。

【操作方法】

（1）小儿取抱坐位。术者持小儿左手，分别补肺经 500 次，补脾经 300 次，按揉外劳宫 300 次。

（2）小儿取仰卧位，术者以推胸法 100 次，揉擦涌泉各 50 次。

（3）小儿取坐位或俯卧位，术者用推脊法 100 次，拿按或擦风池与风府，透热为度，提拿肩井 3～5 次结束操作。

【注意事项】

（1）一般宜在清晨进行，一日一次。

（2）平时衣着不要过于暖厚。

（3）注意饮食，不宜过食生冷油腻之物。

（4）引导小儿多做运动锻炼。

第三节 养心安神保健推拿

精神调摄是中医保健中极为重要的内容。古人认为"心主神明"，如小儿精神振作，二目有神，活泼好动，面色红润，呼吸均匀，是神气充沛，气血调和的表现。但小儿时期的生理特点是神识未发，神气怯弱。故小儿病理特点为心气有余，见闻易动，易受惊吓，故病多惊悸哭叫，手足动摇，神乱不安，甚则导致惊厥。即便是健康小儿，在睡眠中或游戏时，突闻异响也易发生惊惕，因此小儿的精神调摄极为重要。看似养心安神法不属补法强健，但实际上，养心安神有助于心神安宁，改善睡眠，利于心神的发育，使之少受外界环境变化的影响。该法是心神发育与保健不可缺少的重要环节。

【临床作用】　宁心安神定志，镇静熄风。

处方：大、小天心各 50 次，揉精宁 100 次，猿猴摘果 10 次，叩拍督脉 2 ~ 3 分钟。

介质：滑石粉。

【操作方法】

（1）小儿取坐位，术者用手中指端捣大、小天心各 50 次，揉精宁 100 次，猿猴摘果 10 次。

（2）将小儿抱起，俯在大人肩部，轻者用食、中、无名三指并拢，轻而有节奏叩拍督脉，自大椎而下，直至尾闾部，频率为 60 次/分钟，并上下往返移动，拍 2 ~ 3 分钟，在相当于心、肺、肝俞穴的部位，可改为空掌拍之。

【注意事项】

（1）一般以睡前或下午进行为佳。每天操作 1 次，6 次为一疗程，可连续 2 个疗程，若小儿心气平和，神气安定，可数天 1 次。

（2）保证小儿有足够的睡眠。

（3）小儿睡前切勿逗引玩耍，以免因兴奋而不易入睡。

第四节　益肾壮骨保健推拿

正常小儿的健康成长，是由肾阴肾阳相互协助、相互支持、相互影响的结果。《素问·兰秘典》云："肾者，作强之官，伎巧处焉。"可见人的智力活动与肾有着十分密切的关系。小儿智商的高低，取决于先天肾精是否充盛。小儿智力不全，是由先天神气怯弱，肾气亏虚或病后，肾虚以及心肾不交所致。可见，不论先后天因素，总离不开肾。肾主藏精，精生髓，髓又上通与脑，故又称保健推拿能促进小儿的智力发育、身心健康、精神愉快，并对小儿的五迟、五软、解颅等疾患有一定的辅助治疗作用。

从现代医学来看，小儿脑发育最快的时期，是在出生后 1～3 岁时，皮质细胞已大致分化完成，八岁时已与成人无多大分别，以后的变化主要是细胞功能的日渐成熟与复杂化。大脑的生长发育过程，不仅可以减慢停止，更重要的是可以加速。小儿的囟门出生时未闭合，至 1～1.5 岁时才闭合，除了生长和脑部发育的需要外，又何尝不是留给推拿医师的一个机会！对小儿囟门进行推拿，可直接刺激脑内组织，促进脑细胞的分化、成熟，使其更趋复杂化，从而提高小儿的智力发育。

综合来看，益智保健法在三岁以内进行效果最佳。

【临床作用】 促进小儿的脑部发育；补肾益精，健脑益智，令小儿智慧聪明。

处方：推拿囟门 3～5 分钟，捻十指及十趾并拨伸 2～5 遍，捏脊 8～10 遍，按揉百会、风府、二马各 3 分钟，抚摩脊背部 50 遍，补肾经 500 次。

介质：滑石粉。

【操作方法】

1. 小儿取坐势或仰卧位

按揉百会、风府、二马各 3 分钟，补肾经 500 次。

2. 推拿囟门法

患儿一般取坐位，在安静或无哭闹的情况下操作。

（1）摩囟：用单手食、中、无名三指并拢在囟门上轻轻抚摩，可顺时针与逆时针交替进行，约 3～5 分钟。

（2）推囟：医者两手拇指放于囟前，余四指分扶头两侧，交替从囟前推至囟后，约 50～60 次。

（3）揉囟：用拇指或食、中、无名三指轻揉囟门约 1～3 分钟。

（4）挤压囟：医者两掌放于患儿两颞部或额前与枕部，对称用力挤压，可见囟门由凹陷至饱满为 1 次，反复操作 5～10 次。

（5）震囟：用拇指或大鱼际吸定在囟门上，快速震颤约 1 分钟。

以上步骤操作完后，再用拇、食指指面捻患儿十指趾各 3～5 遍，重点按揉两大指趾螺纹面，并拨伸十指趾。

3. 捏脊

患儿取俯卧位或横卧在家长双腿上,使背朝上,医者以双手拇食指面捏背 5~8 遍,重提抖肾俞、脾俞、心俞各 5~8 遍。

【注意事项】

(1)本法适宜于 3 岁以下的幼儿,可每日 1 次,连续 30 次为 1 疗程,休息 1 周后再作第二疗程。

(2)对五迟、五软、解颅、脑瘫后遗症等,需要长期坚持,尤其是脑瘫要结合针灸治疗,有条件结合高压氧疗法。

(3)可配合适当的补肾养肝或补心养血的方药治疗。

第五节 益智健脑保健推拿

肾主藏精,而精能生髓,髓居于骨中,骨赖髓以充养。所以《素问·宣明五气篇》说:"肾主骨。"《阴阳应象大论》说:"肾生骨髓。"肾精充足,则骨髓的生化有源,骨骼得到髓的充分滋养而坚固有力。如果肾精虚少,骨髓的化源不足,不能营养骨骼,便会出现骨骼脆弱无力,基层发育不良。所以,小儿囟门迟闭、骨软骨骼脆弱无力,甚至发育不良,常是由于先天之精不足所致。小儿之肾阴肾阳均未充盈、成熟,故曰"肾常虚"。即小儿时期在生理上,肾之阴阳均未充盈、成熟,故病理上,古云:"肾无实证。"即要注意对小儿肾壮其骨,才能促进生长发育。

【临床作用】 补益肾元,强壮筋骨,增进体质和骨骼发育。

处方:摩腹 3 分钟,揉按丹田、二马、外劳宫、肾俞、肝俞、脾胃俞、足三里各 1 分钟,补肾经 500 次,涌泉揉 500 次,擦 30 次,捏脊 5~8 遍。

介质:滑石粉,姜汁,酒精。

【操作方法】

(1)小儿取仰卧位,术者摩腹 3 分钟,揉按丹田、二马、外劳宫、足三里各 1 分钟,补肾经 500 次,涌泉揉 50 次,擦 30 次。

(2)小儿取俯卧位。术者用双拇指或中指端按揉肝俞、脾胃俞、肾俞各 1 分钟,捏脊 5~8 遍,重点提捏肝俞、脾俞、肾俞 5~8 遍。

【注意事项】

（1）本法最适宜5岁以下幼童，可每日1次，连续30次为1疗程，休息1周再进行第二疗程。

（2）可适当配合一些药物治疗，如钙剂一类药品，促进骨骼生长。

第六节　婴儿抚触简介

开展苗医小儿保健推拿可以视情况结合婴儿抚触疗法。婴儿抚触的目的是促进婴儿与外界的情感交流，促进神经系统的发育，提高免疫力，加快食物的消化和吸收，减少婴儿哭闹，增加睡眠。

【评估和准备】

1. 评估婴儿身体情况

2. 准备

（1）环境准备：关闭门窗，调节室温至26~28℃。

（2）物品准备：平整的操作台、温度汁、润肤油、婴儿尿布及衣服、包被。

（3）医者准备：操作前洗手。

【操作方法】

1. 解开婴儿包被和衣服。

2. 将润肤油倒在手中，揉搓双手温暖后进行抚触。

3. 进行抚触动作，动作开始要轻柔，慢慢增加力度，每个动作重复4~6次。抚触的步骤：头面部→胸部→腹部→上肢→下肢→背部。

（1）头面部（舒缓脸部紧绷）：取适量润肤油，从前额中心处用双手拇指往外推压，划出一个微笑状。眉头、眼窝、人中、下巴，同样用双手拇指往外推压，划出一个微笑状。

（2）胸部（顺畅呼吸循环）：两手分别从胸部的外下方（两侧肋下缘）向对侧上方交叉推进，至两侧肩部，在胸部划一个大的交叉，避开新生儿的乳头。

（3）腹部（有助于肠胃活动）：按顺时针方向按摩腹部，用手指尖在婴儿腹部从操作者的左边向右按摩，操作者可能会感觉气泡在指下移动。可做"I LOVE YOU"亲情体验，用右手在婴儿的左腹由上往下画一个英文字母"I"，再依操作者的方向由左至右画一个倒写的"L"最后由左至右画一个倒写的"U"。在做上述动作时要用关爱的语调说"我爱你"，传递爱和关怀。

（4）上肢（增加灵活反应）：① 两手交替，从上臂至腕部轻轻地挤捏新生儿的手臂；② 双手挟着手臂，上下轻轻搓滚肌肉群至手腕；③ 从近端至远端抚触手掌，逐指抚触、捏拿婴儿手指；④ 同样方法抚触另一上肢。

（5）下肢（增加运动协调功能）：① 双手交替握住新生儿一侧下肢，从近端到远端轻轻挤捏；② 双手挟着下肢。上下轻轻搓滚肌肉群至脚踝；③ 从近端到远端抚触脚掌，逐指抚触、捏拿婴儿脚趾；④ 同样方法抚触另一下肢。

（6）背部（舒缓背部肌肉）：① 双手与脊柱平行，运动方向与脊柱垂直，从背部上端开始移向臀部；② 用示指和中指从尾骨部位沿脊柱向上抚触到颈椎部位；③ 双手在两侧臀部做环形抚触。

4. 包好尿布，穿衣。

5. 清理用物，洗手。

【注意事项】

（1）根据婴儿状态决定抚触时间，避免在饥饿和进食后 1 小时内进行，最好在婴儿沐浴后进行，时间 10 ~ 15 分钟。

（2）抚触过程中注意观察婴儿的反应，如果出现哭闹、肌张力提高、兴奋性增加、肤色改变等，应暂停抚触，反应持续 1 分钟以上应停止抚触。

（3）注意用力适当，避免过轻或过重。

（4）抚触时保持环境安静，保持适宜的房间温度（26 ~ 28 ℃），光线柔和，可以播放音乐，注意与婴儿进行语言和目光的交流。

第八章　苗医小儿推拿的文化内涵

第一节　苗医小儿推拿非物质文化遗产

武陵山片区跨湘鄂渝黔四省市，是跨省交界面积大、少数民族聚集多、贫困人口分布广的国家级连片特困地区，是国家区域发展与扶贫攻坚试点片区。吉首大学是片区内培养所在地域高素质专门人才的重要基地，在传承苗族医技与苗医文化方面具有一定优势。吉首大学申报的湘西苗医刘氏（刘开运）小儿推拿，2016年入选湖南省第四批省级非物质文化遗产代表性项目名录（湘政函〔2016〕144号），是校医学教育特别是针灸推拿学专业的重要教学特色，同时也是护理学专业独具优势的苗医特色护理技术。教育人类学将教育视作一种文化的存在、社会的存在、历史的存在。试从教育人类学的视角，探讨湘西苗医小儿推拿非物质文化遗产的活态传承策略。

一、从苗族医技及苗医文化看苗医小儿推拿

苗医在漫长的发展过程中，受到地域、历史、经济、社会、自然等方面的制约和影响，形成了自己独特的医学思想和医疗技术。特别是苗医大量外治疗法具有苗族医药特色，在苗医药发展历史上占有重要地位。湘西苗医小儿推拿是苗医最具特色的外治疗法之一，推拿泰斗严隽陶教授在全国高等中医药院校规划教材《推拿学》中，就推拿学源流特别指出"鲁东湘西的儿科推拿各具特色"。苗医小儿推拿在湘西民间广受推崇，历史可追溯到清朝同治年间的御医刘杰勋。我校刘开运教授（1918—2003）系统总结祖传苗医小儿推拿专长绝技，将临床经验升化为苗医"五经助制"理论，建构了自成一派的学术理论体系，其特色是"推五经"，既具有分经脉诊、脏腑相关的辨证思维，又具有五经配伍、推经治脏的学术思想。

民族文化传承在民族地区的高等教育中具有特殊价值。从教育人类学的角度看，民族文化传承对人的影响体现在知识和观念的层面，也体现在对智力因素及非智力因素的形成上。苗族医药是苗族文化的重要组成部分和特色标识，具有丰富的文化内涵。苗族医药在起源、特点、变迁等方面具有较多的地理人文因素及文化。有学者从古歌、文献、考古等角度研究认为苗族医药的特点是医药、防治、武医多元结合。从文化的视角看，苗医小儿推拿也是苗族文化的载体，解读着对儿童体质、健康、疾病、生死等问题独特的价值观念、认知思维、人文精神和医德伦理，体现了较高的医学价值、科研价值、民族精神价值。

二、从民族医药及其文化的院校教育看苗医小儿推拿

民族医药事业的发展需要人才的支撑，其关键在于教育传承。有学者倡导导师负责制，将学院式与师承传授模式有机结合，支持和鼓励家传模式，探索和提倡自学模式的多元人才培养模式来促进民族医药事业发展。有研究采用民族生物学和文化人类学的方法，认为学院教育是符合民族医药发展和社会进步需求的传承方式，在知识传承的广度和深度上远远超过传统传承方式。吉首大学 2012 年以极具特色的湘西苗医刘氏小儿推拿，联合湖南中医药大学第一附属医院的"针灸"组成的"湖湘五经配伍针推流派"，成功入选国家中医药管理局第一批全国中医学术流派传承工作室。我校的针灸推拿学专业创办于 1984 年，2007 年升格为本科教育层次，一直单独开设《小儿推拿学》课程，至今该课程课时仍然高达 106 学时（含 10 个课时的强化训练）。护理学专业也特别重视推拿护理技术的培养，"推拿学"总课时占 102 个课时之多，其中"小儿推拿"理论与实验教学课时共计 32 个。学校先后编写了本流派特色教材共计 6 个版本，如《小儿推拿疗法》（湖南人民出版社，1974）、《小儿推拿》（湖南科学技术出版社，2004）等；并出版了本流派专题电教片《推拿奇葩》（中国卫生科教音像出版社，1993）。这些教材和电教片被奉为经典，成为国内学习湘西苗医小儿推拿重要的参考资料。

民族医药文化作为非物质文化遗产的主要特征是传统性、活态性、地域性、生活性、民间性。而从教育人类学的视角来看，民族地区教育的本质问题之一是多元文化环境中的教育，多元文化因素的存在是影响民族教育发展

的重要因素，所以应该树立跨文化交际教育的观点。目前湘西苗医刘氏小儿推拿的高等教育以吉首大学为主，培养具有苗医小儿推拿特色的针灸推拿人才。我校作为民族地区的综合性大学，同时又是湖南省唯一的少数民族预科教育基地，不仅招收汉族学生及本地区的土家族、苗族学生，还招收维吾尔族、藏族、哈萨克族等其他少数民族学生。故而在教学中如何处理民族文化差异，引导各民族学生科学看待及学习苗医非物质文化遗产，是一个现实存在的教育难题，我校已积累了一定的教育经验。但是，目前对活态传承过程以及传承实践主体多元文化之间的相互影响缺乏研究。相比之下，齐鲁小儿推拿已经通过文献学、统计学与田野考察法相结合的方法，系统研究了三字经小儿推拿流派、张汉臣小儿推拿流派和孙重三小儿推拿流派三大学术流派的发展脉络、流派特征、传承情况，并分析了三大流派的形成、影响因素和发展趋势。

三、从教育人类学角度探讨苗医小儿推拿的活态传承策略

（一）加强研究湘西苗医小儿推拿及其文化的教育传承现状

基于教育人类学的视角，开展苗医小儿推拿的活态传承研究应当更加受到重视，以保持真实性、整体性和传承性为核心，有效传承文化技艺。需要采用教育人类学的方法，对苗医小儿推拿的掌握人群、民间医生及其学徒的年龄构成、教育程度、经济条件等传承背景进行较详细地调查，对其技能掌握、理论差异、临床应用、创新与否等方面也进行科学地统计和分析。研究原始的教育人类学资料，有利于全面认识现状及把握趋势，进而有利于从苗医小儿推拿的具体情况出发，制定科学传承的规划和方案，促进苗族医技的发展和苗族文化的传播。

（二）进一步理顺民族地区高等教育传承民族医技与弘扬民族文化的关系

传承民族医技与弘扬民族文化都是民族地区高等教育的重要使命，片区内高等医学教育应该自觉传承民族医技，民族医技教育要突出民族文化特色。依托高等教育传承苗医小儿推拿技术这一非物质文化遗产，有助于提升苗医小儿推拿的传承效果，同时也能增强苗医小儿推拿的文化软实力。湘西苗医

小儿推拿非物质文化遗产的保护和传承，只有以认识其文化价值为基础，以医疗技术教育及交流为指向，以医疗服务推广为落脚点，才能更好地使这项苗医非物质文化遗产在高等教育中得到活态传承，在活态传承中得到保护与发展。

（三）多路径协同教育传承苗医小儿推拿的技术和文化

苗医小儿推拿的生命力在于活态传承，需要充分发挥常规教学、继续教育、医教协同、技能竞赛、科学研究、网络宣传等多路径协同教育，传承苗医小儿推拿的技术和文化。吉首大学除针灸推拿学专业注重突出苗医小儿推拿优势外，护理学专业也重视培养苗医小儿推拿特色护理人才。2014 年吉首大学承办了苗医刘氏小儿推拿省级培训班，为全省县级以上中医院培养小儿推拿骨干 107 人。医教协同方面，除了医学院小儿推拿门诊部，吉首大学还在附属中医院设立了"流派示范性门诊"。技能竞赛方面，学校连续参加 4 届全国中医药院校针灸推拿临床技能竞赛（2 年一届），获得二等奖 4 项、三等奖 5 项。科学研究方面，成立了湖南省中医药管理局"刘氏学术体系重点研究室"、国家中医药管理局二级实验室"刘氏小儿推拿生物信息实验室"等科研平台；近年来还主持了多项国家自然科学基金、国家社科基金以及省部级课题。为加强网络宣传，建设了湘西刘氏（刘开运）小儿推拿流派官方网站。除了现有路径协同教育传承之外，还要探索开发精品资源共享课程、双语教学示范课程、网络空间课堂等信息化教育新途径。

非物质文化遗产保护的根本目的在于存续"活态传承"，这是衡量非物质文化遗产保护方式合理性的基本准则；非物质文化遗产的类型不同，保护其活态传承的方式也不一样。基于教育人类学的视角，多路径协同教育传承苗医小儿推拿的技术和文化，是促进苗医小儿推拿非物质文化遗产活态传承的有效途径，也是其存续状态可持续发展的必然选择。

第二节　小儿推拿歌赋文化

一、调护歌

养子须调护，看承莫纵弛，乳多终损胃，食壅即伤脾；

衾厚非为益，衣单正所宜，无风频见日，寒暑顺天时。

——《小儿推拿广意》

二、保婴赋

人禀天地，全而最灵，原无大礼，善养则存。

始生为幼，三四为小，七龆八龀，九童十稚。

惊痫疳癖，伤食中寒，汤剂为难，推拿较易。

以其手足，联络脏腑，内应外通，察识详备。

男左女右，为主看之，先辨形色，次观虚实。

认足标本，手法祛之，寒热温凉，取效指导。

四十余穴，认穴欲确，百治百灵，万不失一。

——《幼科推拿秘书》

三、保生歌

欲得小儿安，常带饥与寒；肉多必滞气，生冷定成疳。

胎前防辛热，乳后忌风参，保养常如法，灾病自无干。

——《幼科推拿秘书》

四、小儿无患歌

孩童常体貌，情志自殊然，鼻内无干涕，喉中绝没涎。

头如青黛染，唇似点朱鲜，脸若花映竹，颊绽水浮莲。

喜引方才笑，非时手来掀，纵哭无多哭，虽眠未久眠。

意同波浪静，性若镜中天，此候俱安吉，何愁疾病缠。

——《小儿推拿方脉活婴秘旨全书》

五、面部五位歌

面上之疾额为心，鼻为脾土是其真，

左腮为肝右为肺，承浆属肾居下唇。

——《按摩经》

六、论色歌

眼内赤者心实热，淡红色者虚之说。

青者肝热浅淡虚，黄者脾热无他说。

白面混者肺热侵，目无精光肾虚诀。

儿子人中青，多因果子生，色若人中紫，果食积为痞。

人中现黄色，宿乳蓄胃成，龙角青筋起，皆因四足惊。

若然虎角黑，水扑是其形，赤色印堂上，其惊必是人。

眉间赤黑紫，急救莫沉吟，红赤眉毛下，分明死不生。

——《按摩经》

七、五色主病歌诀

面黄多食积，青色是惊风，白色多成痢。

伤风面色红，渴来唇带赤，热甚眼蒙胧，

痢疾眉必皱，不皱是伤风。

——《小儿推拿讲义》

八、看眼色主病歌诀

白睛青色属肝风，眼红面赤心火攻，

眼睑肿胀脾胃湿，瞳孔散大病势凶。

睡时露睛脾虚候，合眼昏迷内热烘。

目若斜视将抽搐，至发直视心火雄。

——《小儿推拿讲义》

九、察"五指"审候歌诀

五指梢头冷，惊来神不安。

若只中指热，必定是伤寒。

中指独自冷，痘麻证相传。

五指详审辨，医者仔细观。

——《小儿推拿讲义》

十、手示指三关指纹审察病势及主病歌诀

1. 初起风关病未殃，气关纹现急需防。
   乍临命关诚危急，射甲通关多不详。
2. 虎口有三关，熟识记心间，紫热红伤寒，
   青惊白（浅红）是疳，黑纹即中恶（毒），
   黄因（淡红）困脾端，蓝心红边"嗽""痢"红心蓝边。

——《小儿推拿讲义》

十一、诊脉歌

小儿有病须凭脉，一指三关定其息，
浮洪风盛数多惊，虚浮沉迟实有积。
小儿一岁至三岁，呼吸须将八至看，
九至不安十至困，短长大小肯邪干。
小儿脉紧是风痫，沉脉须至所化难，
腹痛紧弦牢实秘，沉而数者骨中寒。
小儿脉大多风热，沉重原因乳食结，
弦长多是胆肝风，紧数惊风四指掣。
浮洪胃口似火烧，浮紧腹中痛不竭，
虚漂有气更兼惊，脉乱多痢大便血。
前大后小童脉顺，前小后大必气咽，
四至洪来若烦满，沉细腹中痛切切。
滑主露湿冷所伤，弦长客忤分明说，
五至夜深浮大昼，六至夜细浮昼到，
息数中和八九至，此是仙人留妙诀。

——《按摩经》

（按：《小儿推拿方脉活婴秘旨全书》称为"扣脉诀歌"）

十二、发汗歌诀

要想发汗如何得，须在三关用手诀，

一掐心经二劳宫，热汗立至何须说，

不然重掐二扇门，汗如淋雨不休歇。

十三、肩井穴作用歌

肩井穴是大关津，按此气血可通行，

各处推完将此按，不愁血气不周身。

十四、止泻要穴歌诀

大肠侧推到虎口，止泻止痢断根源；

不从指面斜推入，任教骨碎与皮穿；

揉脐还要揉龟尾，更兼揉及到涌泉。

十五、外劳宫推治歌诀

肚痛头疼痛势凶，揉动外劳即见松；

胃肠湿热与风寒，外劳揉治见奇功。

十六、制止惊风抽搐灸歌诀

1. 推拿镇惊治病轻，重时药物亦不灵，

镇惊须用元宵火，非火何能镇得惊。

2. 惊风昏迷抽不休，急行五炷还阳灸，

百会劳宫涌泉穴，隔姜灸治即止抽。

十七、脐风灯火灸歌诀

三朝七日眼边黄，定时脐风肝受伤，

急将灯火十三点，乃是医此第一方。

十八、专穴专治及手法操作歌诀

1. 若问治疗咳嗽诀，手推肺经是法则，

补脾清心兼补肾，加揉肺俞即止咳。

2. 饮食不进厌食症，推动脾土就吃得，
   饮食减退人消瘦，旋推补脾何须歇。

3. 若凡遍身不去热，外劳宫上多揉些，
   不论大热与小炎，更有水底捞明月。

4. 阳池穴揉止头痛，一窝风揉肚痛歇，
   威灵总治诸暴卒，精灵穴治气逆呃。

5. 男女眼若往上翻，重掐小天心一穴，
   二人上马补肾水，定风止抽在顷刻。

6. 小孩六腑三关推，上热退下冷如铁，
   寒者温之热者清，虚者补之热者泄。

7. 六腑专治脏腑热，遍身潮热大便结，
   神志昏迷总可推，去病浑如汤泼雪。

8. 小孩若是受惊吓，多揉五指指关节，
   前人留下治儿诀，学习推拿需详阅。

十九、三关六腑禁忌歌诀

1. 禁用三关手法，足热二便难通。
   渴甚腮赤眼朱红，脉数气喘舌弄。

2. 禁用六腑手法，泻觥青面白容，
   脉微呕吐腹膨空，足冷眼青休用。

——《小儿推拿讲义》

二十、用汤时宜秘旨歌

春夏汤宜薄荷，秋冬又用木香，咳嗽痰吼加木香，
麝尤通窍为良；加油少许皮润，四六分做留余，
试病加减不难知，如此见功尤易，四季俱用葱姜煎汤，
加以油麝少许推之。

——《幼科推拿秘书》

二十一、推拿代药赋

前人忽略推拿，卓溪今来一赋，寒热温平药之四性，推拿揉掐性与药用，

用推即是药，不明何可乱推。推上三关，代却麻黄肉桂。退下六腑，替来滑石羚羊，水底捞明月，便是黄连犀角，天河引水，同芩柏连翘。

大指脾面旋推，味同人参、白术，泻之则为灶土、石膏。

大肠侧推虎口，何殊附子、炮姜，反之为大黄、枳实。

涌泉右转不揉，朴硝何异；一推一揉右转，参术无差；食指为肺，功并桑皮、桔梗。

$$旋推止咳，效争五味、冬花。$$

$$精威拿紧，岂羡牛黄、贝母。$$

$$肺俞①重揉，慢夸半夏②、南星。$$

$$黄蜂入洞，超出防风、羌活。$$

$$捧耳摇头，远过生地、木香。$$

$$五指节上轮揉，乃祛风之苍术。$$

$$足拿大敦鞋带，实定掣之钩藤。$$

$$后溪推上，不减猪苓③、泽泻。$$

$$小指补肾，焉差④杜仲、地黄。$$

$$涌泉左揉，类夫砂仁，藿香⑤。$$

$$重揉手背，同乎白芍、川芎。$$

脐风灯火十三，恩将再造。定惊元宵十五，不啻仙丹。

病知表里虚实，推拿重症能生，不谙推拿揉掐，乱用须添一死。

代药五十八言，自古无人道及，虽无格致之功，却亦透宗之赋。

——《幼科铁镜》

（按：文中"食指为肺……"之意，当为"名指为肺"）

注：① 原文中为"肺愈"，今改正。② 原文中为"半下"，今改正。
　　③ 原文中为"朱苓"，今改正。④ 原文中为"马"字，今改正。
　　⑤ 原文中为"霍筑"，今改正。

二十二、推拿代药骈言

推拿纯凭手法，施治须察病情。宜按宜摩，寓有寒热温平之妙。或揉或运，同一攻补汗下之功。推上三关，温能发表。退下六腑，凉为除烦。推五经则补泻兼，施运八卦，则水火既济，开气机以防气闭。丹凤摇头，止寒嗽而涤寒痰。黄蜂入洞，术施神阙，宛然导滞温脾。水取天河，不亚清心凉膈。

往来寒热，分阴阳则汤代柴胡。运脾土则功逾术附。飞经走气，重在流通。按弦搓摩，何愁结滞。主持温性，传双凤展翅之神。驱逐寒邪，作二龙戏珠之势。急惊者，肝风暴动，掐揉合谷，自无痰壅气促之虞。慢惊者，脾土延虚，推运昆仑，致免肢冷腹疼之苦。虽牙关紧闭，推横纹便气血宣通。纵人事昏沉，掐指节而神情活泼。宜左宜右，能重能轻，举手之劳，可回春于顷刻。得心之处，调气息于临时，与其用药有偏，或益此而损彼，何如按经施术，俾兼顾而并筹，即无虑肌肉筋骨之伤，便可免针灸刀圭之险。可以平厥逆，定抽搐，原凭手上功夫。非惟止吐，醒昏迷，不费囊中药石。运土入水，而泄泻止，运水入土，而痢疾瘳。一掐一揉，自成妙诀。百发百中，尤胜仙丹。莫谓不抵千金，视为小道。果尔能参三昧，定是知音。

——《推拿捷径》

二十三、面部推拿次第歌

第一先推是坎宫，次推攒竹法相同。
太阳穴与耳背骨，三四全凭运动工。
还有非推非运法，掐来以爪代针锋。
承浆为五颊车六，聪会太阳七八逢。
九至眉心均一掐，循循第十到人中。
再将两耳提三下，此是推拿不易功。

——《推拿捷径》

二十四、推拿头面各穴歌

百会由来在顶巅，一身有此穴该全，
掐时记取三十六，寒热风寒一律捐。
轻轻两手托儿头，向里摇来廿四休，
顺气通关风热退，急惊用此不难瘳。
太阳发汗意淋淋，欲止须揉在太阳，
惟有女儿偏反是，太阴发汗太阳停。
穴自天庭与印堂，循循逐掐至承浆，
周身血脉皆流动，百病能疗法最良。

风门不是为疗风，穴在耳前缺陷中，
跪按全凭大指骨，黄蜂入洞气旋通。
耳背骨兮原属肾，推来水足自神清，
任凭抽搐惊风急，顷刻痰消厥逆平。
口眼歪斜左右边，都缘木动趁风牵，
若还口眼专偏左，一样搽将耳坠旋。
牙关穴在两牙腮，耳下方逢莫漫猜，
指用大中相对按，牙关紧闭即时开。

——《推拿捷径》

二十五、手臂各部推拿次第歌

虎口三关为第一，次推五指至其巅，
掌心手背如何运，八卦须分内外旋，
分到阴阳轻与重，三关六腑别寒暄，
十施手法因称大，肝肘旋摇各法至。

——《推拿捷径》

二十六、推拿指掌肢体各穴歌

推到五经五指尖，开通脏腑便安然，
运时左右分明记，补泻凭君妙转旋。
五指尖头即十王，穴从指甲侧边量，
小儿身热如何退，逐掐尤逾服药凉。
掐指尖头救急惊，老龙穴是在无名，
女原尚右男须左，掐要无声切莫鸣。
端正当寻中指端，须从两侧细盘桓，
掐从左侧能停泻，左侧当如定吐丸。
四指中间四横纹，认明二节莫淆纷，
气和上下清烦热，一掐尤能止腹疼。
小儿水泻有何虞，肚痛澎澎是土虚，
重掐大肠经一节，侧推虎口用工夫。

肝经有病目难开，宜把婴儿大指推，
大指端为脾土穴，宜清宜补费心裁。
脾经有病若忘餐，脾土推来病即安，
神识昏迷人瘦弱，屈儿大指再推看。
肺经欲绝哭无声，因感风寒咳嗽成，
鼻塞不通痰上壅，无名指上细推寻。
肾经有病溺全无，小指推来自不虞，
脏腑一清除积热，畅行小便在须臾。
大便如何久不通，只因六腑热重重，
须将肾水揉根节，小横纹间用手功。
胃经有病食难消，吐乳吞酸不易疗，
脾土大肠推得速，小儿胸腹自通调。
胆经有病口多苦，左右频频扭便知，
此腑与肝相表里，宜推脾土莫迟迟。
小肠有病溺多红，心火炎炎热下攻，
若把板门推过后，横纹推去气疏通。
板门专治气相攻，喘促能平快若风，
大指认明鱼际上，揉时胀痛总消融。
大肠有病久调和，饮食难消泄泻多，
记取大中拈食指，用心运作与推摩。
分别三关风气命，风寅气卯命为辰，
任凭食指分三节，推去能疗内外因。
掌心即是内劳宫，发汗揉之即见功，
惟虑过揉心火盛，除需发汗莫轻从。
凉水如珠滴内劳，手扬七下火全消，
此名水底捞明月，大势能平与大潮。
八卦原来分内外，掌心掌背须辨清，
三回九转除胸满，起自乾宫至兑停。
命门有病本元亏，调理阴阳八卦推，
九转功成水火济，推临乾位病无危。
握拳四指后纹缝，此穴名之曰后溪，

小便不通清泻妙，肾经虚弱补为宜。
掌根穴是小天心，一掐偏能活众经，
百病何愁无法治，管教顷刻即更生。
眼翻宜掐小天心，望上须知下掐平，
若是双眸低看地，天心上掐即回睛。
掌后留心辨总经，掐之身热立时清，
若能掐过天河水，火息风清抽搐平。
认得总经在掌根，横纹之后穴斯存，
合将手背时时按，暴卒惊风亡返魂。
阴阳分作两地看，人事昏沉二便难，
任尔腹疼红白痢，分来有法即平安。
骨交原因两骨交，穴探掌后记须牢，
大中两指相交接，急慢惊风总易疗。
三焦有病多寒热，一气流行竟不行，
悟到水多能制火，天河六腑共经营。
心经有热半癫痴，水取天河切莫迟，
补法必须疗上膈，三关离火共推之。
六腑推来性主凉，婴儿发热势猖狂，
曲池推至总经止，利便清心法最良。
二扇门兮两穴同，务居中指两边空，
掐来复以揉相继，左右歪斜即定风。
二人上马从何觅，小指无名骨界间，
性气沉和能补肾，神清气爽保元还。
小儿脏腑有寒风，治法如何速见功，
揉外劳宫将指屈，黄蜂入洞妙无穷。
眉头频蹙哭声洪，知是头疼腹痛凶，
疼痛医家何法止，轻揉百遍外劳宫。
甘载原从掌后揉，相离合谷才零三，
捏时立救危亡疾，鬼祟能除若指南。
穴寻掌背有精宁，一掐能教喘逆平，
任尔多痰和痞积，再加揉法病除清。

一厥而亡是急惊，苏醒有法掐威灵，
化痰开窍犹余事，先辨无声与有声。
穴名唤着一窝风，掌背于根尽处逢，
先掐后揉相继续，即能开窍复祛风。
穴曰阳池臂上逢，寻来却后一窝风，
眼翻白色头疼痛，掐散风寒二便通。
间使穴原分内外，阳池以后外居之，
掐来专主温和性，吐泻转筋治莫迟。
伤寒推法上三关，脏热专推六腑间，
六腑推三关应一，三关推十腑推三。
男左三关推发汗，退回六腑便为寒，
女推六腑前为冷，后推三关作热看。
肘肘先将运法施，纯凭左手右相持，
频摇儿指能消痞，摆尾苍龙意在斯。
小儿肩井大关津，按此能教气血行，
各处推完将此按，任他呕吐立时停。
胁分左右掌心摩，往复胸旁若织梭，
须记数符八十一，何愁食滞与痰多。
奶旁即是乳头旁，呕逆痰多气上呛，
大指按来分左右，宜轻宜重别温凉。
神阙分明是肚脐，掌心轻按软如泥，
专疗便结腹疼痛，左右推揉各法齐。
小儿脐下有丹田，气壮声洪百病捐，
若是澎澎觇腹大，搓摩百次到胸前。
穴称肚角在脐旁，痛泻都缘乳食伤，
善把掌心轻重按，止疼止泻是良方。
膝上寻来有百虫，按摩此穴治惊风，
小儿抽搐如何止，指屈推时屈若弓。
膝后从何觅委中，弯时纹现穴相逢，
向前跌仆神经乱，一掐居然血气通。
穴名龟尾即臀尖，揉法全凭在转旋，

不仅善疗红白痢，纵然泄泻亦安然。

三阴交在内踝尖，血脉能通按在先，

须记急惊从上起，慢惊由下上推前。

涌泉穴在足之心，妙手轻揉力不禁，

吐泻立时能制止，左旋右转孰知音。

足根有穴是昆仑，临灸全凭穴认真，

急慢惊风须一截，半身不遂总回春。

——《推拿捷径》

二十七、推拿三字经

小婴儿	看印堂	五色纹	细心详
色红者	心肺恙	俱热症	清则良
清何处	心肺当	退六腑	即去恙
色青者	肝风张	清则补	自无恙
平肝木	补肾脏	色黑者	风肾寒
揉二马	清补良	列缺穴	亦相当
色白者	肺有痰	揉二马	合阴阳
天河水	立愈恙	色黄者	脾胃伤
若泻肚	推大肠	一穴愈	来往忙
言五色	兼脾良	曲大指	补脾方
内推补	外泻详	大便闭	外泻良
泻大肠	立去恙	兼补肾	愈无恙
若腹疼	窝风良	数在万	立无恙
流清涕	风感伤	蜂入洞	鼻孔强
若洗皂	鼻两旁	向下推	和五脏
女不用	八卦良	若泻痢	推大肠
食指侧	上节上	来回推	数万良
牙疼者	骨髓伤	揉二马	补肾水
推二穴	数万良	治伤寒	拿列缺
出大汗	立无恙	受惊吓	拿此良
不醒事	亦此方	或感冒	急慢恙

非此穴	不能良	凡出汗	忌风扬
霍乱病	暑秋伤	若上吐	清胃良
大指根	震艮连	黄百皮	真穴详
凡吐者	俱此方	向外推	立愈恙
倘肚泻	仍大肠	吐并泻	板门良
揉数万	进饮食	亦称良	瘟疫者
肿脖项	上午重	六腑当	下午重
二马良	兼六腑	立消亡	分男女
左右手	男六腑	女三关	此二穴
俱属凉	男女逆	左右详	脱肛者
肺虚恙	补脾土	二马良	补肾水
推大肠	来回推	久去恙	或疹痘
肿脖项	仍照上	午后恙	诸疮肿
明此详	虚喘嗽	二马良	兼清肺
兼脾良	小便闭	清膀胱	补肾水
清小肠	食指侧	推大肠	尤来回
轻重当	倘生疮	辨阴阳	阴者补
阳清当	紫陷阴	红高阳	虚歉者
先补强	诸疮症	兼清良	疮初起
揉患上	左右旋	立消亡	胸膈闷
八卦详	男女逆	左右手	运八卦
离宫轻	痰壅喘	横纹上	左右揉
久去恙	治歉症	并痨伤	歉弱者
气血伤	辨此证	在衣裳	人着搭
伊着棉	亦咳嗽	名七伤	补要多
清少良	人穿搭	他穿单	名五痨
肾水伤	分何脏	清补良	在学者
细心详	眼翻者	上下僵	揉二马
捣天心	翻上者	捣下良	翻下者
捣上强	左捣右	右捣左	阳池穴
头痛良	风头痛	蜂入洞	左旋右

立无恙	天河水	口生疮	遍身热
多推良	中气风	男左逆	右六腑
男用良	左三关	女用强	独穴疗
数三万	多穴推	约三万	遵此法
无不良	遍身潮	拿列缺	汗出良
五经穴	肚胀良	水入土	不化谷
土入水	肝木旺	小腹寒	外劳宫
左右旋	久揉良	嘴唇裂	脾火伤
眼泡肿	脾胃恙	清补脾	俱去恙
向内补	向外清	来回推	清补双
天门口	顺气血	五指节	惊吓伤
不计次	揉必良	腹痞疾	时摄良
一百日	即无恙	上有火	下有寒
外劳宫	下寒良	六腑穴	去火良
左三关	去寒恙	右六腑	亦去恙
虚补母	实泻子	曰五行	生尅当
生我母	我生子	穴不误	治无恙
古推书	身手足	执治婴	无老方
皆气血	何两样	数多寡	轻重当
吾载穴	不相商	老少女	无不当
遵古推	男女分	俱左手	男女同
余尝试	并去恙	凡学者	意会方
加减推	身欸壮	病新久	细思详
推应症	无苦恙		

——《推拿三字经》